帝国痼疾

殖民主义、奴隶制和战争如何改变医学

Jim Downs

[美] 吉姆·唐斯 著　孙艳萍 译

U0395517

格致出版社　上海人民出版社

致　谢

在撰写我的首部著作《自由成疾：美国内战与重建时期非裔美国人的疾病与苦难》(*Sick from Freedom*：*African American Illness and Suffering during the Civil War and Reconstruction*)时，我偶然发现了关于1865年至1866年间霍乱大流行的记载。此后，我对流行病学起源的兴趣愈益深厚，对英国医生如何制定出后来被美国医生采用的有效方案也越来越关注。我想探究其中是否涉及种族议题，因为这些往往湮没在美国的浩瀚档案中。在此过程中，我有幸结识了伦敦惠康医学史研究所(Wellcome Institute for the History of Medicine)的档案保管员莱斯利·霍尔(Lesley Hall)先生。他热心地为我引荐了位于邱园的英国国家档案馆(National Archives)的健康报告医官。从2011年首次访问至2019年最后一次造访，我深感档案管理员与图书管理员的出色能力。在此，我首先要向惠康医学史研究所、英国国家档案馆以及大英图书馆的档案工作者表示由衷的感谢，感谢他们对档案的精心保管与整理。同时，我也要特别感谢杜兰大学(Tulane University)鲁道夫·麦塔斯健康科学图书馆(Rudolph Matas Library of the Health Sciences)的历史图书管理员玛丽·霍尔特（Mary Holt）女士，她花费数日协助我筛选藏书。此外，纽约医学院（New York Academy of Medicine）历史藏品咨询馆员阿琳·沙纳（Arlene Shaner）的热情和支持亦令我难以忘怀。

安德鲁·梅隆新方向奖学金（Andrew W. Mellon New Directions Fellowship）为我提供了一笔慷慨的奖学金，使我能够在任期结束后重返研究生院，在哈佛大学接受医学人类学方面的研究生培训，我还曾是哈佛大学韦瑟黑德全球史工作坊（Weatherhead Initiative on Global History, WIGH）的访问学者。在这里，我与流行病学家、医学人类学家、医生和医学人文学者一起上课，他们拓展了我对医学和健康的知识。我非常感谢阿瑟·克莱因曼（Arthur Kleinman）、保罗·法默（Paul Farmer）、戴维·琼斯（David Jones），尤其是艾伦·勃兰特（Allan M. Brandt）和艾芙琳·哈蒙兹（Evelynn Hammonds）。当我还是韦瑟黑德全球史工作坊的访问学者时，就在一次报告中提出了本书主要论点的雏形。艾芙琳·哈蒙兹和韦斯滕利·阿尔克纳特（Westenley Alcenat）提出了颇有见地的评论，并引发了随后富有成效的对话。没有斯文·贝克特（Sven Beckert）

的邀请，我不会成为韦瑟黑德全球史工作坊的访问学者，也就不可能有那次报告。他鼓励我踏上全球史的旅程，并提出了影响本书方向的精辟问题。伊丽莎白·欣顿（Elizabeth Hinton）是我在哈佛大学的主要对话者，也是我的挚友，她帮助我思考本书的论点。在我离开哈佛大学后，伊夫林·布鲁克斯·希金博特姆（Evelyn Brooks Higginbotham）一直支持我和这个项目。没有她的帮助，我相信这本书不会完成。她的智慧、慷慨和卓越的学识给这个项目留下了不可磨灭的印记。

2012年，我在哈佛大学科学史系做访问学者。当时，查尔斯·罗森伯格（Charles Rosenberg）亲切会见了我，并帮我评估了一些关于霍乱的资料；当我在索菲娅·鲁思（Sophia Roosth）精心组织的科学史系新人学者系列讲座上做报告时，他还发表了精彩的评论。

我在一些学术会议上介绍了本书中的部分材料。感谢美国医学史协会（American Association for the History of Medicine）、美国历史学会（American Historical Association）、美国历史学家协会（Organization of American Historians）、美国研究协会（Amcrican Studies Association）、

C19 和美国早期共和国历史学家协会(Society for Historians of the Early American Republic)的同事和朋友们的热情回应，以及 2018 年在莱斯大学举行的"奴隶制时代的医学与治疗"(Medicine and Healing in the Age of Slavery)会议、在密歇根大学举行的"早期大西洋世界"研讨会、2019 年在康涅狄格大学举行的"大重建：美国内战后的民主"(Greater Reconstruction：American Democracy after the Civil War)德雷珀会议和 2015 年在宾夕法尼亚大学为纪念已故的斯蒂芬妮·坎普(Stephanie M. H. Camp)而举行的"更接近自由"(Closer to Freedom)会议。我要特别感谢拉娜·霍格思(Rana Hogarth)、克里斯托弗·威洛比(Christopher Willoughby)、乌尔米·恩吉尼尔·威洛比(Urmi Engineer Willoughby)、莱斯利·哈里斯(Leslie Harris)、斯泰西·巴顿(Stacey Patton)、索旺德·穆斯塔基姆(Sowande' Mustakeem)、卡拉·皮特森(Carla Peterson)、朱莉娅·罗森布洛姆(Julia Rosenbloom)、肖娜·迪瓦恩(Shauna Devine)、托德·萨维特(Todd L. Savitt)、沙拉·菲特(Sharla Fett)、格雷琴·朗(Gretchen Long)、萨凡纳·威廉森(Savannah

Williamson)、肖恩·莫雷·史密斯（Sean Morey Smith）、斯蒂芬·肯尼（Stephen Kenny）、乔恩·威尔斯（Jon Wells）、亚当·毕格斯（Adam Biggs）、克里斯特尔·费姆斯特（Crystal Feimster）、杰西卡·玛丽·约翰逊（Jessica Marie Johnson）、玛尼莎·辛哈（Manisha Sinha）和凡妮莎·甘博（Vanessa Gamble）。特别感谢杰出的基思·韦鲁（Keith Wailoo），当我写第一本书时，他在美国历史学会的会议上发表了正式评论，这为解释资料来源提供了非常有用的框架。同样，当我开始撰写本书时，韦鲁在 2015 年美国研究协会的会议上发表了正式评论，深刻影响了我对本书的构思。

雅伊尔·施特恩赫尔（Yael Sternhell）邀请我前往特拉维夫大学，在那里我得以向一群兢兢业业的学者和聪慧的学生发表演讲。我还要感谢英国 19 世纪美国历史学家协会（Association of British American Nineteenth Century Historians）2018 年邀请我在剑桥大学进行讲座，这让我有机会与大洋彼岸的同行们分享我的研究成果。爱德华·鲁格默（Edward Rugemer）邀请我在耶鲁大学举办的"1900 年前大西洋世界的种族与奴隶制"（Race and Slavery in the Atlantic World to 1900）研讨会上介绍我的研究，在会场上，热情听众提出了富有启发性的问题，并给予我鼓励性的反馈。

从我开始构思第一本书时，玛格丽特·汉弗莱斯（Margaret Humphreys）就一直乐于为我答疑解惑或共同探讨思路。在本课题中，她慷慨地与我分享了她打字转录的美国卫生委员会的文件。费城医师学院（College of Physicians of Philadelphia）穆特博物馆（Mütter Museum）前馆长和伍德医学史研究所（Wood Institute for the History of Medicine）前所长罗伯特·希克斯（Robert D. Hicks）花了很多时间与我讨论天花疫苗接种问题，并在疫情期间帮我找到了一份文献。

在花了近一年时间独立撰写完第一章之后，2018 年 6 月我在由奥莫亨德罗研究所（Omohundro Institute）和布朗大学约翰·卡特·布朗图书馆（John Carter Brown Library）举办的"跨美洲跨越"（Trans-America Crossings）会议上展示我的研究成果是一个关键的转折点。我由衷感谢我的同组成员卡罗琳·罗伯茨（Carolyn Roberts）和玛丽萨·富恩特斯（Marisa Fuentes），她们对我的报告的热情反馈给了我极大启发。珍妮弗·摩根（Jennifer L. Morgan）主持了小组讨论，她的研究一直是我学习的榜样，她对奴隶制史学的巨大贡献让我受益匪浅，而她的支持使我更有勇气全力以赴。

从 2015 年我第一次在纪念斯蒂芬妮·坎普的"更接近自由"会议上发表第三章的一个版本时开始，凯瑟琳·布朗（Kathleen M. Brown）就一直热情地支持这个项目。她鼓励我在关注普通人日常行为的同时，从全球的角度进行思考。我们曾经就洗衣女工的工作进行过一次对话，这也是本书的一个关键论点。一如既往地，我对她的友谊和精神上的同志情谊深表感激。

在我撰写本书的同时，迪尔德丽·库珀·欧文斯（Deirdre Cooper Owens）也在撰写她的获奖作品《医疗奴役》（*Medical Bondage*），这是一部关于奴隶制和妇科学的著作。从贝尔法斯特到洛杉矶，从费城到罗利（Raleigh），我们在旅途中一直在讨论种族和医疗的历史。她对本书的贡献不仅体现在尾注中，还不可磨灭地印在书页上。

自从我在 2015 年美国医学史协会会议上发表了关于本课题的第一篇论文后,雅各布·斯蒂尔-威廉斯(Jacob Steere-Williams)就一直和我探讨流行病学的历史。他不仅给予我鼓励,还帮助我查询资料来源和建立分析框架。他的深刻影响使本书增色不少。我很幸运,不仅受益于他的广博知识和严谨分析,还在此过程中与他成为朋友。

　　与苏珊·奥多诺万(Susan O'Donovan)在会议早餐会上的交谈和长时间的电话通话对本书的写作也起了重要作用;她那无法效仿的活力和令人印象深刻的分析头脑一直是我灵感的来源。与莫妮克·贝达斯(Monique Bedasse)的多次电话通话以及在伦敦和纽约临时会面时关于加勒比地区的讨论都给了我极大的启发。她的友谊和无可估量的支持是我的福气。塞思·洛克曼(Seth Rockman)多次与我讨论我的总体论点,建议我阅读部分文章和书籍,并仔细阅读了手稿的关键部分。我对他的友谊心存感激,他睿智的头脑也帮助我清晰表达了书中的关键段落。

　　幸运的是,在过去十年中,我在康涅狄格学院(Connecticut College)得到了同事们的大力支持。我特别感谢苏尼尔·巴蒂亚(Sunil

Bhatia)、桑迪·格兰德(Sandy Grande)、戴维·金(David Kim)、阿伊达·埃雷迪亚(Aida Heredia)、阿夫山·贾法尔(Afshan Jafar)、丹尼斯·佩尔蒂埃(Denise Pelletier)、米歇尔·尼利(Michelle Neely)、谢莉丝·哈里斯(Cherise Harris)、南希·莱万多夫斯基(Nancy Lewandowski)、罗莎·伍德姆斯(Rosa Woodhams)和凯茜·斯托克(Cathy Stock)。马克·福斯特(Marc Forster)经常大度地停下手头工作，给我讲欧洲历史。我还要特别感谢学院院长办公室多年来对我的支持，尤其是两位院长，杰夫·科尔(Jeff Cole)和安妮·伯恩哈德(Anne Bernhard)。我还要特别感谢凯瑟琳·伯杰龙(Katherine Bergeron)，她对我的研究和写作的关注，对我来说十分重要。

通过 ConnSSHARP 基金①的慷慨资助，我才能雇用 2014 级学生卡特·戈菲贡(Carter Goffigon)，她在 2013 年夏天与我一起在纽约医学

---

① ConnSSHARP 是 "Connecticut College Social Sciences，Humanities，Arts，Research Program" 的缩写，意即 "康涅狄格学院社会科学、人文、艺术研究项目"。——译者注

院研读了 19 世纪早期有关霍乱和传染病的医学论文。她的知识素养一直令我印象深刻。2018 年，在 ConnSSHARP 基金和 CELS 的资助下，我与三位出色的本科生研究助理——杰克逊·比斯特龙（Jackson Bistrong）、迈尔斯·汉伯格（Miles Hamberg）和马克斯·阿玛尔-奥克斯（Max Amar-Olkus）合作，他们帮助我查阅了纽约公共图书馆馆藏的美国卫生委员会文件。詹妮弗·尼科尔（Jennifer Nichole）在塞维利亚的西印度群岛综合档案馆（Archivo General de Indias）为我提供了研究方面的热情帮助。此外，还要感谢美国国家人文基金会暑期奖学金（National Endowment for the Humanities Summer Fellowship）以及 R.F.约翰逊奖和康涅狄格学院的科研事务奖为本项目提供的资助。

我是以盖茨堡学院（Gettysburg College）美国内战研究和历史学教授的身份完成本书的，拥有吉尔德·莱尔曼-国家人文基金（Gilder Lehrman-NEH[①]）教授之职。彼得·卡迈克尔（Peter Carmichael）是我在学

---

① NEH 是 National Endowment for the Humanities 的缩写，意即"国家人文基金"。——译者注

术征途上的主要战友和朋友，他的热情和支持对我来说意义重大。我还要感谢卡里·格林沃尔特（Kari Greenwalt）、斯科特·汉考克（Scott Hancock）、迈克尔·比克纳（Michael Birkner）、希瑟·米勒（Heather Miller）、克里斯·察佩（Chris Zappe）以及历史系和美国内战研究所的工作人员。2020 年秋季"疾病叙事"（Narratives of Illness）课上的学生是我教过的头脑最敏锐、最令人难忘的一批学生。他们在疫情期间坚持阅读，使我教的每堂课都充满激情——谢谢你们！

至于哈佛大学出版社，我非常感谢我的编辑珍妮丝·奥德特（Janice Audet），感谢她始终如一的热情、严谨的编辑态度和广博的智慧。埃默拉尔德·詹森-罗伯茨（Emeralde Jensen-Roberts）对本书的出版贡献良多。路易丝·罗宾斯（Louise E. Robbins）则是一位出色的书稿编辑。与她共事是我职业生涯中智力回报最丰富的工作之一。我对她高超编辑水平的赞美不足以表达我对她仔细审阅书稿的深深谢意。托马斯·勒比恩（Thomas LeBien）在离职前是哈佛大学出版社的编辑。他是这本书的早期拥护者，初次阅读便理解了书中的论点。他那极富感染力的好奇心、敏锐的分析能力和丰富的历史想象力为这一项目提供了指导。

安妮·科恩豪泽（Anne Kornhauser）从一开始就与我讨论，提供了一些巧妙、明智和鼓励性的反馈。莫妮卡·吉索尔菲（Monica R. Gisolfi）以独到的眼光帮助我思考这段历史的时间顺序及其与更广泛的史学论战的关系。已故的西娅·亨特（Thea K. Hunter）每次与我谈论这个项目时，都会提出很多问题和意见。她的意外去世给我的研究和生活带来了不可挽回的缺憾。

多年来，许多同事和导师都一直在支持我的研究工作。我深深地感谢埃里克·福纳（Eric Foner）、埃里卡·阿姆斯特朗·邓巴（Erica Armstrong Dunbar）、塔沃利亚·格里姆夫（Thavolia Glymph）、戴维·布莱特（David Blight）、阿莱森·霍布斯（Allyson Hobbs）、梅根·凯特·纳尔逊（Megan Kate Nelson）、拉扎罗·利马（Lázaro Lima）和希瑟·安·汤普森（Heather Ann Thompson）。我还要深深感谢我的朋友和家人，他们在我写作时为我加油打气——尤其是安德烈娅·达利蒙特（Andrea

Dalimonte)、布兰登·洛卡斯托（Brandon LoCasto）、乔·菲吉尼（Joe Figini）、约翰·班蒂沃格里奥（John Bantivoglio）、莉安娜·道（Liana Dao）、乔治·达维拉斯（George Davilas）、厄尼·阿尔韦罗斯（Ernie Alverez）、豪尔赫·坎波斯（Jorge Campos）、托德·安腾（Todd Anten）、莎莉·安妮·弗伦奇（Sally Anne French）、雅克琳·唐斯（Jaclynn Downs）、杰夫·唐斯（Jeff Downs）、贾达·唐斯（Jada Downs）、我的父母以及我的大家庭。

凯瑟琳·克林顿（Catherine Clinton）一直是一位出色的、总是给我提供支持的导师。她是我的参谋、编辑、同事、老师，最重要的是，她还是我的朋友。我的研究和写作因她的深刻影响和睿智头脑而更加强大。她曾问我："安托万·拉瓦锡（Antoine Lavoisier）怎么样？"为了回答这个问题，我踏上了知识之旅，这就是本书第一章诞生的缘由。

在我写这部书稿的时候，我的父母在几个月内相继被诊断出癌症。自 2017 年以来，我在医院度过了大量时间。如果我是一位诗人，我就能拟出一个隐喻，将他们的健康与本书中的人、疾病和医疗实践联系起来，但我只能整理过去，而不能将其置于与现在的抒情对话中。在医院病房、候诊室和医院食堂度过的时间里，要想兼顾写作是很困难的。但我通过回顾先辈们的奋斗历程，找到了继续前进的耐力。当我独自一人在医院咖啡厅、档案馆或孤独的城市时，他们一直陪伴着我，他们本身的生活是我学习的榜样。每一次，当我登上飞往伦敦的航班，穿越漆黑的大西洋，到达档案馆时，我都意识到我打算阅读的这些文件并不是为我准备的。我把这本书献给我的先辈们，因为我决定成为一名历史学家并不仅是我个人的选择，是他们悄悄告诉我的。他们引导我查阅档案，提醒我写书是一项殊荣，本书的面世，是他们的奋斗和天赋的直接结果。

目　录

导　言

　　这艘船从非洲西海岸出发，已经航行了一天多。他所能听到的，只有不知所云的外语、海水拍打船体的声音、从甲板下传来的惨叫、吹动船帆驶向美洲的风声。他所能看到的，只有天空。

　　他本来只是与一位酋长发生了争执，这位酋长出于报复，指控他施行巫术。然后，他和家人被这位酋长卖为奴隶，从加纳被带往新大陆。但他拒绝接受这样的命运。因此，当船上的船员过来用豆子、大米、油和胡椒制成的黏性糊状物投喂这些被奴役的非洲人时，他没有抬起头来对着悬在他头顶的勺子张开嘴。一名船员说，他"拒绝所有食物"。不知通过何种途径，他弄到了一把刀。接下来，在一次终极反抗中，他割开自己的喉咙，宁死也不愿在美洲被奴役。[1]

　　船员们注意到他浑身是血，于是通知船上的外科医生托马斯·特罗特(Thomas Trotter)，"后者缝合了他的伤口"，并在他的脖子上包扎了绷带。那天晚上，那人撕开了绷带。他用力拉扯缝线，试图将它们从皮肤上拽下来。他扯掉了所有的缝线。然后，他把指甲掐进脖子的另一侧，在皮肤上划开了一个破洞。他的指甲变红，血流不止。

　　第二天早上，船员们发现了他，他还活着。他们把他拖到甲板上。

他还能说话，大声宣布，"他永远不会与白人为伍"。然后，他变得语无伦次，"满怀希望地望着天空"。船员们再次捆住他的手，并试图强迫他咽下食物，但他拒绝进食，8天到10天后，他死了。他的名字不为人知。关于他生活的其他细节也没有流传下来。我们不知道他的家人是否也在船上目睹了他的自残行为。

几十年后的1839年，伦敦医生罗伯特·邓达斯·汤姆森（Robert Dundas Thomson）在英国权威医学杂志《柳叶刀》（*Lancet*）上叙述了这个死在运奴船上的无名氏的故事。汤姆森本人并没有见过这个人。18世纪90年代，在特罗特向国会就奴隶贸易问题作证时讲述了这个故事，汤姆森在他的文章中加以转述。汤姆森用这个故事作为几个例证之一，来确定一个人在不进食的情况下能活多久。他虽然承认这件事很残酷，但并不关心别人的死活。他虽然详细叙述了这个故事，但并不关心奴隶贸易。汤姆森在意的是，这名被奴役的非洲人在没有进食的情况下活了一个多星期。

除了这个被奴役的人的故事，汤姆森还报告了其他案例研究，以证明"营养不良"会导致疾病，并记录了人在不进食的情况下可以活多久，他将这种情况称为"断食"（inedia）。汤姆森还引用了另外两个关于奴隶贸易的报道：他写了一个被奴役的非洲男性，当船员试图用金属工具撬开他的嘴使其进食时，他牙关紧闭，绝食9天而亡；还讲了一个被捕获的非洲女人，因拒绝进食而遭鞭打，大约一个星期后死亡。汤姆森的结论是，在拥挤、不通风的环境中，"非洲居民在不进食的情况下只能活10天"。他从欧洲收集的案例研究表明，在更好的环境下，人能活更长时间。这些案例包罗万象，从伦敦的泥水匠到一群矿工，从一位怀孕的法国妇女到一位智力有缺陷的苏格兰男人(汤姆森的病人),后者仅靠水和少量啤酒就活了71天。

虽然医生们借鉴病例进行研究广为人知,但很少有人认识到,奴隶贸易也为医生们提供了例子。汤姆森能使用从国际奴隶贸易中获得的例子,以便了解在不同条件下,人类在没有进食的情况下可以活多久。奴隶贸易使大批人处于拥挤环境中,导致疾病丛生,这为医生提供了宝贵的信息。它创造了人们拒绝进食的极端环境,促成了汤姆逊关于"断食"观点的出现。

汤姆森文章发表的年代恰值医学知识经历重要革命的年代。[2]历史研究传统上将这些变革追溯到当时在伦敦、巴黎甚至纽约上演的医学辩论。[3]本书将重点从这些城市转移到全世界爆发的流行病危机上,并认为,作为研究疾病在人口中的分布、传播和控制的医学分支,流行病学的发展不仅源于对欧洲城市中心的研究,还源于对于国际奴隶贸易、殖民主义、战争以及随之而来的人口迁移的研究。尽管直到1850年,随着伦敦流行病学协会(Epidemiological Society of London)的成立,"流行病学"(epidemiology)一词才得到官方认可,但流行病学思维,特别是创造各种方法追踪疾病的起因、传播和预防,很早就已出现。[4]正如本书所示,军队医院和营地、运奴船和造成人口拥挤的大规模人口流动有助于医生看清疾病的传播,并通过对城市、监狱和医院的观察获取不同类别的信息。

当医生应对因国际奴隶贸易、殖民扩张和战争而爆发的医疗危机时,了解疾病的传播就变得特别紧迫。在治疗这些情况下出现的病患时,军医和殖民地医生形成了关于疾病起因、传播和预防的理论。大量人口的健康医学信息被集中起来并加以分析，与此同时，西方政府正在根据对生物学的新认识，建立对民众行使权力的机制。[5]

本书揭示，奴隶制、殖民主义和战争在学术研究中往往是被分开阐述的，但从医学专业人士的角度来看，它们有共同的特点。这些事件产生了大量被俘人口。运奴船、种植园和战场创造了社会秩序，构建了能使医生观察疾病如何传播的环境，并促使他们调查导致疾病暴发的社会条件。1756年到1866年之间，这些场景在世界各地出现得越来越多，医学研究激增，由此促使流行病学出现。本书的开端讲述了1756年英国驻印士兵在一座过度拥挤的牢房中丧生的故事，它成为整个医学界急需脱胎换骨式改造的试金石般的例子。本书以世界各国为查明1865年至1866年霍乱大流行所做的努力为结尾。

为了应对被奴役的非洲人、殖民地人民、士兵、穆斯林朝圣者和其他弱势群体中出现的医疗危机，医务人员制定了一套旨在预防未来流行病的做法。他们观察、记录并命名了这些医疗危机。他们计算了感染人数和死亡人数。他们评估了卫生状况，并对流行病的起因进行了理论推断。然后，他们写信，写报告，这些都成为新兴的军事和殖民官僚体系的组成部分。

虽然医生和其他人记录了早期的人的健康状况，但本书解释了1756年至1866年之间形成的观点是如何被编入医学理论的，这些理论对现代流行病学的发展做出了贡献。本书追溯了这些观点开始作为观察资料，然后作为官方报告，最后成为医学期刊、讲座和论文中的论点和理论的过程。学者们详细描述了战时军医如何革新外科手术方法和治疗方法，但却忽视了他们创造方法的过程，而正是这个过程影响了流行病学领域。[6]

军事和殖民官僚机构在推动流行病学领域的发展方面发挥了核心作用，但常被低估。[7]军医在战场上形成了自己的想法，并最终以文章和论文的形式发表。在英国以外——从牙买加到塞拉利昂，从君士坦丁堡到好望角——工作的英国医生，都加入了伦敦流行病学协会。当这些成员回到伦敦参加会议时，他们阅读了世界各地关于霍乱、黄热病和其他传染病暴发的报告。他们也密切关注其他地方疾病的暴发情况。[8]基于地理学家戴维·利文斯通（David Livingstones）"科学知识的定位会影响调查的内容和方法"的观点，我认为，关于流行病学的一部分起源史被忽视，即那些对于遭受战争、奴役和帝国主义苦难的非洲人、加勒比人、印度人和中东人的研究。[9]

在1756年至1866年期间，关于疾病如何传播的医学知识在国家间的流动增加，而且不仅发生在人们熟悉的医学研究中心，也发生在帝国主义、奴隶制、战争和掠夺盛行的地方。帝国、战争和奴隶制使收集疾病报告的官僚机构出现，疾病因此为人所知。[10]例如，大英帝国的医疗和殖民官员报告、分析和发布他们对传染病传播的发现成果，其方式与美国内战时期南部邦联（Confederate South）和北部联邦（Union North）的医务人员和军事官员的方式相同。在19世纪中后期，国际卫生委员会（International Sanitary Commission）也遵循类似的数据收集模式。

医生关于全球传染病暴发的报告为医学界提供了一种俯瞰的视角来观察疾病在特定地区的传播，特别是军事医学建立了能够绘制疾病传播地图的地理坐标。了解流行病的全貌有助于建立医疗监测框架，这是当代流行病学的一种关键方法。[11]

殖民主义的扩张，尤其是 19 世纪中期在英属西印度群岛的扩张，带来了一种更正式的统一军医报告方法。克里米亚战争和美国内战的爆发进一步巩固了这一做法：军医报告疾病在战场上的传播，而他们的主管人员搜集、核对这些文件，解释发现成果，并全面了解某一特定地区。到 19 世纪 60 年代，流行病学家已经作为一个明确的专家群体出现，他们能够在调查 1865 年至 1866 年霍乱大流行时改进他们的做法与方法。

本书进一步指出，国际奴隶贸易、殖民主义扩张、克里米亚战争、美国内战以及穆斯林朝圣之旅的同时发生，对医学产生了重大影响。迄今为止，这些话题都是相互孤立的。本书将它们串联到一起，以解释它们如何改变了医学界对疾病传播的理解。研究传染病传播的紧迫性是这些社会变革共同作用的结果。由于在全球各地工作，医生们能够完善长期以来争论不休的传染病理论。奴隶制、帝国主义和战争提供了同时研究大量人口的机会。虽然其中一些理论后来被证明是不准确的，但其论点是数据收集、医疗监测和绘图等方法形成过程中不可或缺的组成部分，这些方法仍然是今天流行病学实践的主要内容。

我在 2011 年着手撰写此书，它是我对 1865 年至 1866 年霍乱大流行的研究的延伸。关于这场霍乱大流行，我在我的第一本书《自由成疾：美国内战与重建时期非裔美国人的疾病与苦难》（*Sick from Freedom：African American Illness and Suffering during the Civil War and Reconstruction*）中进行了详细研究。我对医学界如何应对霍乱大流行产生了浓厚兴趣，这促使我来到位于伦敦的英国国家档案馆。从那以后，我就一直跟随线索，在许多地方寻找档案。收藏在英国和美国档案馆里的大量文件非常有用，但我也通过访问其他网站获得了颇有价值的见解，哪怕我并没有找到相关证据。例如，在马耳他，我看到了至今仍屹立不倒的隔离设施，这让我对马诺埃尔岛（Manoel Island）检疫站的结构有了前所未有的亲身体验。每一条线索都会引出一个新问题，通常会指向更早的时代。我之所以决定将被奴役者、被征召士兵和帝国臣民作为本书的中心主题，皆源于我在研究过程中发现的资料。

为了尽力通过现存史料复原这些人的生活，我将黑人女权主义批判作为我主要的批判方法。这一方法为通过恢复文献记录中丢失的主体性来重建过去提供了有益的策略。[12]利用这些干预措施，我能够还原出曾影响流行病学发展的无数人中的某些人。例如，这种方法在我分析詹姆斯·麦克威廉（James McWilliam）对19世纪40年代佛得角群岛暴发的黄热病的调查时特别有用（第三章）。他的报告令人震惊，因为其中收录了大量被殖民者和被奴役者的第一人称证词，详细描述了这种流行病的症状、传播、潜伏期和死亡率。但是，为了避免采用麦克威廉作品的内在逻辑，我需要运用黑人女权主义理论和批判方法来分析这一内容丰富的文献，因为麦克威廉作品的主人公是殖民时期的医生和英国政治人物。通过借鉴黑兹尔·卡比（Hazel Carby）①和赛迪亚·哈特曼（Saidiya Hartman）②的作品，我表明了立场，将被奴役者和被殖民者作为本章的

---

① 耶鲁大学荣休教授，黑人女权主义的开拓者之一，同时在种族、性别和非裔美国人等研究领域有很深造诣，她最有影响力的著作之一是《重建女性时代：非裔美国女作家的兴起》（*Reconstructing Womanhood：the Emergence of the Afro-American Woman Novelist*，1987）。——译者注

② 哥伦比亚大学教授，主要研究非裔美洲人的文学及历史。——译者注

焦点。麦克威廉的访谈确立了为追踪流行病传播而收集患者证词的价值。通过使用这些指导性的方法，我看到了这一点。

殖民主义、奴隶制和战争为后世研究传染病的传播提供了丰富的证据。事实上，罗伯特·汤姆森在《柳叶刀》上发表的那种案例研究很快就消失了，同样消失的还有流行病学发展的起源故事。这些理论则被铭记，有些改头换面后变成科学原理，有些则被抛弃，但那些为分析提供信息的困境、地点和人物在很大程度上被遗忘了。

本书旨在还原那段历史并查明影响流行病学发展的各种因素。更重要的是，本书也尽力将焦点从医学理论家、医生和其他专业人士转移到那些普通人身上，因为正是普通人的健康、痛苦，甚至死亡促进了医学知识的发展，但他们却从医学史上消失了。他们的名字和声音常常被遗忘，有时甚至被人故意从历史记录中抹除。本书旨在勾勒出导致他们消失的背景，并使他们重获历史地位。

注释

[1] 罗伯特·邓达斯·汤姆森将这一事件记录在以下文献中：Robert Thomson, "Clinical Observations", *Lancet* 32, no. 825（June 22, 1839）:456—459。直接引文来自这篇文章。汤姆森记述的是1790年托马斯·特罗特在英国议会调查奴隶贸易委员会上的证词。这段插曲也出现在以下文献中：Markus Rediker, *The Slave Ship: A Human History*（New York: Penguin, 2007），17—18。我在讲述时想象了一些细节，以填补不可避免的缺失。

[2] 参阅 Charles Rosenberg, "The Therapeutic Revolution: Medicine, Mean-

ing, and Social Change in Nineteenth-Century America", *Perspectives in Biology and Medicine* 20, no. 4 (1977): 485—506; John Harley Warner, *Therapeutic Perspective: Medical Practice, Knowledge, and Identity in America, 1820—1885* (Princeton, NJ: Princeton University Press, 1997)。

［3］参阅 John Harley Warner, *Against the Spirit of System: The French Impulse in Nineteenth-Century American Medicine* (Princeton, NJ: Princeton University Press, 1998); Anne Hardy, "Cholera, Quarantine and the English Preventive System, 1850—1895", *Medical History* 37, no. 3 (1993): 250—269; Charles Rosenberg, *The Cholera Years: The United States in 1832, 1849, and 1866* (Chicago: University of Chicago Press, 1962); William Coleman, *Yellow Fever in the North: The Methods of Early Epidemiology* (Madison: University of Wisconsin Press, 1987)。最近的一些著作考察了催产医学知识的其他场所，这些著作包括 Rana Hogarth, Medicalizing Blackness: *Making Racial Difference in the Atlantic World* (Chapel Hill: University of North Carolina Press, 2017); Pablo Gómez, *The Experiential Caribbean: Creating Knowledge and Healing in the Early Modern Atlantic* (Chapel Hill: University of North Carolina Press, 2017); Londa Schiebinger, *Secret Cures of Slaves: People, Plants, and Medicine in the Eighteenth-Century Atlantic World* (Stanford, CA: Stanford University Press, 2017)。

［4］参阅 Ann Aschengrau and George R. Seage, *Essentials of Epidemiology in Public Health* (Burlington, MA: Jones and Bartlett Learning, 2018), 5—6。

［5］Michel Foucault, *The History of Sexuality*, vol. 1: *An Introduction* (New York: Vintage, 1990), 140; Greta LaFleur and Kyla Schuller, eds., "Origins of Biopolitics in the Americas", special issue, *American Quarterly* 71, no. 3 (2019).

［6］关于战时医学对医学知识的贡献，参阅 Shauna Devine, *Learning from*

the Wounded: *The Civil War and the Rise of American Medical Science* (Chapel Hill: University of North Carolina Press, 2014).

［7］除了最近的几项研究外，军事医学的重要性在很大程度上被忽视了。至于大英帝国，参阅 Catherine Kelly, *War and the Militarization of British Army Medicine*, *1793—1830* (London: Pickering and Chatto, 2011); Erica Charters, Disease, *War*, *and the Imperial State*: *The Welfare of the British Armed Forces during the Seven Years' War*; Mark Harrison, *Medicine in an Age of Commerce and Empire*: *Britain and Its Tropical Colonies*, *1660—1830* (New York: Oxford University Press, 2010)。

［8］参阅 the volumes of Transactions of the Epidemiological Society of London from the 1860s。

［9］David Livingstone, *Putting Science in Its Place*: *Geographies of Scientific Knowledge* (Chicago: University of Chicago Press, 2003).

［10］我在这里的分析借鉴了查尔斯·罗森伯格(Charles Rosenberg)和珍妮特·戈登(Janet Golden)关于"界定疾病"的表述，即技术和修辞框架——从显微镜到细菌理论——使疾病可见的方式。Charles E. Rosenberg and Janet Golden, *Framing Disease*: *Studies in Cultural History* (New Brunswick, NJ: Rutgers University Press, 1997).

［11］其他关于科学、医学和帝国主义的著作，包括 Richard H. Grove, *Green Imperialism*: *Colonial Expansion*, *Tropical Island Edens and the Origins of Environmentalism*, *1600—1860* (Cambridge: Cambridge University Press, 1995); Londa Schiebinger and Claudia Swan, eds., *Colonial Botany*: *Science*, *Commerce*, *and Politics in the Early Modern World* (Philadelphia: University of Pennsylvania Press, 2007); J. R. McNeill, *Mosquito Empires*: *Ecology and War in the Greater Caribbean*, *1620—1914* (Cambridge: Cambridge University Press, 2010); Mariola Espinosa, *Epidemic Invasions*: *Yellow Fever and the Limits of Cuban Independence*, *1878—1930* (Chicago: University of Chicago Press, 2009); Hogarth, *Medicalizing Blackness*; Gómez, *Experiential Caribbean*; Juanita de Barros, *Reproducing the British Caribbean*:

帝国瘤疾：殖民主义、奴隶制和战争如何改变医学

Sex, *Gender*, *and Population Politics after Slavery* (Chapel Hill: University of North Carolina Press, 2014)。

[12] 关于黑人女性的文学和历史复兴，参阅 Hazel V. Carby, *Reconstructing Womanhood: The Emergence of the Afro-American Woman Novelist* (New York: Oxford University Press, 1990); Evelyn Brooks Higginbotham, "African American Women's History and the Metalanguage of Race", *Signs* 17, no. 2 (1992): 251—274; Evelynn Hammonds, "Black (W) holes and the Geometry of Black Female Sexuality", *differences* 6, no. 2—3 (1994): 126—146; Valerie Smith, *Not Just Race*, *Not Just Gender: Black Feminist Readings* (New York: Routledge, 1998); Farah Jasmine Griffin, *Beloved Sisters and Loving Friends: Letters from Rebecca Primus of Royal Oak*, *Maryland and Addie Brown of Hartford*, *Connecticut*, *1854—1868* (New York: Ballantine Books, 2001)。关于主观性与档案以及关键性虚构之间关系的更晚近的理论，参阅 Saidiya Hartman, "Venus in Two Acts", *Small Axe* 12, no. 2(2008): 1—14; Marisa J. Fuentes, *Dispossessed Lives: Enslaved Women*, *Violence*, *and the Archive* (Philadelphia: University of Pennsylvania Press, 2016); Jennifer L. Morgan, "Accounting for 'The Most Excruciating Torment': Gender, Slavery, and Trans-Atlantic Passages", *History of the Present* 6, no. 2(2016): 184—207。

第一章　拥挤之地：运奴船、监狱和新鲜空气

　　1756 年 6 月，146 名疲惫的英国伤兵被关押在加尔各答一间酷热难耐的牢房之中。这间牢房的空间不超过 18 立方英尺，仅有两扇铁窗。这些人口渴难耐，他们挣扎着呼吸，"喘着粗气"。他们脱光衣服，用帽子扇风。[1]

　　对后来被称为"加尔各答黑洞"（the Black Hole of Calcutta）的这个地方所发生的悲剧，英国医生罗伯特·约翰·桑顿（Robert John Thornton）就是这样展开描述的。桑顿的描写是基于其中一名俘虏约翰·泽弗奈亚·霍尔韦尔（John Zephania Holwell）的叙述。霍尔韦尔是英国在威廉堡（Fort William）驻军的总督，当这支驻军被孟加拉的纳瓦布（Nawab of Bengal）①俘虏后，霍尔韦尔和他的部下身陷囹圄。桑顿的故事主要证明了这种状况的致命性。

　　他们被关进监狱一段时间后，终于说服一个守卫给这些极度口渴的人送了些水。这些人把帽子从铁栅栏里递出去，守卫往里面注水，但当

---

　　①　孟加拉的纳瓦布是印度莫卧儿王朝时期孟加拉苏巴的世袭统治者。在 18 世纪初，孟加拉的纳瓦布事实上是孟加拉、比哈尔和奥里萨三个地区的独立统治者，这三个地区构成了现代的孟加拉国和印度的西孟加拉邦、比哈尔邦和奥里萨邦。——译者注

守卫把帽子从铁窗递回去时，大部分水漏了出来。许多人只得到了一滴水。他们开始叫嚷："水！水！"身强者推开体弱者，其中一些人被杀死并被践踏。

在一片混乱中，霍尔韦尔请求独自坐在角落里死去。他口渴得"无法忍受，呼吸更加困难"。他设法爬到窗边，但随后倒在了地上。其中一个人注意到霍尔韦尔还活着，他们递给霍尔韦尔一些珍贵的水。但是，当霍尔韦尔意识到喝完水后仍会渴，他便决定不再喝了。桑顿写道，在霍尔韦尔被移到一个靠窗的地方后，他的情况慢慢好转。"那里的新鲜空气使他活了过来。"据霍尔韦尔记载，当这些人最终被释放时，146 名囚犯中只有 23 人还活着。其余的人都窒息而死。

桑顿用这个事件来警告拥挤空间的危险，并论证新鲜的空气"对生命的延续是绝对必要的"，而且，"空气的适时供给是不可或缺的"。[2]

* * *

在 18 世纪中叶以前，西方的医生已经知道空气对人类生存至关重要，但是他们不了解在拥挤的空间里人体受损的细节。[3]对于空气的早期研究包括罗伯特·博伊尔（Robert Boyle）的研究和英国科学家兼牧师斯蒂芬·黑尔斯（Stephen Hales）的研究。前者被誉为第一位现代化学家，后者发明了一种装置，叫作"集气槽"（pneumatic trough），它可以捕捉植物散发出来的气体。这个装置使 18 世纪的科学家，如约瑟夫·普里斯特利（Joseph Priestley）和安托万·拉瓦锡（Antoine Lavoisier），能够收集和识别包括氧气在内的不同空气成分。

当科学家们在实验室里研究空气成分时，医生们开始通过空气质量的变化来分析疾病。例如，英国军医约翰·普林格尔爵士（Sir John Pringle）在其 1752 年关于军中疾病的书中提醒人们注意"污浊空气"的问题。他认为，许多疾病都是由来自沼泽地、粪便和腐草所散发的污浊空气以及医院里的病人造成的。普林格尔还主张使用黑尔斯设计的机械通风器，将新鲜空气引入密闭区域。[4]

医生们还通过研究世界各地生活在密闭空间里的人来探究空气的影响。桑顿在 1799 年出版的《医学哲学》（The Philosophy of Medicine）一书中讲述了上述被关押在印度监狱的战俘的故事，将其作为案例来证明新鲜空气对人类生存的必要性。[5]桑顿指出，轮船，就像牢房一样，也需要流通的新鲜空气。他认为，在船上安装通风系统有助于防止传染病暴发。

为证明船上需要新鲜空气，桑顿引用了托马斯·特罗特博士 1783 年至 1784 年在"布鲁克斯"（Brookes）号运奴船上的观察数据。特罗特是一名苏格兰海军医生，美国独立战争期间在英国海军服役，战争结束后，他和其他许多外科军医一样，被重新部署到运奴船上工作。[6]作为"布鲁克斯"号上的外科医生，特罗特不仅治疗病患船员，还调查了船上的物理条件。由于特罗特对被奴役的非洲人所处的狭促环境感到震惊，1790 年，在对奴隶贸易的一项调查中，他在英国议会下院作证。一幅描绘被奴役的非洲人像货物一样被藏在"布鲁克斯"号船舱底部的速写，成为整个大西洋世界最具标志性的废奴运动形象之一，尽管这可能存在问题。[7]

虽然"布鲁克斯"号的船舱示意图一直被收入关于奴隶制和废奴运动的展览中，以说明奴隶贸易的残暴，但很少有人记得，特罗特对"布鲁克斯"号的观察数据有助于巩固人们关于氧气之于生存重要性的早期科学认识。[8]特罗特的发现源于他对船只结构的研究、一场坏血病的暴发以及气体化学的兴起。

当"布鲁克斯"号于1783年6月抵达西非的黄金海岸时，船员们购买了"一百多个年轻力壮的优质奴隶"。船员们将这些非洲奴隶分为两人一组，用铁链绑住他们的胳膊和腿。船员们强迫非洲奴隶上船，进入船舱底部，那里没有窗户或通风设备，空气已经变得十分污浊。这艘船在海岸上停了一个月，获取了更多的非洲奴隶，它将驶往加勒比地区和美国南部，这些非洲人则被卖到那里。[9]

在运奴船出发横渡大西洋之前，船员们注意到，这些非洲人"变得异常肥胖"。为了让他们身体强壮，适应长途旅行，他们被喂食豆类、大米和玉米，这些食材与棕榈油、几内亚胡椒和盐一起被煮成糊状物。这些非洲奴隶可以获得一些水，但他们"在24小时中有16小时"被关在船舱底部，不允许有任何运动。特罗特写道："让他们在甲板上随着鼓声起舞的做法，真正实施时为时已晚。"[10]

特罗特预测，在这样的条件下，这些非洲人不可能保持健康。他们被安置在5英尺到6英尺高的房间里，"上面有格栅，通风不畅"。室温高达96华氏度。有些人"像勺子那样……胳膊贴胳膊地被紧紧锁在一起，放在船的两侧，离船板大约2英尺半，宽度足够放下一个人"。当特罗特到了船舱下面，他评论道，"如果不踩踏到他们身上，简直寸步难行"，他呼吸困难。这里没有采取任何预防措施"来保护奴隶们的健康"。[11]

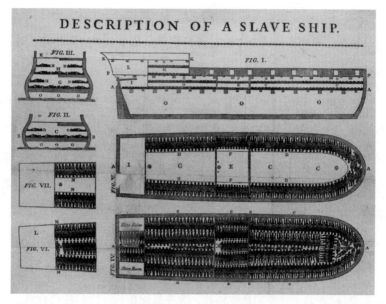

"布鲁克斯"号船舱内部示意图，展示了非洲奴隶是如何被紧紧地塞在货舱里的（British Library, 522, f.23）。

图1.1

有一次，特罗特说，有一位"肥胖的"非洲男子抱怨他的右臂僵硬。第二天，他右臂的僵硬感蔓延到他的前臂上部，"肘关节处收缩"，最终，僵硬感扩散到肩膀、脖子和下颌。这个奴隶的脖子受到影响后，他很快便变得精神错乱。他的舌头"卡在牙齿之间"，后来又从嘴里伸出来，直到他三天后去世。[12]

特罗特尝试替他治疗。特罗特把他放进一个温水浴缸，强行掰开他的下巴，给他喂药，但没有效果。当特罗特检查他的口腔时，注意到他的牙龈是"海绵状的"，而且"在出血"，他的后牙松动，呼吸"极其不顺畅"。[13]当特罗特注意到这些症状时，立刻意识到，这个人患了坏血病。

这艘船继续在大西洋上航行，其他人开始出现类似的症状。特罗特注意到，其中一些人是船上"最胖的奴隶"，因此推测体重过重增加了患坏血病的风险。[14]

虽然我们不清楚特罗特如何与这些非洲奴隶交流，但他们帮助他形成了对坏血病的认识。[15]他从他们那里学到了如何识别感染的早期阶段：手臂发硬，肘部不能动，下巴紧缩，疼痛随着病情的发展而加剧。他发现，患者四肢无力，越来越想睡觉，逐渐发展到"昏迷和谵妄"。[16]特罗特对坏血病的分析主要依赖他对这些非洲奴隶的观察，这给他早已从英国水手那里观察到的情况增加了不少必要的细节。这些非洲奴隶并不仅仅是特罗特的被动研究对象，而是主动向他传达信息，或者通过翻译，或者通过非口头方式，告诉他坏血病如何影响他们的身体。

到 1784 年 4 月，即该船从非洲出发后三个月，已有七八人死亡。特罗特报告说，患坏血病的非洲奴隶的数量持续增加："一些人一大早就被发现死在房间里，或者一到甲板上就立即倒地，而另一些人吃着饭就断气了，皮肤充血，血肉模糊。"当"布鲁克斯"号接近加勒比海的时候，又有 40 人死亡。根据特罗特的诊断，在抵达加勒比海的大约 600 名非洲奴隶中，有 300 人患有某种程度的坏血病。[17]

特罗特注意到，这些非洲人，像他所观察到的其他坏血病患者一样，表现出对酸性食物的强烈渴望。在航行过程中，特罗特决定做一个实验，看看是否能证实他们的偏好对于治病是有效的。"由于多次观察到食欲不振的奴隶将成熟的番石榴扔掉，而把绿色的番石榴迫不及待地吞食干净后，我决心试试它们的效果是否有显著差别。"特罗特将有坏血病症状的九个非洲人分成三组，给一组人吃酸橙，给第二组人吃绿番石榴，给第三组人吃熟番石榴。一周后，那些吃了熟番石榴的人没有好转，"而其他人则几乎痊愈了"。[18]

船一到安提瓜岛并在圣约翰(St. John)停靠时，特罗特便去采购新鲜蔬菜和水果，让那些患坏血病的人食用。他声称，直接吸食橙子、柠檬和葡萄柚的汁水是"确保获得柠檬酸功效的最可靠方法"。[19]这些非洲奴隶也被解开镣铐，因为他们已不再对船员构成威胁。[20]

这些非洲人一开始吃柑橘类水果，他们的症状就很快消失了，健康状况也得到了改善。当他们到达牙买加时，特罗特指出："他们中几乎没有坏血病患者了——他们现在吃得更好，养得身强体壮后被卖到市场。"特罗特相信，如果他们在安提瓜岛没有被喂食水果，至少一半的奴隶会在十天之内死亡。[21]作为船上的医生，特罗特完成了自己的使命：他阻止了一场坏血病的大流行，避免了投资者利益的损失，因为这些投资者希望通过把非洲奴隶卖到大西洋世界的种植园干活来赚取利润。[22]

*　　*　　*

特罗特本来是被雇来担任"布鲁克斯"号的医生，从而确保非洲奴隶的健康并将他们顺利卖掉，但特罗特利用他的经验形成了关于坏血病的新观点。当特罗特回到爱丁堡时，他将他的观察结果分享给一位在大学里讲授坏血病的教授——威廉·卡伦(William Cullen)。特罗特在其著作的序言中写道："当时听到很多关于坏血病的说法，其实，我最近在

　　帝国痼疾：殖民主义、奴隶制和战争如何改变医学

许多病例中治过这种病。我开始思考，我所掌握的许多宝贵事实可能有助于解决争议。"[23]特罗特在运奴船上对坏血病患者的观察，给他提供了一些信息，而这些信息与从军舰上获得的信息有所不同，因为非洲人被关押在极端条件下。非洲奴隶被禁锢在不通风的船底，伙食很差，而且得不到运动。特罗特由此得出结论：正是这些条件，造成了坏血病的大暴发。

当 1786 年特罗特远航归来后，在伦敦出版了《坏血病观察》(Observations on Scurvy)一书，1792 年出版修订版。该书还在费城出版印刷并被翻译成德语。在书中，特罗特讨论了关于坏血病起因的现有观点，并提出了他自己的理论。几十年前，在 18 世纪 40 年代，英国皇家海军外科医生詹姆斯·林德(James Lind)证明，食用橙子和柠檬可以治疗坏血病。林德通常被认为是发现这种治疗方法的第一人，但正如特罗特在论文导言中所说，这个问题当时并未得到解决，关于坏血病的起因和治疗方法，仍有许多不同的意见。特罗特不仅利用他对非洲奴隶的观察结果证实了林德的理论，而且驳斥了其他理论，并讨论了增加疾病易感性的因素。

特罗特反对肉类、酒精和鸦片可以治愈坏血病的观点，并讨论了其他一些错误观念，包括坏血病是一种血液紊乱以及坏血病是一种传染病的理论。他并没有把这种疾病在非洲人中的流行归结于种族之间的差异。他认为，坏血病是由营养不良造成的，而不是由种族特性造成的；白人船员可以获得新鲜蔬菜，而非洲人则不可以。他唯一提到的种族差异是，这种疾病特有的"青色斑点"在黑人皮肤上并不明显。[24]

特罗特证实了林德关于柑橘类水果能治疗坏血病的理论，但特罗特认为，林德制备果汁的方法是无效的。最佳方法是让病人直接从水果上吸吮果汁，而如果制备方法正确，新鲜果汁也可以保存下来。[25]

特罗特确定了许多特别容易使非洲奴隶患坏血病的因素，如饮食不洁和缺乏运动。此外，"坏血病易感性因他们在船舱中所经历的艰难困苦而增加"。[26]早在医学人类学家创造出"结构性暴力"(structural violence)一词用来描述贫穷、暴力和其他形式的压迫如何增加疾病的发生率和严重性之前，特罗特就认识到，被奴役的痛苦和折磨可能会使人生病。[27]他关注的是奴隶贸易本身，而不是个人特征或种族身份。从非洲被运到加勒比海的残暴和暴力是毁灭性的。特罗特解释道："如果认为非洲人最后一次告别他的国家、他的自由和他的朋友时没有感到离别的痛苦，那是不公正的。"在残酷的航行中，一些妇女出现了"剧烈的歇斯底里发作"，晚上甲板下传来"可怕的呻吟"。一些非洲人宁可跳船自杀，也不愿被卖到加勒比海地区当奴隶。[28]

特罗特强调，国际奴隶贸易的残暴和暴力使非洲人更容易患上坏血病。他认为，不健康的饮食、不充足的水、缺乏运动，再加上运奴船底部拥挤的生活条件，加剧了这种流行病的蔓延。因此，特罗特主张在船上减少非洲人的数量，并提供更高质量的食物、柑橘类水果和充足的水。他还敦促奴隶主们采纳更多的身体锻炼计划，甚至建议"鼓励奴隶们跳舞，这除了可以锻炼身体外，还可以让他们开心；转移他们的注意力，并使他们更加愉快"。但是，特罗特警告说，应该温和地执行这些建议，而不是使用"九尾鞭"①。[29]

---

① 一种刑具，由九条打结的绳索组成，连接在一个手柄上，通常用它来鞭打罪犯的背部，会撕裂罪犯的皮肤，造成强烈的疼痛。——译者注

　　　　帝国痼疾：殖民主义、奴隶制和战争如何改变医学

特罗特对非洲奴隶所忍受的恐怖条件的关注，无疑激发了他的分析，但是18世纪气体化学的发展也对他产生了影响。这促使医学界的许多人开始考虑拥挤的环境如何改变空气质量。[30]他鼓励使用更大的船只，减少每次运送的非洲奴隶数量，以确保空气流通。他还强调，应尽量保持船上的粮食贮藏室"通风"。[31]

特罗特对坏血病的研究既依赖又促进了气体化学的研究。他写道："目前的化学领域，已经揭开了知识的宝藏。"他推断酸性水果对治疗坏血病是有效的，因为它们含有"至关重要的空气"或"氧气"。他还强调了新鲜空气的重要性，指出"奴隶房的污浊空气"充满了"难闻的气体"和"肮脏的呼气"，使受奴役的非洲人容易生病。[32]

特罗特的分析建立在他对"布鲁克斯"号上非洲奴隶的观察结果之上，但当他发表论文时，他在导言中称其为"众多病例"。[33]这句话强调了他对经验观察的依赖，从而使他的研究合理化，但是它掩盖了这些"病例"中有许多实际上是非洲奴录的事实。在特罗特写成文章给他的医学同行看时，他使用了临床语言，对运奴船底部的条件只字未提——正是这样的条件创造了一个不健康的环境，使他能够提出关于坏血病起因、治疗和预防的论点。因此，非洲奴隶，作为新科学知识创造过程中的关键人物消失了。

此外，船底的拥挤状况有助于凸显新鲜空气的必要性，并为新兴的氧气研究提供科学证据。虽然拥挤的环境和缺乏新鲜空气可能导致死亡和疾病似乎是一个常识，但这在当时还不是一个公认的事实。[34]在《医学哲学》中，罗伯特·桑顿引用了特罗特对运奴船上条件的描述，将其作为证明"空气供应"必要性的几个例子之一。然后，他提到了另一个运奴船的例子。据一位威尔逊（Wilson）先生说，他购买了 2 064 名非洲奴隶，准备通过船只运到美洲，但其中有 586 人在旅途中死亡，估计是由于过度拥挤。[35]桑顿也用加尔各答的英国囚犯的案例来说明这一点。这进一步表明，监狱和运奴船，以及医院和看守所，有助于使医学界认识到通风的必要性。[36]特罗特关于运奴船上条件的证据为医学专家和法律权威人士展开重要辩论提供了参考。

1790 年，特罗特在英国议会下院特别委员会面前作证，反对国际奴隶贸易。他报告了"布鲁克斯"号甲板下缺乏空气的情况，并坚定地表示他在那里无法呼吸。他说："我经常看到奴隶们竭尽全力地吸气，迫切地求生，这些努力在那些濒死的动物身上也能看到——它们作为实验对象，被置于污浊空气或抽空了气体的容器中。"他说奴隶们"用自己的语言喊道：'我们透不过气来。'"。[37]特罗特的证言既支持了废奴运动，也促进了人们对空气流通的必要性的认识。[38]他在关于坏血病的论文结语处提出了加强营养、运动和改善船上卫生条件等原则，并总结："在所有这些原则之外，还需要补充的是，应采用宽松的手段来维持他们的秩序。在这种情况下，往往需要得体的辞令，而非严厉的手段，很少有人认为他们是在践踏一个人、践踏一个兄弟的权利！"[39]

特罗特对坏血病和船舱底部缺乏空气的影响进行了医学分析，在流行病学方法的发展过程中这些分析提供了一个重要的案例研究。他向政府当局提出了关于预防疾病的建议。这些建议后来成为流行病学实践中的惯例。此外，他还确定了导致疾病和痛苦的社会条件。他还研究了人群的健康，而不是个人的健康，这是公共卫生的基础。奴隶在船上生病的现象也表明了人为的环境和人类的决定会导致疾病的传播。

帝国瘤疾：殖民主义、奴隶制和战争如何改变医学

特罗特在证词中提到，非洲奴隶用他们自己的语言说他们透不过气来，这些证词出现在有关氧气重要性的医学论文中。在 1796 年版的《医学摘录》(*Medical Extracts*)中，气体医学的支持者罗伯特·桑顿在第一卷第二部分专门阐述"氧气在动物体内的作用，以及生命和自发行为的原因"。他论述了特罗特以及普里斯特利、拉瓦锡等著名科学家和医生的观点。后者的研究建立在实验室实验的基础上，而特罗特的研究结果来自他在运奴船上的观察；但在 18 世纪晚期的医学论文中，两者同时作为医学研究出现。桑顿著作的副标题是"以实际观察论健康的本质，兼论神经和纤维系统的规律"(*On the Nature of Health*，*with Practical Observations*：*And The Laws of the Nervous and Fibrous Systems*)，其中部分主题是饮食、运动和衣着等，强调了特罗特的观察如何成为医学界了解"氧气作用"的重要证据。由于气体化学的兴起，氧气已经发展成为一个新的研究领域。"实际观察"通常是指医生们如何将特定的病人病史用于案例研究来支持他们的论点。虽然历史学家和其他学者记住了普里斯特利和拉瓦锡对氧气研究的贡献，但他们忽略了一件事，即特罗特的研究提供了建立在对非洲奴隶的观察基础之上的证据，从而验证了普里斯特利和拉瓦锡的发现。[40]

* * *

人们对运奴船上新鲜空气重要性的关注，与 18 世纪末英国慈善家和监狱改革家约翰·霍华德(John Howard)发起的更广为人知的监狱改革是同时发生的。作为英格兰贝德福德村(Bedford)的高级警长，霍华德的任务是巡视县监狱。他很快发现，这里的监狱向囚犯收取监禁费，但许多人无力支付，而这只会延长他们的刑期。他认为这种做法是非常恶劣的，特别是对那些可能是无辜的或者因轻微罪行而被监禁的囚犯来说。[41]由于对监狱的这一情况和其他条件深感震惊，他用了整整一个冬天(1773—1774年)考察英国各地的监狱，后来又考察了欧洲大陆的监狱。

在考察过程中，霍华德遵循系统化的程序，收集和记录他的观察结果。在监狱待一天后，他会在当地的一家旅馆过夜，并记录他所看到的情况。他计算每个监狱中有多少个房间，以英尺和英寸为单位测量房间大小，并记录有多少人共用一个房间。他记录下哪些监狱允许男性在白天与女性互动，哪些监狱将智残人士纳入普通人群，哪些监狱有小男孩。

在记录这些社会和物理条件的过程中，霍华德还记录了囚犯的健康状况。他发现，许多监狱都不供应水。即使在那些有水的监狱里，囚犯们也不得不依赖监狱看守或狱卒为他们提供水。即使如此，他们每天也只能得到3品脱水，用于饮用和清洁。霍华德还记录了空气情况。他写道，上帝为所有人提供免费的空气。囚犯无需劳动便可获取。然而，囚犯们却被剥夺了这种"真正的生命之液"。就连动物都需要新鲜空气才能生存。然而，"在(囚犯)肺部发挥作用的空气"是"污秽的、有毒的"。在讨论新鲜空气的重要性时，霍华德提到了1756年在印度监狱中窒息而死的英国囚犯。[42]他引用的这个案例起到了抛砖引玉的作用，促使当时的人们思考新鲜空气的必要性，并用世界其他地方的例子为英国医学知识的发展提供参考。

霍华德认为，缺乏基本的必要条件——清洁的水、新鲜的空气和适当的生活条件，直接导致了传染病的暴发。他声称，"监狱热"（gaol fever或 jail fever）以及天花和其他疾病都是由拥挤的环境和糟糕的建筑造成的。[43]在18世纪医学界，"监狱热"是指在监狱和其他禁闭场所暴发的一类发烧。虽然它可能描述了许多不同的疾病，但人们普遍认为它就是我们现在所说的"斑疹伤寒"。

与当时的许多人一样，霍华德认为，受感染的囚犯会将疾病传播给其他人。[44]他引用了詹姆斯·林德的一篇论文——外科医生林德曾将柠檬作为治疗坏血病的良方。霍华德指出，"毋庸置疑，我们的军队和舰队的传染源是监狱"，在美国独立战争中被派去作战的英国船队损失了2 000名士兵，就是因为从监狱征召的人带来了传染病。[45]

根据他对监狱条件的观察，霍华德提出了改进建议。他认为，应将囚犯安置在单独的牢房中，以防止不洁空气造成的不良影响，因为过度拥挤的监狱会产生这种后果。[46]他强调了"新鲜甜美的空气"和"开窗通风"的重要性，并建议"让囚犯在适当的时候出去透气"。[47]霍华德的报告最终说服了政府官员重新设计监狱布局。1779年，英国议会下院通过了《监狱法》（Penitentiary Act）。该法案要求各城和各区根据霍华德的思路建造监狱，为囚犯提供单人牢房。当地方行政长官建造新的监狱时，采纳了霍华德的单人牢房建议。[48]

霍华德继续对监狱进行调查，并辗转欧洲各地，考察了荷兰、德意志、俄国和其他地方的监狱。在莫斯科的一座监狱里，他目睹了男囚被锁在墙上的情景。但他注意到，女囚并没有遭受类似的虐待。他参观了布提尔基（Butyrki）的一座军事监狱，那里的囚犯挤在一间牢房里，"脸色苍白，一副病容"。他还参观了彼得大帝建立的军事医院，其中包括一座监狱。他说在第一次参观时，病房是"肮脏和令人厌恶的"，但当他后来在一名俄国医生陪同下再次参观时，发现那里"干净多了"。[49]

在英国，霍华德的改革促使地方和国家官员对监狱进行例行检查，努力改善卫生条件。这些改革举措不断表明，拥挤的条件导致了疾病的传播。监狱让疾病的暴发显而易见，同时证明了关于传染病传播和通风必要性的主要医学理论是正确的。[50]此外，这些知识还有助于人们更深入地了解传染病传播的过程，从而引导卫生改革的方向。尽管我们现在认为关于监狱热病因的早期理论是错误的，但这些理论对后来新知识的产生是意义重大的。[51]

一旦医生了解到监狱热是由拥挤的条件引起的，他们就能找到治愈它的方法。当官员们把这种疾病说成是监狱生活所造成的一种自然的、可预测的结果时，它便流行起来了。而正是由于人们将"监狱热"定义为一种由拥挤条件引起的医学疾病，最终使它在监狱中逐渐消失。[52]在霍华德关于监狱的论文发表一个世纪后，监狱医疗检查员戈弗（R. M. Gover）在《柳叶刀》上发表了一篇文章，追溯了拥挤的环境和疾病传播之间的联系。[53]这篇文章发表于 1895 年，正值所谓的"细菌学革命"的高潮期，当时，细菌理论已经彻底改变了人们对疾病原因的看法，该文重点介绍了霍华德的监狱改革工作，认为这是预防监狱热的一项至关重要的开创性工作。[54]

《柳叶刀》上的这篇文章还赞扬了托马斯·特罗特对于船上监狱热的研究工作。戈弗转述了特罗特所记述的 1796 年在英国皇家海军舰艇"巨像"（Colossus）号上暴发的一次热病——这艘船上的很多船员是刚从监狱中释放的。戈弗引用了一位英国医生的话，这位医生高度赞扬了

　帝国瘟疫：殖民主义、奴隶制和战争如何改变医学

特罗特，因为特罗特证明，"当有害健康的情况出现时，如出现饥饿和寒冷、水不洁净且供应不足、空气不流通和空气污染、缺少日照、无所事事、环境肮脏、精神萎靡和悲伤时"，船上就会暴发与监狱热非常相似的疾病。[55]

像特罗特和霍华德这样的改革者并不孤单。驻扎在世界各地的其他几十位医生，也为研究拥挤条件的危险性和新鲜空气的必要性提供了关键信息。例如，因在伦敦的工作而闻名一时的英国改革家埃德温·查德威克（Edwin Chadwick），就颇具全球视野。他在1842年为英国政府所做的卫生条件报告中指出，君士坦丁堡糟糕的卫生条件和巴黎的"肮脏"与"拥挤"造成了高死亡率。[56]在英国和法国工作的医生和改革家相互交流，约翰·霍华德参观了欧洲几个国家的监狱。之后，霍华德转而研究医院的条件。1785—1786年，他参观了欧洲各地的医院，包括法国首屈一指的医院——巴黎主宫医院（Hôtel-Dieu de Paris）。他描述其病房是"肮脏和令人讨厌的"。两个病人经常被迫共用一张床，窗户全部紧闭，"医生们对空气的自由流通抱有偏见"。[57]

继霍华德的批评之后，法国外科医生雅克-勒内·特农（Jacques-René Tenon）于1788年写了一份报告，抨击医院的不卫生状况，并特别注意到通风不足的问题。他写道："我们看到过分狭窄的房间导致空气阻滞，难以流通，只有微弱的光线，水汽弥漫。"患病的病人与濒死的病人被安置在相同的房间，患有非传染性疾病的人常常与患有传染性疾病的人直接接触。病人们在寒冬腊月赤脚走到附近的桥上，呼吸"新鲜空气"。[58]

医院的恶劣条件促使法国革命者建立了新的医疗系统。他们借鉴脱胎于启蒙运动的理性和秩序理念，发起了一系列变革，包括将病人与穷人隔离、死人与活人隔离、男人与女人隔离，而这正是霍华德在法国监狱中所观察到的。[59]他们的努力促使法国各地建造了更多的医院，所有这些医院都遵循适当通风和讲求卫生的准则。

18世纪末法国所采取的其他措施强调了在监狱和医院进行卫生改革和加强通风的必要性，这有一部分是基于拉瓦锡关于氧气的研究成果。[60]法国著名医生弗朗索瓦-约瑟夫-维克多·布鲁塞（François-Joseph-Victor Broussais）致力于研究疾病的起因，特别是氧气通过何种方式过度刺激人体器官。他认为，冷空气、食物、药物或蒸汽都可能使器官受到过度刺激，从而导致发烧。[61]像那些发现新的医学思维方式和新疗法的医生一样，布鲁塞曾在军队中待过很长时间。他在法国对英战争中担任了三年的海军外科医生，然后又成为拿破仑陆军的一名医生，在西班牙、德意志、荷兰和意大利服役十多年。在此期间，他形成了关于疾病起因的理论。[62]布鲁塞对外国气候的理解为他后来认识肺结核提供了依据。在讨论肺结核所产生的独特病变时，他写道："如果我们现在寻找导致或加速这些结核结节形成的环境，我们会首先确认，它们在寒冷和潮湿的国家很常见，而在气候温暖的地方则很少见，甚至在寒冷地区受其侵害的体质中也是如此。正如我反复说过的那样，这一点，我早已在二十年的军医实践中证明了。"[63]

1832年，霍乱疫情暴发，并蔓延到世界各地——从印度到欧洲再到美洲，布鲁塞作为该领域领军人物的地位突然下降。他的理论强调生理学和器官的炎症，既不能解释流行病的起因，也不能提供治疗霍乱的理论。[64]

与此同时，法国医生尼古拉·谢尔万（Nicolas Chervin）在美国、加勒比海地区和南美研究了黄热病之后，于1822年回到法国，成为该领域的主要权威。根据他在国外的研究，他认为黄热病不具有传染性，而是由瘴气引起的。这种蒸汽可以通过空气而不是人体的直接接触而传播疾病。[65] 几年后，当霍乱在法国暴发时，谢尔万仍然坚持他的反触染论（anticontagionist），声称霍乱不会由一个人传给另一个人，尽管这种疾病呈现爆炸式蔓延，死亡人数不断增加。谢尔万为捍卫自己的观点而死，但他在不断发展的流行病学领域留下了重要的印记。虽然谢尔万没有发现霍乱是通过水传播的，但他考虑到了环境和当地情况等因素，这些努力对后来的霍乱流行病学研究做出了贡献。[66]

19世纪初的法国医生，虽然没有成功认识到霍乱和其他疾病的根本原因，但他们在统计学、生理学和解剖学方面取得了进展。[67] 他们的科学认识是有限的，有时甚至是不准确的，但他们的调查方法具有创新性和影响力。他们成功地制定了保持医院卫生和促进环境健康的方案。地方政府成立了健康委员会，而公民们则创建了志愿组织来促进产生更健康的环境。他们的工作带来了国家景观的实际变化：城市街道和乡村道路上的动物尸体被清除，在下水道和排水系统方面制定了更严格的政策，并增加了公共浴室的数量。除了确定他们认为会产生疾病的地点之外，更重要的是，医生们还发起了一场公共讨论，提醒公民和政府注意糟糕的卫生状况，并抨击他们所认为的罪魁祸首。[68]

法国医生创造了不同的方式来讨论疾病的传播，这促进了流行病学原理的出现。[69] 卫生运动确定了拥挤空间对健康的威胁。他们对拥挤空间的讨论为流行病学的发展奠定了基础，提供了一种关于空气的新思维方式。它超越了古代对瘴气的理解：原先整个欧洲和世界其他地区的人认为瘴气导致了流行病的传播，而现在则强调拥挤的空间才是疾病暴发的原因。虽然一些瘴气的支持者提出了关于"夜气"和"浊气"的观点，他们可能有时也会指出拥挤的空间是疾病的原因，但他们的重点仍然是更紧密地关注从腐烂的植物或尸体中散发出来的气体的运动，而不仅仅是物理环境。法国和英国的医生们不再单纯地将空气作为导致疾病的核心因素进行分析，而是强调拥挤空间的物理条件如何导致疾病传播。

许多英国和法国医生推动了学界去研究传染病在世界其他地区被征服者中间的传播。科林·奇泽姆（Colin Chisholm）是一名英国外科医生，曾在美国独立战争期间服役，并在1783年至1794年在格林纳达服役，他在1795年首次出版的一本关于西印度群岛黄热病大流行的书（1801年出版了第二版）中讨论了拥挤环境的危险。在书中，他认为，这种疾病是可以传染的。根据奇泽姆的说法，格林纳达圣乔治（St. George's）的"下层居民"，特别是"水手、士兵，以及黑人水手和搬运工"，在小楼和小巷中非法出售和饮用朗姆酒。在那里，"他们很快就喝醉了，挤在一个炎热、腐臭或受感染的环境中，直到他们恢复理智；这时，他们通常会发现自己陷入了一种最恶性的发烧状态"。[70]

奇泽姆著作的价值与其说在于它的科学性，不如说在于它提出了一种以第一人称观察拥挤状况的理论。奇泽姆对贫困的白人水手和黑人搬运工等"下层阶级"的观察，使他了解到拥挤和狭窄的条件是如何促进疾病传播的。加勒比海地区的生活条件成为奇泽姆论点的证据。[71]

正如一些学者所指出的那样，当时许多医生认为穷人天生就容易生病，而且是传播疾病的罪魁祸首。[72]然而，贫困人口变成医学研究的主题。新鲜空气和通风的重要性，成为公共卫生的主要原则之一，这一原则的确立得益于对穷人拥挤的生活条件的观察。穷人，包括非洲奴隶和囚犯，使得疾病为人所见，并成为医生们为了解流行病的发展而求助的对象。由于格林纳达是大英帝国的一部分，奇泽姆有机会近距离接触到他描述的白人和黑人的生活方式。

正如霍华德勾勒的预防监狱疾病暴发的措施一样，奇泽姆也提出了一些预防措施。其中一套措施包括改善格林纳达的生活条件和卫生设施。他呼吁摧毁小木屋并用石头和砖头重建。狭窄和肮脏的街道应该被宽敞的街道取代，这样可以使空气流通。屠夫应该在远离城镇中心的地方宰杀动物，以防止"腐烂的内脏和肉"传播疾病。他们的棚子和畜栏应该通风良好，并有流动的水可以使用。墓地也应建立在远离市中心的地方。[73]

* * *

大英帝国向世界其他地区尤其是印度的扩张，引发了更多案例研究，它们就像奇泽姆的研究一样，促进了流行病学方法的发展。随着19世纪越来越多的英国医生到达印度，他们开始研究热带环境对健康的影响。[74]虽然印度半岛的大部分地区仍然没有进入英国军医的管辖范围，但他们却可以随时进入看守所和监狱。他们对这些人造环境中的疾病和症状进行了系统的分类，并把疾病和死亡率制成表格，进行统计学方面的思考，为流行病学的发展提供依据。[75]尽管特罗特、霍华德和其他人发表了广为人知的研究报告，但并不是每个医生都熟悉他们关于拥挤空间导致疾病暴发的观点，也不是每个医生都知道英国战俘在印度监狱中窒息而亡的案例。在殖民地服役期间，许多军医创建了自己的理论，以应对他们所面临的危机。

殖民主义的兴起——如国际奴隶贸易的扩张——促使医生们的医学思想超出了大都市的范围。例如，在1852年一篇关于驻印英军健康状况的文章中，曾担任印度某地区医院总督察的英国军医戴维·格里尔森少校（Major David Grierson），就提到了军营和医院的通风和新鲜空气问题。[76]

格里尔森讨论了他以前写的一份关于卡拉奇（Karachi）的监狱的报告。他在报告中指出："允许病人使用的空间非常小，这似乎真的产生了非常不好的影响。"他接着阐述在监狱、医院和和军营中应该为每个人分配多少空间，以确保他们有足够的新鲜空气。在确定一个人所需的最小空间时，他引用了英国医生戴维·里德（David Reid）的建议，即1 500立方英尺，但格里尔森指出，医学界的其他人认为，这一尺寸的空间是"奢侈的"。格里尔森说，在欧洲，人们至少有1 000至1 500立方英尺的空间，且通风良好，但在气候较热的地方，如印度，空间应该更大。[77]

格里尔森承认，一些官员不同意他的结论，理由是：在伦敦、都柏林和爱丁堡的医院，以及"全英省级医院和英国政府的海军和军事综合医院"中，每人占有的空间远远低于1 000立方英尺。[78]他写道，批评他的人似乎也暗示欧洲人比"当地人"需要更多空间。拉瓦锡和19世纪早期的许多科学家曾计算过空间与新鲜空气之间的关系，格里尔森根据他们的论点，提出了不同的意见。

格里尔森提到了其他案例研究，以支持他的论点，即空气质量可能受到"湿气、高温、氧气不足以及碳酸气体"等因素的影响。为了证明呼出气体中产生的水蒸气是有毒的，他引用了一份报告，其中指出：

"俄国贫穷阶层的房子窗户是单层的，一间有火炉的小房间里会住很多人，在结霜的天气里，窗户内侧会形成一层厚厚的冰壳，这是由于呼吸、出汗以及蜡烛和炉子的水性烟凝结而造成的。当解冻时，冰壳会转化为水，一种有害的物质被释放出来，产生类似于木炭烟雾的效果。"受影响的人被抬出屋外，用雪擦拭，并灌以冷水，直到他们"恢复自然肤色"。[79]格里尔森将这里与可获得"更洁净空气"的地方进行了对比。格里尔森对"贫穷阶层房屋"的关注，进一步强调了俄国穷人与前面例举的英国穷人一样，有助于证明改善空气质量的理论。

格里尔森讨论了不同的建筑设计形式，以确定如何才能确保适当的通风，最后得出的结论是，在仅有自然通风的情况下，一个人的空间应该有3 000立方英尺，而在有强烈的机械通风的情况下，每个人应该有1 800立方英尺。[80]除了这种定量分析，格里尔森还用俄国穷人的故事来论证新鲜空气的重要性，这使得该刊物的读者能够直观地看到这一过程。俄国穷人的故事揭示了一个数学公式只能部分解释的现象。

在殖民地工作的军医官员，如格里尔森，借助具体的案例研究来说明疾病的起因和传播。他们还越来越多地求助于统计学和工程学原理，以证明拥挤空间的危险性。就像后来20世纪的几代流行病学家一样，这些医生花费大量的时间和精力来了解疾病的传播，正如他们努力协助预防疾病一样。

疾病预防和卫生史往往聚焦于伦敦、巴黎、纽约等城市中心"脏乱差"的治理与改革尝试。在这些城市，人们挤在拥挤的廉租房里，猪在穷人中间游荡，粪便阻塞了城市街道。[81]市政改革运动确实普及了拥挤环境阻碍新鲜空气流通和促进疾病传播的理论，但这些并不是唯一引起医生和卫生人员关注的场所。[82]

　　殖民主义和奴隶制也造成了拥挤的环境，这在 19 世纪中后期的城市改革之前就引起了关注，通常被认为是卫生改革的主要转折点。殖民扩张使医生们被安置在新地点，他们在那里形成了关于传染病起因和传播的医学理论。国际奴隶贸易把许多人关在拥挤的空间里，其兴起造成了医疗危机，进而促使新的医学理论产生。虽然运奴船是一个至关重要的调查地点，但它们经常作为"案例"或"船只"出现在医学杂志和报告中，比如特罗特关于奴隶制的论文，这产生了意想不到的效果，即在这场关于新鲜空气对健康的重要性的讨论中，奴隶制被隐于无形了。

　　斯蒂芬·黑尔斯因制造了捕获植物排放气体的装置而受到赞誉，他又发明了用于船上的通风机，但黑尔斯往往并不具体说明，许多船上载有非洲奴隶。1741 年，他向英国皇家学会呈递了第一篇论文，阐述了这些设备的重要性，因为它们促进了新鲜空气的流通。在这篇长达两百多页的论文中，他只是泛泛地提到了奴隶制。为了解释操作呼吸机所需的人数，他说："假设在一艘运输船上，或'几内亚'（*Guinea*）号运奴船上，有 200 人，这是一个经常出现的数字。"那么，每个人每两天只需操作呼吸机半小时。[83]

　　十多年后的 1755 年，也就是臭名昭著的"加尔各答黑洞"事件发生前一年，黑尔斯在提交给英国皇家学会的第二篇论文中更明确地提到，运奴船是证明船上通风机价值的关键证据。在这篇题为《论诸多情况下通风机在保护运奴船和其他运输船上人员健康和生命方面的巨大益处》（An Account of the Great Benefit of Ventilators in Many Instances, in Preserving the Health and Lives of People, in Slave and Other Transport

Ships)的论文中，他提供了当时许多艘船上的权威人士的评论，这些人有的来自贩卖奴隶的船只，有的来自运送罪犯和移民的船只，他们都证明了通风机的重要性。一位船长告诉黑尔斯，自己的船载着392名奴隶从西非的几内亚出发，前往阿根廷的布宜诺斯艾利斯，除了12名非洲奴隶在上船时感染了"流行性疾病"（很可能是痢疾）外，所有人都在这场横渡大西洋的凶险之旅中幸存了下来。[84]

黑尔斯主张在船上使用通风机，他在随后发表于1758年的一篇论文中解释说，设计通风机，是为了"保护船上人员的健康和生命，也可以防止船只闲置时腐朽"。黑尔斯断言："因为这两种情况下的弊病主要是由潮湿、肮脏、停滞、密闭的腐臭空气引起的，所以唯一明显的补救办法就是经常更换船上的空气，不给它留下任何发霉腐烂的时间。"[85]通风机促进了空气的流通，被认为可以防止监狱热在拥挤的船只、医院和监狱中传播。[86]

为了证明通风设备的必要性，黑尔斯借鉴了运奴船的例子："我得到消息，在一艘装有通风设备的利物浦船上，800名奴隶中没有一个人死亡，除了一个在航行中出生的孩子。"他进一步补充说："在其他几艘没有通风设备的运奴船上，每艘船上都有30人、40人、50人或60人死亡。"[87]在发表于1758年的一篇论文中，黑尔斯附上了一位法国医生的来信，这位医生在信中声称船上的通风设备将"那些从非洲被运往法属种植园的'宝贵货物'的死亡率从四分之一"降到不到"二十分之一"。[88]虽然医生们将医疗官员的信件作为佐证来支持自己观点的现象并不罕见，但这封特别的信揭示了对运奴船上拥挤状况的医学研究是如何从大英帝国延伸到法兰西帝国的。

船上有奴隶，这为黑尔斯提供了船上需要通风机的有力证据。在黑尔斯发表于1755年的一篇论文中，他附上了一封运奴船船长的信件，信中感叹，在运载"乘客、奴隶、牛和其他易腐商品"的船只上使用的通风机太少。船长说，自从他开始使用通风机，在历时15个月的一次航行中，他"只埋了6个"奴隶。船长还说，其余的"340个黑人都很清楚经常换气的好处，如果没有换气，他们总是不高兴"。[89]

船长收录了非洲奴隶的证词，这为证明被奴役阶层如何为医学和科学的发展做贡献提供了一个微妙而有力的线索。到1756年，医务人员开始意识到拥挤的环境会导致疾病的传播。被关押在印度的英国战俘的叙述为拥挤空间的危险性提供了第一手证词。黑尔斯发表的研究提供了专家们在运奴船上的观察，他们目睹了拥挤的环境如何导致超出正常水平的死亡。根据黑尔斯的说法，他的通风机解决了所有船只上的危机，而不仅仅是运奴船。通风机促进了空气流通，保障了乘客、货物、农作物的运输，但奴隶们要求船员们运行通风机的行为，有力地证明了通风机在这些船只上的功效。

与乘客、水手和士兵相比，非洲奴隶在船上面临着最极端和最暴力的条件，因此，在这种医学背景下他们对新鲜空气的迫切需求为通风机的作用提供了令人信服的证据。[90]总的来说，船舶管理部门和船员无视非洲奴隶的哀求，眼睁睁地看着许多人死在船上。在这种情况下，船长并不一定关心船上的非洲奴隶，而只是报告了他们的请求，以说明通风机可以减轻痛苦。非洲奴隶对新鲜空气的渴求被写进黑尔斯的医疗报告，作为一种证据支持。

尽管如此，黑尔斯对非洲奴隶在国际奴隶贸易中处境的分析，在他出版于 1758 年的《论通风机：对其进行的多次试验所产生的可喜效果》（*A Treatise on Ventilators：Wherein an Account Is Given of the Happy Effects of Many Trials That Have Been Made of Them*）一书中具有极其重要的价值。在书中，他转载了早期报告中的证据，其中包括来自运奴船的例子。但是，如果孤立地阅读，人们就不一定知道奴隶制对他的思想有多么重要，因为这些案例研究在某种程度上被隐藏在一篇晦涩难懂的医学论文中。如果孤立地阅读，人们就不会知道这篇论文是在分析奴隶制的物质现实基础上提炼出来的理论续篇。人们不会知道，非洲奴隶的哭泣成为迫使官员考虑通风机的证据。人们不会知道，国际奴隶贸易带来了海军舰队建设的重大新进展。

黑尔斯的著作标题中省略了奴隶制，这可能只是因为当时流行的修辞惯例：没有必要将英国皇家舰队中的运奴船与其他船只区分开来。但是，当将黑尔斯的著作与特罗特的坏血病专著放在一起来看，奴隶制的消失似乎就不那么偶然，甚至也不那么惯常了，而更像是一种模式的结果：随着科学思想从第一手资料演变为医学理论，奴隶制似乎只能落入特罗特书中"案例"的范畴，或在黑尔斯著作中"试验"的范畴，就像黑尔斯著作的副标题中所写的那样。

这些案例揭示了奴隶制如何促使医学家关注密闭条件下大群体的健康问题。[91] 虽然流行病的暴发过去也曾使医生从更大范围的公众角度来探讨疾病的发生，但船舶、监狱和种植园中越来越高的患病率提供了更多机会来研究拥挤空间的危险，并从集体机构的角度构建健康体系来促进公共卫生的发展。英国改革家埃德温·查德威克在撰写有关卫生状况的权威报告时，很可能引用了奴隶制和殖民主义方面的证据，尽管他没有提及这些形式的征服，但他引用了伦敦热病医院的一位医生的话：
"在肮脏而无人看管的船上，在潮湿、拥挤和肮脏的监狱里，在通风不良的、拥挤的病房里，挤满了患有恶性外科疾病或高烧不退的人，这里造成了一种气氛，即便没有造成危险的高烧，也使人无法在这里长时间呼吸，无论这些人有多健康和健壮。"[92]

18 世纪和 19 世纪早期关于拥挤和新鲜空气的案例研究，很多都来自驻扎在加勒比和印度殖民地或运奴船和海军舰艇上的英国医生的军事报告，但是，当其他人接受这些结论时，他们往往忽略了这些结论产生的背景。医学专业人士知道，许多跨大西洋航行都涉及载有非洲奴隶的船只。此外，他们知道医院和监狱不仅仅指英国大都市的医院和监狱，还指加勒比和印度的医院和监狱，这为诸如格里尔森的报告等医学分析提供了依据。然而，当查德威克撰写卫生报告时，他并没有参考这些案例研究。

医生和医疗改革者不仅调查了疾病如何在拥挤的空间、在人群中传播，而且开始向世界各地的人求助，以检验有关传染和感染的理论。然而，正如我们即将看到的，与拥挤空间、新鲜空气和通风的历史惊人相似，帮助医生观察这些病例的人——洗衣女工和医院工作人员——从传统的医药史记载中消失了。

注释

[1] 这段话引自 Robert John Thornton，*The Philosophy of Medicine，or Medical Extracts on the Nature of Health and Disease…*，4th ed.，vol. 1

(London：C. Whittingham，1799），328—330。桑顿（Thornton）的信息
来自约翰·霍尔维尔对该事件的叙述，参阅 John Z. Holwell, *A Genuine
Narrative of the English Gentlemen, and Others, Who Were Suffocated
in the Black-Hole in Fort-William, at Calcutta* ... (London：Printed for
A. Millar，1758)。后来的历史学家对这一说法的真实性提出了质疑，
例如，参阅 Partha Chatterjee, *The Black Hole of Empire* (Princeton,
NJ：Princeton University Press，2012），chap. 10。

[2] Thornton, *Philosophy of Medicine*，1：325.

[3] 有关医学界对空气的理解的讨论，参阅 Mark Harrison, *Medicine in
an Age of Commerce and Empire*：*Britain and Its Tropical Colonies*
(Oxford：Oxford University Press，2010），32—45，59—62。

[4] John Pringle, *Observations on the Diseases of the Army in Camp and
Garrison*，6th ed. (London，1766），84，110. 更多关于普林格尔的信息，
参阅 Harrison, *Medicine in an Age of Commerce and Empire*，65—69。

[5] Thornton, *Philosophy of Medicine*，1：325—330.

[6] Ian Alexander Porter, "Thomas Trotter, M.D., Naval Physician",
Medical History 7，no. 2 (1963)：154—164；Brian Vale and Griffith
Edwards, *Physician to the Fleet*：*The Life and Times of Thomas Trot-
ter, 1760—1832* (Woodbridge, Suffolk：Boydell Press，2011).

[7] 关于布鲁克斯家族的历史，参阅 Nicholas Radburn and David Eltis,
"Visualizing the Middle Passage：The Brooks and the Reality of Ship
Crowding in the Transatlantic Slave Trade", *Journal of Interdiscipli-
nary History* 49，no. 4 (2019)：533—565；Stephen R. Berry, *A Path in
the Mighty Waters*：*Shipboard Life and Atlantic Crossings to the New
World* (New Haven, CT：Yale University Press，2015），28—31；
Marcus Rediker, *The Slave Ship*：*A Human History* (New York：Pen-
guin，2008），chap. 10；Manisha Sinha, *The Slave's Cause*：*A History
of Abolition* (New Haven：Yale University Press，2016），99—103。

[8] Thomas Trotter, *Observations on the Scurvy*：*With a Review of the
Opinions Lately Advanced on That Disease, and a New Theory*

Defended..., 2nd ed. （London： Printed for T. Longman，1792）；Thornton，*Philosophy of Medicine*，1：331—333.

［9］ Trotter，*Observations on the Scurvy*，51—55.

［10］ Trotter，*Observations on the Scurvy*，52—53.

［11］ Trotter，*Observations on the Scurvy*，53—55.

［12］ Trotter，*Observations on the Scurvy*，55—56.

［13］ Trotter，*Observations on the Scurvy*，57.

［14］ Trotter，*Observations on the Scurvy*，60.

［15］船上很可能有一名翻译。参阅 W. O. Blake，*The History of Slavery and the Slave Trade*（Columbus，OH： J. & H. Miller，1857），127。

［16］ Trotter，*Observations on the Scurvy*，59.

［17］ Trotter，*Observations on the Scurvy*，69；也参阅 Porter，"Thomas Trotter，M.D."。

［18］ Trotter，*Observations on the Scurvy*，137—138.

［19］ Trotter，*Observations on the Scurvy*，224.

［20］ Trotter，*Observations on the Scurvy*，69.

［21］ Trotter，*Observations on the Scurvy*，69，70(quotation).

［22］关于被奴役者作为商品的历史以及国际奴隶贸易对人类健康造成的后果，参阅 Sowande' M. Mustakeem，*Slavery at Sea：Terror，Sex，and Sickness in the Middle Passage*（Urbana：University of Illinois Press，2016）；Rediker，*The Slave Ship*。

［23］ Trotter，*Observations on the Scurvy*，xix.

［24］ Trotter，*Observations on the Scurvy*，59.

［25］ Trotter，*Observations on the Scurvy*，222—224. 关于林德，参阅 R. E. Hughes，"James Lind and the Cure of Scurvy"，*Medical History* 19，no. 4(1975)：342—351。

［26］ Trotter，*Observations on the Scurvy*，62，222—225.

［27］ Paul Farmer，"An Anthropology of Structural Violence"，*Current Anthropology* 45，no. 3(2004)：305—325.

［28］ Trotter，*Observations on the Scurvy*，62—63.

[29] Trotter, *Observations on the Scurvy*, 240—242.

[30] 有关特罗特和坏血病的更多信息，包括他关于气体化学的观点，参阅 Mark Harrison, "Scurvy on Sea and Land: Political Economy and Natural History, c. 1780—c. 1850", *Journal for Maritime Research* 15, no. 1 (2013): 7—25; Kenneth J. Carpenter, *Scurvy and Vitamin C* (Cambridge: Cambridge University Press, 1986), 88—90。前一篇文献没有提到特罗特的一些观察对象是非洲奴隶，但后一篇文献提到了。

[31] Trotter, *Observations on the Scurvy*, 240—241.

[32] Trotter, *Observations on the Scurvy*, xxvii, 139—141, 68.

[33] Trotter, *Observations on the Scurvy*, xix.

[34] 历史学家已经证明，18 世纪的医生将监狱和医院的拥挤条件与疾病的暴发联系在一起，但他们并没有注意到来自国际奴隶贸易方面的证据。有学者指出，英国军医认为，七年战争期间拥挤的环境导致了斑疹伤寒和痢疾，关于此观点，参阅 Erica Charters, *Disease, War, and the Imperial State: The Welfare of the British Armed Forces during the Seven Years' War* (Chicago: University of Chicago Press, 1984), 87。

[35] Thornton, *Philosophy of Medicine*, 1:331, 334.

[36] 19 世纪初，医生们讨论了拥挤的监狱、医院和轮船中空气的化学性质，参阅 Franklin Bache, *A System of Chemistry for the Use of Students of Medicine* (Philadelphia: Printed and published for the author, 1819), 211。直到 19 世纪晚期，关于住宅通风必要性的言论似乎才开始在民间流行，参阅 Nancy Tomes, *Gospel of Germs: Men, Women, and the Microbe in American Life* (Cambridge: Harvard University Press, 1998); Alan M. Kraut, *Silent Travelers: Germs, Genes, and the Immigrant Menace* (Baltimore: Johns Hopkins University Press, 1995)。

[37] 转引自 Thornton, *Philosophy of Medicine*, 1:333。参阅 William Bell Crafton, *A Short Sketch of the Evidence for the Abolition of the Slave Trade, Delivered before a Committee of the House of Commons...* (London, 1792), 8—9。

［38］关于特罗特证词的重要性，参阅 Rediker，*The Slave Ship*，332。

［39］Trotter，*Observations on the Scurvy*，243.

［40］Robert John Thornton，*Medical Extracts: On the Nature of Health, with Practical Observations: and The Laws of the Nervous and Fibrous Systems*，new edition，vol. 1 (London: J. Johnson，1796)，table of contents for part 2，section 2.

［41］John Howard，*The State of the Prisons in England and Wales: With Preliminary Observations, and an Account of Some Foreign Prisons* (Warrington: William Eyres，1777)，1; R. M. Gover，"Remarks on the History and Discipline of English Prisons in Some of Their Medical Aspects"，*Lancet* 146，no. 3763(October 12，1895):909—911.

［42］Howard，*The State of the Prisons in England and Wales*，12—13.

［43］Howard，*The State of the Prisons in England and Wales*，16—17.

［44］Kevin Siena，*Rotten Bodies: Class and Contagion in Eighteenth-Century Britain* (New Haven，CT: Yale University Press，2019).

［45］Howard，*The State of the Prisons in England and Wales*，19.

［46］Howard，*The State of the Prisons in England and Wales*，43.

［47］John Howard，*The State of the Prisons in England and Wales: With Preliminary Observations, and an Account of Some Foreign Prisons and Hospitals*，4th ed. (London: J. Johnson，C. Dilly，and T. Cadell，1792)，471.

［48］Simon Devereaux，"The Making of the Penitentiary Act，1775—1779"，*Historical Journal* 42，no. 2(1999):405—433; "John Howard and Prison Reform"，Police，Prisons and Penal Reform，UK Parliament website，https://www.parliament.uk/about/living-heritage/transforming-society/laworder/policeprisons/overview/prisonreform/.

［49］Howard，*The State of the Prisons in England and Wales*，4th ed.，93，94; Isabel De Madariaga，*Politics and Culture in Eighteenth-Century Russia* (New York: Routledge，1998)，119.

［50］关于监狱的争论为描绘医学思想的兴起提供了一个重要场所，关于该

观点，参阅 Siena, *Rotten Bodies*, 2—3。

[51] 有些过去的知识体系现在被视为伪科学，关于其意义的讨论，参阅 Britt Rusert, *Fugitive Science: Empiricism and Freedom in Early African American Culture* (New York: NewYork University Press, 2017)。

[52] 19 世纪末，医学界转而利用 17 世纪、18 世纪和 19 世纪初的证据来说明卫生和通风如何防止监狱中传染病和流行病的传播。参阅 H. D. Dudgeon, "Small-pox Manufactories in the Reign of George III", *The Vaccination Inquirer and Health Review* 2, no. 16 (July 1880): 69。我在这里的分析主要借鉴了查尔斯·罗森伯格和珍妮特·戈登的"界定疾病"(framing disease)理论，该理论指的是话语、技术和修辞等方式如何重新定义有关疾病的病理、病因和治疗。Rosenberg and Golden, *Framing Disease: Studies in Cultural History* (New Brunswick, NJ: Rutgers University Press, 1997).

[53] Gover, "Remarks on the History and Discipline of English Prisons".

[54] 迈克尔·沃博伊斯(Michael Worboys)对细菌革命的概念提出了质疑，参阅 Worboys, "Was There a Bacteriological Revolution in Late Nineteenth-Century Medicine?" *Studies in History and Philosophy of Biological and Biomedical Sciences* 38, no. 1 (2007): 20—42。

[55] Gover, "Remarks on the History and Discipline of English Prisons".

[56] Edwin Chadwick, *Report... on an Inquiry into the Sanitary Conditions of the Labouring Population of Great Britain* (London, W. Clowes and Sons, 1842), 172—173.

[57] John Howard, *An Account of the Principal Lazarettos in Europe...*, 2nd ed., with additions (London: Printed for J. Johnson, D. Dilly, and T. Cadell, 1791), 53. 参阅 H. O. Lancaster, *Quantitative Methods in Biological and Medical Sciences: A Historical Essay* (New York: Springer-Verlag, 2012), 113。

[58] 转引自 Edwin H. Ackerknecht, *Medicine at the Paris Hospital* (Baltimore: Johns Hopkins University Press, 1967), 16。

[59] Howard, *The State of the Prisons in England and Wales*, 82.

[60] Alain Corbin, *The Foul and the Fragrant: Odor and the French Social Imagination*(Cambridge, MA: Harvard University Press, 1986), 18, 24, 103, 102—105.

[61] Ackerknecht, *Medicine at the Paris Hospital*, 61—62, 68.

[62] "François Joseph Victor Broussais(1772—1838), System of Physiological Medicine", *Journal of the American Medical Association* 209, no. 10 (1969): 1523; Erwin H. Ackerknecht, "Broussais, or a Forgotten Medical Revolution", *Bulletin of the History of Medicine* 27, no. 4 (1953):320—343.

[63] F. J. V. Broussais, *Principles of Physiological Medicine...*, trans. Isaac Hays and R. Eglesfeld Griffith(Philadelphia: Carey & Lea, 1832), 257.

[64] Ackerknecht, *Medicine at the Paris Hospital*, 67.

[65] Manfred J. Waserman and Virginia Kay Mayfield, "Nicolas Chervin's Yellow Fever Survey, 1820—1822", *Journal of the History of Medicine and Allied Sciences* 26, no. 1(1971):40—51; Mónica García, "Histories and Narratives of Yellow Fever in Latin America", in *The Routledge History of Disease*, ed. Mark Jackson (New York: Routledge, 2017), 232.

[66] Ackerknecht, *Medicine at the Paris Hospital*, 158.

[67] Ackerknecht, *Medicine at the Paris Hospital*, 122.

[68] Ackerknecht, *Medicine at the Paris Hospital*, xi—xiii, 8—12, 117—134.

[69] Bruno Latour, *The Pasteurization of France*(Cambridge: Harvard University Press, 1988), 22—25.

[70] Colin Chisholm, *An Essay on the Malignant Pestilential Fever: Introduced into the West Indian Islands from Boullam, on the Coast of Guinea, as It Appeared in 1793, 1794, 1795, and 1796...*, 2nd ed., 2 vols. (London: Mawman, 1801), 2:2—215.

[71] Katherine Arner, "Making Yellow Fever American: The Early American Republic, the British Empire and the Geopolitics of Disease in the Atlantic World", *Atlantic Studies* 7, no. 4(2010):449—450, 459—

帝国瘤疾：殖民主义、奴隶制和战争如何改变医学

460; Jan Golinski, "Debating the Atmospheric Constitution: Yellow Fever and the American Climate", *Eighteenth-Century Studies* 49, no. 2(2016):156.

[72] 参阅 Christopher Hamlin, "Predisposing Causes and Public Health in Early Nineteenth-Century Medical Thought", *Social History of Medicine* 5, no. 1(1992):43—70; Siena, *Rotten Bodies*。

[73] Chisholm, *An Essay on the Malignant Pestilential Fever*, 2:9—10. 该作者接着建议，要为可能携带疾病或载有患病乘客的船只建立隔离区；在有病患的船只上，患病乘客应与其他船员隔离，船只内部应擦洗干净并洒上醋，患病乘客的衣服和被褥应被烧毁（第 12—19 页）。这些规定与马克·哈里森(Mark Harrison)的论点不谋而合，哈里森建议医学界考虑把商业和海洋文化作为传染病传播的一种方式。参阅 Harrison, *Medicine in an Age of Commerce*。

[74] 至于英国医生对于环境的检查，参阅 Harrison, *Medicine in an Age of Commerce and Empire*。

[75] 戴维·阿诺德(David Arnold)解释了印度半岛大部分地区仍然不受英国医学控制的原因。Arnold, *Colonizing the Body: State Medicine and Epidemic Disease in Nineteenth-Century India*(Berkeley: University of California Press, 2002), 59, 98—115. 关于利用统计思维作为在印度殖民的一种形式的观点，参阅 Gyan Prakash, *Another Reason: Science and the Imagination of Modern India*(Princeton, NJ: Princeton University Press, 1999)。

[76] D. Grierson, "Special Considerations on the Health of European Troops", *Transactions of the Medical and Physical Society of Bombay* 7(1861): 1—44.

[77] Grierson, "Special Considerations on the Health of European Troops", 22—24.

[78] Grierson, "Special Considerations on the Health of EuropeanTroops", 22.

[79] Grierson, "Special Considerations on the Health of European Troops", 28.

[80] Grierson, "Special Considerations on the Health of European Troops", 31.

［81］Hendrik Hartog, "Pigs and Positivism", *Wisconsin Law Review* 1985, no. 4(1985):899—935; Tomes, *Gospel of Germs*; Latour, *The Pasteurization of France*.

［82］虽然一些历史学家的研究揭示，法国卫生学家所做的实践是细菌学诞生的必要历史条件，但即使是这一前身也有其前身，参阅 Latour, *The Pasteurization of France*。

［83］这篇论文于1741年在英国皇家学会宣读，并于1743年出版。Stephen Hales, *A Description of Ventilators: Whereby Great Quantities of Fresh Air May with Ease be Conveyed into Mines, Goals[sic], Hospitals, Work-houses and Ships, in Exchange for Their Noxious Air...* (London: Printed for W. Innys[etc.], 1743), 35.

［84］Stephen Hales, *An Account of a Useful Discovery to Distill Double the Usual Quantity of Seawater... and An Account of the Great Benefit of Ventilators in Many Instances, in Preserving the Health and Lives of People, in Slave and Other Transport Ships, Which Were Read before the Royal Society...*, 2nd ed. (London: Printed for Richard Manby, 1756), 41.

［85］Stephen Hales, *A Treatise on Ventilators: Wherein an Account Is Given of the Happy Effects of Several Trials That Have Been Made of Them. ...* Part Second(London: Printed for Richard Manby, 1758), 3—4.

［86］20世纪初，一些学者将公共卫生的发展追溯到黑尔斯发明的通风机。我同意他们的分析，但我必须指出，黑尔斯强调国际奴隶贸易和非洲奴隶是其论点的关键证据，参阅 D. Fraser Harris, "Stephen Hales, the Pioneer in the Hygiene of Ventilation", *Scientific Monthly* 3, no. 5(1916):440—454。

［87］Hales, *A Treatise on Ventilators*, 86.

［88］Hales, *A Treatise on Ventilators*, 94.

［89］Hales, *An Account of a Useful Discovery*, 43.

［90］斯蒂芬妮·斯莫尔伍德(Stephanie E. Smallwood)从非洲奴隶所承受的

暴力角度，阐述了国际奴隶贸易是如何考验人类能力的极限的。Smallwood, *Saltwater Slavery: A Middle Passage from Africa to American Diaspora* (Cambridge: Harvard University Press, 2007).

[91] 历史学家发现，奴隶制与监狱之间的关系在更晚近的时期有所不同，他们认为奴隶制是美国大规模监禁兴起的始作俑者，参阅 Talitha Leflouria, *Chained in Silence: Black Women and Convict Labor in the New South* (Chapel Hill: University of North Carolina Press, 2016); David M. Oshinsky, *Worse than Slavery: Parchman Farm and the Ordeal of Jim Crow Justice* (New York: Free Press, 1996)。

[92] Edwin Chadwick, *A Supplementary Report on the Results of a Special Inquiry into the Practice of Internment in Towns* (London: W. Clowes and Sons, 1843), 19.

第二章 消失的人：传染理论的衰落和流行病学的兴起

19世纪30年代，一批游客从亚历山大里亚等鼠疫肆虐的城市乘船来到地中海的马耳他岛，他们被隔离了。一位洗衣女工清洗他们用过的脏床单。

虽然我们不知道她的名字，但我们知道她住在瓦莱塔——英属马耳他的首都，可能住在可以俯瞰港口的花园附近。马耳他是地中海的海上交通枢纽，自北非和中东乘船而来的人必须先接受检疫，然后才能继续向欧洲航行。船上那些患有已知疾病的病人或被怀疑是携带者的人会得到一张"健康嫌疑文书"（foul bill of health），并被隔离更长时间。虽然一些船员仍留在船上，但大多数乘客下了船，并被安置在检疫站。这是一个大型的石造医院和检疫机构，位于马耳他主要港口附近的一个小岛上。[1]

船上的脏床单会被收集并被送到这位洗衣女工那里，她和其他乘客一起被隔离在检疫站。在潮湿的地下室工作时，她会打来一桶桶的水，搬来一抱一抱的木头，在大桶里煮麻布。她会把布浸泡一夜，开启清除污渍和气味的过程。第二天早上，她就开始费力地刷洗布料。她会用酒精去除血迹，用粉笔和陶土去除油渍，甚至用尿液来漂白，把这些不同的成分搓洗进床单里[2]，然后将这些布挂在外面，在地中海的阳光下晒干。

几十年来，马耳他的洗衣女工都是按照这种惯例清洗脏床单的。19世纪30年代，检疫站的职员乔瓦尼·加尔辛（Giovanni Garcin）记录了她们的日常生活、劳动和健康状况。他作证说，尽管与脏床单直接接触，但在他29年工作中所见过的洗衣女工没有一位染上鼠疫。这一证词出现在英国医生阿瑟·霍尔罗伊德（Arthur T. Holroyd）的一篇论文中，该论文提出了反对隔离的观点。鼠疫并没有通过脏床单传给洗衣女工这一事实，是霍尔罗伊德提出的证明鼠疫不会传染的一个证据。[3]这篇论文是写给英国国会议员约翰·卡姆·霍布豪斯爵士（Sir John Cam Hobhouse）的，他曾领导各种改革尝试，并担任印度管制委员会主席①。霍尔罗伊德认为，现有的检疫规定是不必要的、昂贵的、过时的。

洗衣女工可能并不知道，她们充当了帮助理解疾病如何传播（或不传播）的例证。那些洗衣女工是谁？她们在进入隔离区时是怎么想的？她们是否害怕清洗来自被感染船只的床单？这些问题对观察她们的人来说，并不重要。霍尔罗伊德的论文中提到洗衣女工的地方只有两页，但这是一条重要线索，有助于打破人们普遍认为鼠疫具有传染性的看法。

———————————

① 印度管制委员会主席是英国政府在18世纪末19世纪初设置的官员，负责监督英国东印度公司，是伦敦负责印度事务的主要官员。该职位通常属于内阁级别。1858年，随着东印度公司的废除，该职位也被取消。新的印度事务大臣一职接替了这一职位。——译者注

在 18 世纪末和 19 世纪初关于隔离的辩论中，这样的证据并不罕见。在医生和检疫官关于传染病的报告中，它们以简短的陈述、用词稀疏的短语、旁注和省略语的形式出现。这些人——洗衣女工、穆斯林朝圣者、水手和穷人——帮助医学界和政府机构了解疾病是如何传播的。政府当局不需要知道这些无名之辈的名字，也不需要问他们如何理解疾病。[4]

＊　＊　＊

医学界依靠帝国各地的人口来了解传染病。在 18 世纪和 19 世纪早期，关于隔离的辩论为医生们重新思考广泛秉持的医学信念提供了一个关键的论坛。在期刊和写给同事的信中，医学权威经常依靠单一的事件、轶事和叙事描述作为案例研究。欧洲提供了许多关于疾病传播和隔离的例子，但亚洲、加勒比和中东的殖民地进一步增加了案例的范围，并促进了收集信息的特殊方法的发展。[5] 鼠疫在英格兰已经不复存在，但大英帝国的扩张使医生们能够研究在其他地方发生的疫情。船只、人员和货物的流动为求知欲强的医生们提供了海量样本集来调查疾病的暴发。除了船只，他们还求助于殖民地医院和其他机构。医生们也向当地医生、治疗师和殖民地官员索要数据。殖民主义的官僚机构提供了一套正式的系统，用于记录和收集信息，这些信息会直接抵达政府当局。一些医生撰写论文，旨在废除有关检疫的法律规定。[6] 通过研究疾病在世界范围内的传播，绘制其坐标，确定其来源，并定义其行为，医生们逐渐形成了关键的流行病学方法。

在此期间，许多医生开始怀疑作为检疫条例基础的理论。长期以

　帝国瘤疾：殖民主义、奴隶制和战争如何改变医学

来，人们一直认为鼠疫、霍乱和其他一些流行病是通过直接接触病人或病人接触过的物体而传播的。传染论者和反传染论者之间画定了战线，反传染论者得到了希望废除昂贵隔离系统的商人的支持。[7]为了反驳传染理论，医生经常求助于医院工作人员，他们就像洗衣女工一样，离病人很近。医院工作人员的健康状况成为判断疾病传染性的晴雨表。

英国军医威廉·特文宁（William Twining）对医院工作人员进行了仔细的观察。他从1830年起就一直担任加尔各答总医院的助理外科医生，直到1835年去世。[8]他于1832年出版了一本关于印度疾病的综合性论著，影响力很大。书中关于霍乱的那一章讨论了这种疾病的发展、症状、起因和治疗，以及它是否具有传染性的问题。[9]为了调查传染性问题，特文宁利用他在医院的经历，详细描述了与霍乱患者密切接触的那些人，作为实例。他首先提到医院的护工和那些处理床单的人。他写道："在加尔各答总医院，最容易接触到霍乱的人（如果这种疾病具有传染性），是那些负责床上用品和衣服的人，以及那些被雇来贴身照顾病人的护工。"他接着列出了更换和清洗床上用品的人的名字，包括当时的"衣服管理员"沙伊克·塞利姆（Shaik Selim）；塞利姆的前任，在医院工作了23年的多沃尔（Dhowall）；洗涤工头加维（Gawhee）；以及加维的前任哈西（Hassye）和比查克（Beechuck），后者已经当了21年的洗涤工。特文宁报告说："他们所管辖的洗涤工或处理服装和床上用品的人，没有一个感染过霍乱。"[10]

特文宁接着讨论了其他几组在医院与霍乱病人有过密切接触的人。"当地裹伤员"，包括裹伤员工头布图里（Buctourie），他在这家医院工作了26年，负责在病人流血或用水蛭治疗后更换绷带；"清洁工"负责清洗便盆"和接呕吐物的痰盆";"印度苦力"（Hindoo coolies）负责将毯子重新盖在踢掉毯子的病人身上，并按揉他们的四肢，"在疾疫最糟糕的阶段"，他们不可避免地会吸进病人呼出的气。最后，在医院人满为患、护工不堪重负的时候，还有印度医科院的一些学生照顾病人。特文宁声称，在这些群体中，没有一个人感染霍乱。[11]

特文宁这本书的不同寻常之处在于，其中多处提到了印度医院工作人员的名字：沙伊克·塞利姆、多沃尔、加维、哈西、比查克和布图里。这些人在特文宁分析霍乱的表现时，充当了非官方的、多半无人问津的参与者。医院最基层人员的日常工作提供了重要证据，证明霍乱不是通过直接接触传播的。这些名字为一种科学假设提供了具体的人物，使读者能够想象到洗涤工和护工与传染病的接近程度。

特文宁的书是医学专家利用世界各地的弱势群体，通常是殖民地人民来帮助构建传染病传播的众多作品之一，这些医生中的很多人成为日益壮大的反传染论者的一分子。[12]其中之一是美国医生阿马赖亚·布里格姆（Amariah Brigham），他在1832年发表了一篇关于霍乱的论文，讨论了支持和反对传染论的证据。[13]他收集了世界各地的医生的资料以支持他的主张，即霍乱不是通过与病人或被污染物直接接触而传播的。他呈现了印度、俄国、波兰、普鲁士、英国、法国、加拿大和美国医生的证据，重点关注与霍乱患者有密切接触的人，特别是医院的医护人员。尽管他承认医护人员偶尔会生病，但他坚持认为他们并不比其他劳动者更容易感染疾病。他举例说，瑟尔（Searle）医生在华沙的一家医院治疗过很多霍乱病人，据瑟尔说，"医院的护理人员中没有一位——没有一位护士——处理死者的人，成为这种疾病的受害者"。同样，八位俄国医生说："照顾病人和给病人擦药的护理人员——给病人洗澡、换床单，以及为病人做其他工作的人——都没有染上霍乱。"虽然布里格姆引用的一些医生也提到了其他与霍乱病人密切接触但没有被感染的群体——士兵、哺乳期婴儿、医生、家庭成员和同屋病人，但医院护工是最常被提的。[14]

通过观察医院护理人员和洗涤工的健康状况了解疾病传播的途径，这种尝试在19世纪初很盛行，因为这时候医生们开始在世界各地工作，写下关于他们工作经历的报告。医生们还提到了传染病发源地的人们的种族和国籍，以及那些看来更容易感染疾病的人。阿马赖亚·布里格姆收集了来自各个殖民地的报告，以追踪1819年霍乱疫情从印度向东南亚和非洲蔓延的路径。他在描述毛里求斯岛奴隶群体中暴发的霍乱时，引用了医生查尔斯·泰菲尔(Charles Telfair)的文章，泰菲尔同时是一名驻扎在毛里求斯的英国官员和种植园主。布里格姆引述道："病人主要是莫桑比克族的黑人。这些黑人拥有卷发，文明程度很低。他们智商太低，学不会手艺，一般被雇为搬运工。"[15]布里格姆指出霍乱的原因是"不洁的空气、低矮潮湿的住所、拥挤肮脏的房屋和城市、饮食不洁、酗酒、恐惧等"。[16]通观布里格姆对霍乱的分析(他还追溯到北美和欧洲)，他主张，霍乱是由肮脏、拥挤的条件和"潮湿的环境"造成的。[17]事实证明，被奴役者的情况与生活在欧洲和北美洲的穷人的情况相类似。布里格姆的论文揭示，被奴役者充当了关键"病患"，以证明他关于疾病传播方式及传播原因的理论。医学权威不仅研究了欧洲和北美洲城市的疾病暴发情况，还研究了大英帝国各地区受奴役者的生活。

在霍尔罗伊德关于鼠疫与隔离的书中，有色人种在一些情况下被特别提到，作为支持其反传染理论的证据。在向亚历山大里亚海军医院首席外科医生托马斯·莱斯利·格雷森（Thomas Leslie Gregson）提出的一系列问题中，霍尔罗伊德问格雷森是否知道任何与鼠疫患者接触过但没有被感染的例子。格雷森回答说，据他所知，医院里有许多护理人员没有生病，也有几个人死于瘟疫，而他们的朋友来探望他们后没有被感染。然后，格雷森被问及是否知道医院工作人员感染了鼠疫但没有将其传染给病人的情况。"是的，"格雷森回答，"我们医院的一个护工感染了鼠疫。他是黑人。我们被关在隔离区，有一千多人。我们的其他三个护工也被感染了，最后一个感染者是在我们被关起来的第七天被发现的。这四个人的小屋连在一起，他们是同时被感染的。凡是见过阿拉伯小屋的人都能轻易想象到这种情况会发生，即使是伤寒症，情况也是如此。"这四人中有两人死亡，但医院里没有病人被感染。[18]

另一位作为霍尔罗伊德证据的深色皮肤的人也在亨利·阿博特（Henry Abbott）的问卷调查中被提到。阿博特是一位英国医生，也是托马斯·格雷森在亚历山大里亚的同事，阿博特提供了一个没有接触过其他任何鼠疫患者就得病的例子。阿博特报告说，1835年，他曾待在一艘被隔离了六个星期的炮艇上，最初这里没有鼠疫病例。第一个得鼠疫的人是"一个黑人"，一名来自纳布卢斯（Nablus）的囚犯，在雅法（Jaffa）被带上船。[19]另一位被霍尔罗伊德询问的医生——普鲁纳博士（Dr. Pruner）——认为，鼠疫有时可以通过触染来传播。普鲁纳博士解释了他关于1835年鼠疫如何在开罗传播的理论："1835年鼠疫首先是由马耳他医生奇廖（Ciglio）的兄弟传入的，奇廖传给他的另一个兄弟，由第二个兄弟传给一个黑人妇女，由她又传给一个希腊邻居等。"[20]

在这一时期，医学期刊和学术文章经常提及有色人种，但没有提到种族差异或种族劣势，而是将其作为标记来描绘疾病的传播情况。当时，美国南卡罗来纳州的医生亨利·迪克森（Henry Dickson）写了一篇关于病理学和治疗学的长篇论文。他在论文中突出强调了一个黑人病例，目的是证明登革热（dengue）——一种后来被确定为由蚊子传播的病毒导致的疾病——具有传染性。他引用了一位著名医生的工作成果，该医生声称"一个黑人"是该市第一个感染登革热的病人，他是从停泊在查尔斯顿（Charleston）的一艘古巴船的船长那里被感染的。迪克森还讨论了登革热从圣托马斯岛（St.Thomas）到圣克罗伊岛（St.Croix）传播的路径。他引用了斯特德曼医生（Dr. Stedman）的话，后者说第一个病人把疾病带到了岛上，并在家中传播，然后从一个家庭传播到另一个家庭，从一个庄园传播到另一个庄园，"正好与他们的相邻性或可能存在的交往成正比"。为了证明这一模式，斯特德曼指出，这种疾病已经从一个庄园的奴隶传染给另一个庄园的奴隶，两个庄园虽然相距数英里，但属于同一个主人——大概是因为这些奴隶从一个庄园搬到了另一个庄园。[21]虽然关注疾疫在奴隶中的传播可能含有种族差异的言外之意，但迪克森并没有提出这样的主张。[22]例如，在描述登革热的病理时，他说所有病人都有类似的"外感"，即广泛的皮疹。"所有阶层的人都会出现这种奇特的症状，而且都是一样的。不管是老人，还是年轻人，不管是体弱者，还是健壮者，不管是本地人，还是外地人，不管是黑人，还是白人，都经历了同样的痛苦。"[23]

医生们经常利用黑人和其他弱势群体来说明疾病传播的医学理论。

马里兰州的医生摩西·克纳普（Moses L. Knapp）在一项关于病理学和"流行病起源和规律"的研究中认为，不同人群或多或少适应了不同气候。他写道："如果把一位新奥尔良的黑人转移到加拿大，他在一两年内就会成为气候的受害者；在新奥尔良长期居住的加拿大人也是如此。"[24]与这一时期的许多作家不同，克纳普不是基于种族劣根性来进行论证的。[25]"新奥尔良的黑人"更多是作为一种形象来说明一种气候医学理论，而不是作为种族意识形态的论据。尽管如此，这个词组的使用仍表明，克纳普假定他的读者会把新奥尔良的黑人视为种族的化身。在该书出版时，新奥尔良正充当美国奴隶贸易的中心，拥有大量被奴役的黑人。克纳普塑造了"新奥尔良的黑人"而不只是一个被奴役者或黑人奴隶的形象，利用奴隶制的文化符号来说明他的气候理论。[26]

19世纪早期的医生通过观察穷人和殖民地人民来研究疾病的传播，他们的理论建立在前人关于运奴船、监狱和医院等拥挤环境具有危险性的理论基础之上。虽然与前人观点相似，但他们通过创造新的流行病学方法得出了自己的结论。让我们回到阿瑟·霍尔罗伊德身上，他反对隔离，理由是瘟疫不会传染。霍尔罗伊德得出这一结论，是因为他对埃及和马耳他的英国医院和检疫中心工作的医生和管理人员进行了问卷调查，问题涉及卫生条件、潜伏期和传染等方方面面。[26]

霍尔罗伊德向驻扎在亚历山大里亚的英国医生托马斯·格雷森提出了一些问题，后者报告说医院的医护人员没有感染鼠疫。当被问及是否观察到"通过传染而传播的疾病"时，格雷森说，他没有看到任何病例，事实上，"在调查中发现许多报道都是假的"。[27]格雷森使用"调查"一词表明，19世纪医学正朝着更科学的方法转变。医生开始把自己

帝国瘤疾：殖民主义、奴隶制和战争如何改变医学

看作仔细探究物理和自然世界的调查者，把查明病因并了解传播路径视为己任。[28]格雷森干劲儿十足，甚至开始研究动物身上暴发的疾病。当地帕夏(pasha)①召他过去检查一种疾病，该疾病导致帕夏的一百多头牛死亡。格雷森对动物进行了检查，发现了坏疽和淋巴结肿大，于是宣布它们死于瘟疫，并建议"深埋它们"。[29]在收集鼠疫如何传播的信息时，霍尔罗伊德还询问殖民地医生是否知道"通过性交"传播疾病的病例。普卢纳、格雷森和阿博特都回答说没有，后两位提到他们所了解的一位鼠疫死亡病例没有传染给性伴侣。霍尔罗伊德引用了另一个病例，这是马耳他检疫站的上尉所说的：一个男人与他的妻子"发生了关系"，尽管这是在他妻子死前不久发生的，但他并没有感染鼠疫。[30]

　　这种问卷形式使格雷森和其他医生能够记录他们的见解、观察和分析。在这些叙事空间里，医生们遵循了公认的模式，即通过观察弱势群体来追踪流行病的传播。在格雷森报告的案例中，在他的医院里有位"黑"仆感染了鼠疫，他认为这不是传染引起的，而是由仆人的恶劣生活条件导致的。另外三个仆人也在同一时间被感染了，"这四个人住在一起"。[31]格雷森说，任何见过阿拉伯小屋的人"都很容易想象出这种情况"，这句话说明医生对中东的形象是多么熟悉，这些地方是多么容易浮现在他们的集体想象中。[32]在评论格雷森的观察结论时，霍尔罗伊德总结道："埃及从来没有完全摆脱鼠疫，部分是由于气候，部分是由于当地人民的身体状况……但主要是因为阿拉伯村庄由小而紧密、封闭并挤在一起的小屋构成，它们总是疾病的温床，无论这些疾病是零星

---

　　① 帕夏是奥斯曼帝国政治和军事系统中的一个高级头衔，通常授予总督、将军、要人等。——译者注

的还是流行的。"[33]根据普卢纳医生对霍尔罗伊德问卷的回复，开罗疫情结束后，当地政府清理了主要街道，并禁止在镇上埋葬尸体，但他们没有"注意房屋的通风……向穷人分发食物（或）清洁穷人的房子"。[34]埃及的殖民主义让格雷森和其他欧洲医生目睹并描述了他们认为有可能助长鼠疫传播的条件。

作为结语的一部分，霍尔罗伊德指责亚历山大里亚卫生委员会效率低下："因为它从未收集过有关鼠疫的证据，以查明如何通过改善当地环境和人们的身体素质来减少或根除这种疾病。"[35]值得注意的是，霍尔罗伊德并没有采用种族主义的论点，即将疾病的传播归罪于阿拉伯人，而是将责任归咎到那些有权力的人。他也没有提出气候方面的论点。相反，他指出，城市政策的失败和糟糕的住房结构才是瘟疫产生的根源。阿拉伯棚屋中穷人的生活条件彰显了这一主张的正确性。霍尔罗伊德和其他人反对传染理论，他们认为鼠疫是由不卫生的环境和拥挤的空间造成的。

在国外的经历促使一些医生对医学教条提出质疑。[36]由于殖民主义，像格雷森这样的医生更有能力调查社会条件和健康之间的联系。霍尔罗伊德关于检疫的论文借鉴了驻扎在印度和大英帝国其他地区的医生所积累的医学文献，这些文献数量越来越多，主要关注物理和社会环境，包括气候、肮脏和过度拥挤的条件，把它们视为疾病的起因。[37]霍尔罗伊德将他的调查重点放在殖民地医生和行政人员所发现的社区卫生问题上，而不是放在个体上，他就像一位公共卫生调查员那样工作。

霍尔罗伊德的主要目标是提出一个令人信服的论点来反对检疫管制，证明鼠疫不是通过接触传染的，因为越来越多的医生开始认为检疫

帝国瘤疾：殖民主义、奴隶制和战争如何改变医学

管制是无效的。我们已经看到他提出的证据，即这种疾病没有传染给马耳他的洗衣女工或埃及的医院护理人员。为了进一步说明这一主张，他把视线转向了一年一度从麦加朝觐归来的穆斯林朝圣者。从麦加乘船返回地中海各港口的朝圣者被隔离在马耳他的检疫站长达数周。霍尔罗伊德引用了检疫站负责人博纳维亚（Bonavia）上尉的话，后者描述了1837年2月一艘满载朝圣者的船在马耳他停靠时发生的事情。这艘船从黎巴嫩的的黎波里出发，船上有21名穆斯林乘客和11名船员。因为当时的黎波里正暴发一场鼠疫，这艘船被隔离在港口。两名朝圣者在抵达马耳他后发病，其中一人死在船上，另一人和两名健康的同伴一起被护送到检疫站，不久后他就去世了。其余的朝圣者随后下船，被隔离了41天，而船员继续留在船上。一名船员在朝圣者下船10天后死于鼠疫，剩下的船员随后被带下船，又被隔离了两周。剩下的朝圣者和船员都没有生病。[38]

霍尔罗伊德从这份报告中得出结论，鼠疫不可能是通过接触传染的，因为尽管他们住得很近，但鼠疫并没有从鼠疫患者那里传染给其他人。这名船员不可能从这两名患病的朝圣者那里感染鼠疫，因为他是在与他们接触10天后才生病的。霍尔罗伊德写道，对于船员被感染的原因，一个更合理的结论是，"这艘船没有得到适当的通风"，"不纯净的空气仍然存在"。船员们受挫后重整旗鼓，当他们返回后，一直都很健康。"肯定是由于清除了受污染的空气，净化了船身，才阻止了瘟疫的蔓延。"[39]

霍尔罗伊德认为，如果暴露在清新的空气中，被鼠疫污染的人和物品都可以被"净化"。在回答霍尔罗伊德的问题时，博纳维亚上尉说，处理行李或货物的看守人都没有感染鼠疫。这其中包括处理棉织品的人，但疫船上的所有棉织品"在他们处理之前都暴露在空气中，处于通风条件下"。[40]

从博纳维亚上尉那里，霍尔罗伊德还获得了关于在马耳他被隔离的"乘客、军队和朝圣者"的人数等数据。据博纳维亚说，在1832年到1837年间，大约有10 000名乘客、3 000名士兵和2 000名朝圣者被安置在检疫站。据检疫站职员乔瓦尼·加辛报告，在1810年至1832年间，每年平均有800人至1 000人在此被隔离。根据博纳维亚和加辛的说法，检疫站没有人在隔离期间感染过鼠疫（除非来自被感染的船只）。[41]

检疫站官员记录了安置在马耳他隔离设施中的人数，这是保存记录的一个例证，而这种记录逐渐成为流行病学的一个重要元素。这项简单的记录工作，即统计设施内的人数，为了解鼠疫的传播路径提供了经验证据。特别是对穆斯林朝圣者的统计，反映了一种更大规模的统计模式，即医生们依靠整个帝国的人口来思考医学难题。英国人和俄国人所记录的朝圣者每年的迁徙，常常引起人们对疾病从一个地方传播到另一个地方的担忧。[42]他们的宗教之旅反而为那些研究流行病的人提供了信息。然而，霍尔罗伊德对朝圣者的讨论，就像他对马耳他洗衣女工和特文宁对印度医院员工的讨论一样，所关注的不是他们的个人健康状况，而是他们的经历能够为传染病理论提供何种证据。霍尔罗伊德、特文宁和其他反传染论者正试图让人们对疾病的传播形成一个更理性的理解，这削弱了传染论的可信性。

事后看来，可以说，霍尔罗伊德认为鼠疫不会传染的观点既对又错。虽然跳蚤而非人类是传播鼠疫的主要原因，但鼠疫可以通过空气在人与人之间以肺炎形式传播。霍尔罗伊德对于疾病传播理论的贡献不在于其论点的准确性，而在于他所使用的方法。

霍尔罗伊德谴责埃及官员没有收集关于鼠疫的证据。他认为，如果医生们记录下他们的观察结果，那么市政官员就能更好地应对这种流行病："当然，那些多次见过鼠疫暴发的医务人员应该被召集起来，提供他们所掌握的关于这一疾病的所有信息，以期尽可能地减少现行的压迫性和暴虐性法律。"英国驻亚历山大里亚领事罗伯特·瑟伯恩（Robert Thurburn）在回复霍尔罗伊德的问卷时说道："据我所知，收集有关鼠疫的证据从来都不是卫生委员会的工作目标之一。"[43] 同样，博纳维亚上尉报告道，马耳他卫生委员会没有从"医务人员"那里收集有关鼠疫潜伏期和其他事实的证据。他说道，委员会"按照这里自古以来制定和遵守的一般条例行事，不参考其他医学证据，除了当地医生在必要时提供的证据"。[44]

霍尔罗伊德专注于利用"证据"来确定检疫法规，这反映出医生作为调查人员的作用越来越大。他的报告包括问卷调查和对埃及、马耳他和希腊官员的访谈，他强调，在疫区一线工作的医生和其他人员最适合提供修订检疫条例所需的证据。通过询问现场的医生和其他人，从一个大的区域收集证据，并分析病例，霍尔罗伊德能够就助长鼠疫传播的因素得出结论，并提出预防措施。

霍尔罗伊德报告的价值在于它揭示了在大英帝国传染病研究方法的历史中一个被忽视的方面。霍尔罗伊德的工作遵循了19世纪30年代至60年代英国医生的一个既定模式。许多人被派往帝国各地，为殖民地的军队和其他人提供医疗服务，当他们在不熟悉的环境中应对医疗危机时，他们便成为调查员。在此期间，英国本土和其他地方围绕检疫法展开的辩论进一步激励他们记录健康状况、收集证据和撰写报告。在撰写这些报告的过程中，英国医生往往能观察到疾病在整个帝国人口中的传播，比如马耳他的洗衣女工、印度医院的护理人员、阿拉伯村庄的居民和穆斯林朝圣者。他们的努力反过来又促进了后来成为现代流行病学标准的方法的发展。

＊　＊　＊

1846 年，苏格兰医生加文·米尔罗伊（Gavin Milroy）出版了一本关于鼠疫和检疫的小册子。米尔罗伊曾在地中海和西印度群岛担任医务官，1850 年成为伦敦流行病学协会的创始成员之一。这本书包括法国医生委员会向法国皇家医学院（Académie Royale de Médecine）提交的一份长篇报告的摘要。在摘要之前，米尔罗伊进行了简要介绍。[45]

和霍尔罗伊德一样，米尔罗伊也认为检疫条例是建立在过时的传染论理念基础之上的，是时候对其进行全面改革了："（检疫条例）体现了愚蠢而荒谬的原则，强加无理且压迫性的限制，几乎必然导致不幸和痛苦，经常导致死亡率大幅上升，所有这些，无疑是进行严格调查的充分理由，而这也是人民普遍要求的。"[46]像米尔罗伊这样的反传染论者需要提供证据，证明鼠疫不是简单地通过人类接触传播的。每年有成千上万的穆斯林朝圣者往返于麦加，他们的流动无意间提供了一个理想的研究案例。

米尔罗伊收录的法国报告摘要引用了法国医生路易·奥贝尔-罗什

（Louis Aubert-Roche）的一篇文章，后者在亚历山大里亚工作了数年。奥贝尔-罗什指出，每年都有来自"摩洛哥、达尔富尔、埃及、君士坦丁堡、波斯、小亚细亚和叙利亚的穆斯林朝圣者聚集在吉达（Djeddah）、麦地那，然后是中心点麦加。他们带着商品而来，因为朝圣也是一次集市"。尽管来自不同地方的人们聚集在一起，携带着许多物品，但"自远古以来，阿拉伯地区从未出现过鼠疫"，即使是在 1825 年和 1835 年鼠疫在下埃及暴发时也是如此。[47]就像霍尔罗伊德的研究一样，这份报告避免了完全依靠宗教、种族或民族身份来解释疾病传播的论点（尽管它确实提到了"黑人具有感染瘟疫的特殊倾向"），这与当时许多人所相信的不同。[48]朝圣者的例子，以及其他一些例子，都证明了如下结论：瘟疫既不是通过直接接触，也不是通过物质传播。

在报告的引言中，米尔罗伊讨论了"感染性疾病"（infectious diseases）①和"触染性疾病"（contagious diseases）的区别。他写道，"触染性"（contagious）一词应该用于梅毒、癣和狂犬病等疾病，这些疾病只有在人们直接接触"病人的患病部位或从其身上取下的物质"时才会传播。这类疾病"不会污染空气"。相比之下，米尔罗伊对"感染性"（infectious）的定义是指通过"特定的恶臭或瘴气"传播的疾病，这些恶臭或瘴气从病人体内散发出来，然后进入另一个人的肺部或胃部。"感染性疾病"包括百日咳、猩红热等"通过空气传播"的疾病。米尔罗伊还确定了第三类疾病，包括麻疹和天花，他称之为"触染-感染性的"（contagio-infectious）——这些疾病可通过触染和感染两种方式传播。[49]

---

① 在本书其他大部分地方，通译为"传染病"。——译者注

通过收集地中海周边疾病暴发的报告，米尔罗伊和其他英国、法国的医生确定了触染性疾病和感染性疾病之间的区别。他们的工作最终促成了政策制定者修改检疫法的决定。在讨论传染病的本质时，米尔罗伊补充了一个观点，他认为，这个问题被大多数医学研究者所忽视："每当一些人，即使是在健康状态下，被关在一个狭窄的通风不良的空间里，空气逐渐被他们身体散发的臭气污染……发烧几乎不可避免地会出现。"他举了一个众所周知的例子，即近一个世纪前死在加尔各答的英国战俘，然后补充道："我们每天都能看到同样的事情发生在运送军队和奴隶的船上、看守所里、拥挤的教养所里，诸如此类，不一而足。"[50]

这一简单的陈述提炼了众多军事和医疗报告中的细节。对于米尔罗伊和他的读者来说，运奴船和监狱都为研究疾病暴发的原因提供了证据。像 18 世纪的前辈一样，他也利用整个大英帝国的人民的报告来阐述自己的观点。

* * *

在有关传染病和检疫法的所有档案记录中，医生似乎是主要记录对象，但在促使医疗当局重新思考关于传染病的传统信念方面，无名洗衣女工、运奴船、印度医院护理人员和穆斯林朝圣者的出现起了关键作用。人们在阅读冗长的论文时，很容易忽略其中提到的这些人，他们的作用也被历史学家所忽略。军事官僚机构对于调研工具的研发至关重要——采访当地医疗和行政官员，在广泛的地理范围内收集报告，建立监测模式，创造观测甚至绘制疾病传播地图的方法，所有这些后来都变成标准的流行病学惯例。

　　　　　　帝国痼疾：殖民主义、奴隶制和战争如何改变医学

医学家们利用这些例子为他们的论点提供生动的例证。因为这些被提及的人几乎没有社会资本或经济影响力，所以很容易被遗忘。随着时间的流逝，他们迅速从书页上消失了，几乎像出现时一样快。他们在很大程度上也从科学辩论中消失了，虽然后来的辩论往往以他们的存在为前提或对其提出质疑。后来那些试图消除传染论或认为检疫辩论复杂且神秘的人，会忘记那些为这些辩论提供信息的人。

虽然驻扎在世界各地的许多医生依靠帝国各地的人员流动和健康状况来完善有关传染的理论，但对这些人的研究也促进了流行病学实践的发展。我们将在下一章看到，1844 年在佛得角的被奴役和被殖民群体中暴发的一场流行病，引发了一场关于隔离、传染病传播以及（最重要的）确保社区公共卫生所需方法的全球大讨论。洗衣女工再次成为历史事件的主角。虽然到目前为止，这类声音大多是微弱或混乱的，但至少在佛得角，被奴役者和被殖民者的声音、洗衣女工和士兵的声音，显得更加清晰。他们的证词标志着一个转折点，即被奴役人民如何促成流行病学方法的出现。

注释

[1] 关于马耳他的检疫工作，参阅 Alexander Chase-Levenson, "Early Nineteenth-Century Mediterranean Quarantine as a European System", in *Quarantine: Local and Global Histories*, ed. Alison Bashford（London: Palgrave, 2016）, 35—53; Alex Chase-Levenson, *The Yellow Flag: Quarantine and the British Mediterranean World, 1780—1860*（Cam-

bridge：Cambridge University Press，2020）。

［2］关于洗衣女工的技术，参阅 Kathleen M. Brown, *Foul Bodies：Cleanliness in Early American Society*（New Haven，CT：Yale University Press，2009），30—32。

［3］Arthur Todd Holroyd, *The Quarantine Laws，Their Abuses and Inconsistencies：A Letter Addressed to the Rt. Hon. Sir John Cam Hobhouse ...*（London：Simpkin，Marshall & Co.，1839），50. 《柳叶刀》杂志在评论霍尔罗伊德的书时引用了关于洗衣女工的这段话，参阅 Review of *The Quarantine Laws*，by Arthur T. Holroyd, *Lancet* 31，no. 805（Feb. 2，1839）：702。

［4］我在本章中的分析借鉴了黑人女权主义理论实践者的观点，他们从文学和档案中恢复了黑人女性的主体性。可参阅 Hazel V. Carby, *Reconstructing Womanhood：The Emergence of the Afro-American Woman Novelist*（New York：Oxford University Press，1987）；Toni Morrison, *Playing in the Dark：Whiteness and the Literary Imagination*（Cambridge，MA：Harvard University Press，1992）；Valerie Smith, *Not Just Race，Not Just Gender：Black Feminist Readings*（New York：Routledge，1998）；Farah Jasmine Griffin, ed., *Beloved Sisters and Loving Friends：Letters from Rebecca Primus of Royal Oak，Maryland and Addie Brown of Hartford，Connecticut，1854—1868*（New York：Knopf，1999）；Saidiya Hartman，"Venus in Two Acts"，*Small Axe* 12，no. 2（2008）：1—14；Marisa J. Fuentes, *Dispossessed Lives：Enslaved Women，Violence，and the Archive*（Philadelphia：University of Pennsylvania Press，2016）。

［5］关于欧洲应对检疫的全面研究，参阅 Peter Baldwin, *Contagion and the State in Europe，1830—1930*（Cambridge：Cambridge University Press，1999）。关于大都市以外地区检疫的文献越来越多，可参阅 Alison Bashford, *Imperial Hygiene：A Critical History of Colonialism，Nationalism and Public Health*（New York：Palgrave Macmillan，2004）；John Chircop and Francisco Javier Martinez, eds., *Mediterranean*

帝国瘤疾：殖民主义、奴隶制和战争如何改变医学

Quarantines, *1750—1914* (Manchester: Manchester University Press, 2018)。

[6] 参阅 Amariah Brigham, *Treatise on Epidemic Cholera*: *Including an Historical Account of Its Origin and Progress*, ... (Hartford: H. and F. J. Huntington, 1832), 350; Gavin Milroy, *Quarantine and the Plague*: *Being a Summary of the Report on These Subjects Recently Addressed to the Royal Academy of Medicine in France*: *with Introductory Observations*, *Extracts from Parliamentary Correspondence*, *and Notes* (London: Samuel Highley, 1846); Gavin Milroy, *Quarantine as It Is*, *and as It Ought to Be* (London: Savill & Edwards, 1859)。关于隔离检疫的争论史，参阅 Mark Harrison, *Contagion*: *How Commerce Spread Disease* (New Haven, CT: Yale University Press, 2012)。

[7] 历史学家指出，医学专业人员并没有明确划分为传染论者或反传染论者，事实上，他们对流行病原因的思考要细致得多。参阅 Margaret Pelling, *Cholera*, *Fever and English Medicine* (New York: Oxford University Press, 1978); Christopher Hamlin, "Predisposing Causes and Public Health in Early Nineteenth Century Medical Thought", *Social History of Medicine* 5, no. 1(1992), 43—70。

[8] G. C. Cook, "William Twining(1790—1835): The First Accurate Clinical Description of 'Tropical Sprue' and Kala-Azar?" *Journal of Medical Biography* 9, no. 3(August 2001):125—131.

[9] William Twining, *Clinical Illustrations of the More Important Diseases of Bengal*, *with the Result of an Inquiry into Their Pathology and Treatment* (Calcutta: Baptist Mission Press, 1832). 关于霍乱传播史的更多信息，参阅 Christopher Hamlin, *Cholera*: *The Biography* (New York: Oxford University Press, 2009)。

[10] Twining, *Clinical Illustrations of the More Important Diseases of Bengal*, 535—536.

[11] Twining, *Clinical Illustrations of the More Important Diseases of Bengal*, 536—538.

[12] 关于反传染论的总体回顾，参阅 Erwin H. Ackerknecht，"Anticonta-gionism between 1821 and 1867：The Fielding H. Garrison Lecture"，*International Journal of Epidemiology* 38，no. 1(2009)：7—21；Christopher Hamlin，"Commentary：Ackerknecht and 'Anticontagionism'：A Tale of Two Dichotomies"，*International Journal of Epidemiology* 38，no. 1(2009)：22—27。

[13] Brigham，*A Treatise on Epidemic Cholera*，295—331.

[14] Brigham，*A Treatise on Epidemic Cholera*，301，306，322—328；引用部分出自第324、323页。

[15] Brigham，*A Treatise on Epidemic Cholera*，36；Charles Telfair，"Account of the Epidemic Cholera，as It Occurred at Mauritius：Communicated to Dr Macdonnel，Belfast"，*Edinburgh Medical and Surgical Journal* 17，no. 69(1821)：517—518. 关于毛里求斯奴隶因1819年霍乱疫情而人口减少的问题，参阅 Sadasivam Jaganada Reddi and Sheetal Sheena Sookrajowa，"Slavery，Health，and Epidemics in Mauritius 1721—1860"，in *The Palgrave Handbook of Ethnicity*，ed. Steven Ratuva(Singapore：Springer Nature Singapore，2019)，1749—1765。

[16] Brigham，*A Treatise on Epidemic Cholera*，331.

[17] Brigham，*A Treatise on Epidemic Cholera*，317—320.

[18] Holroyd，*The Quarantine Laws*，16，18—19，36—37.

[19] Holroyd，*The Quarantine Laws*，22. 亨利·阿博特还是一位埃及文物收藏家，他曾在纽约展示过这些文物，参阅"Egypt on Broadway"，*New-York Historical Society blog post*，http：//blog. nyhistory. org/egypt-on-broadway/。

[20] Holroyd，*The Quarantine Laws*，25.

[21] Samuel Henry Dickson，*Essays on Pathology and Therapeutics*，2 vols. (Charleston：McCarter & Allen，1845)，2：618—619.

[22] 这并不是说迪克森没有提出关于种族差异的主张。例如，他声称天花的治疗应包括温水浴，这是"管理黑人和下层白人的最早措施之一"，伤寒的"玫瑰色斑点"在"黑人"身上看不到，参阅 Dickson，

Essays on Pathology and Therapeutics，2：533，547。在讨论不同种族的
一般情况时，迪克森声称黑人和白人对某些疾病的易感性不同，但原
因不明(vol. 1：26—27)。

[23] Dickson，*Essays on Pathology and Therapeutics*，2：607—608.

[24] M. L. Knapp，*Researches on Primary Pathology*，*and the Origin and
Laws of Epidemics*，2 vols. (Philadelphia：The Author，1858)，1：229.
1829 年 6 月 1 日，克纳普被马里兰医学和外科学院录取，参阅 *Mary-
land Medical Recorder* 1，no. 1(1829)，769。

[25] 参阅 Rana A. Hogarth，*Medicalizing Blackness：Making Racial Differ-
ence in the Atlantic World*，*1780—1840* (Chapel Hill：University of
North Carolina Press，2017)。

[26] 关于奴隶制在新奥尔良的兴起和美国国内奴隶贸易，参阅 Walter
Johnson，*Soul by Soul：Life inside the Antebellum Slave Market* (Cam-
bridge，MA：Harvard University Press，2000)。关于环境导致流行病
的理论，请参见 Mark Harrison，*Medicine in an Age of Commerce and
Empire：Britain and Its Tropical Colonies 1660—1830* (New York：Ox-
ford University Press，2010)。

[27] Holroyd，*The Quarantine Laws*，16.

[28] 关于医学从经验主义向更科学的学科的转变，参阅 F. Bynum，*Science
and the Practice of Medicine in the Nineteenth Century* (Cambridge：
Cambridge University Press，1994)；Mark Weatherall，"Making Med-
icine Scientific：Empiricism，Rationality，and Quackery in Mid-Victo-
rian Britain"，*Social History of Medicine* 9，no. 2(1996)：175—194；
Harold J. Cook，"The History of Medicine and the Scientific Revolution"
Isis 102，no. 1(2011)：102—108。

[29] Holroyd，*The Quarantine Laws*，17—18.

[30] Holroyd，*The Quarantine Laws*，18，23，27，36.

[31] Holroyd，*The Quarantine Laws*，18.

[32] 阿拉伯村庄代表了理论家爱德华·萨义德(Edward Said)所说的"东方
主义"的一个范例，"东方主义"是指欧洲人在描述中东时所使用的体

系化的、自认为高人一等的语言。正是因为这种宣传，许多读者对阿拉伯小屋的形象并不陌生。Edward Said, *Orientalism*（New York：Vintage，1979）.

[33] Holroyd, *The Quarantine Laws*, 31.

[34] Holroyd, *The Quarantine Laws*, 27.

[35] Holroyd, *The Quarantine Laws*, 29.

[36] Harrison, *Medicine in an Age of Commerce and Empire*, 71, 75—76. 从 1719 年出版的《鲁滨逊漂流记》到 1882 年出版的《金银岛》，以大英帝国范围内的探险故事为题材的英语小说畅销不衰。军医可能就是在这种背景下理解他们在国外的生活的。英国殖民官员在收集植物、动物和其他自然史物品并将其分类时，也充当了探险调查员的角色。参阅 Miranda Carter, "British Readers and Writers Need to Embrace Their Colonial Past", *Guardian*, January 23, 2014；Mary Louise Pratt, *Imperial Eyes：Travel Writing and Transculturalism*（New York：Routledge，2007）。

[37] Harrison, *Medicine in an Age of Commerce and Empire*, chap. 3.

[38] Holroyd, *The Quarantine Laws*, 52—53.

[39] Holroyd, *The Quarantine Laws*, 53—54.

[40] Holroyd, *The Quarantine Laws*, 41—42.

[41] Holroyd, *The Quarantine Laws*, 41, 43, 51. 参阅 Chase-Levenson, *The Yellow Flag*, 99—104。

[42] John Slight, *The British Empire and the Hajj：1865—1956*（Cambridge, MA：Harvard University Press，2015）；Eileen Kane, *Russian Hajj：Empire and the Pilgrimage to Mecca*（Ithaca, NY：Cornell University Press，2015）.

[43] Holroyd, *The Quarantine Laws*, 14, 29.

[44] Holroyd, *The Quarantine Laws*, 39.

[45] Milroy, *Quarantine and the Plague*.

[46] Milroy, *Quarantine and the Plague*, 5.

[47] Milroy, *Quarantine and the Plague*, 40—41.

[48] Milroy, *Quarantine and the Plague*, 32. 比尔森·布尔穆什（Birsen Bulmuş）声称，米尔罗伊和撰写检疫报告的法国医生确实利用种族差异来解释鼠疫死亡率的不同，但如我所示，他们的解释侧重于卫生因素，而不是关于种族优劣的假设。布尔穆什还声称，米尔罗伊和其他欧洲医生用恶劣的卫生条件来为殖民统治辩护，但这些医生及其同时代的政治家并不需要医学论据来为殖民主义辩护——他们用野蛮暴力、政治意愿和精英主义来为他们的运动推波助澜。艾莉森·巴什福德（Alison Bashford）提供了一种令人信服的方式来解释殖民地医生与被征服人民之间的关系，她研究了1850年至1950年间的许多病例，尤其是与传染病和殖民主义相关的，这些病例可被视为将未感染者和受感染者区分开来的范例。参阅 Bulmuş, *Plague*, *Quarantines and Geopolitics in the Ottoman Empire*（Edinburgh：Edinburgh University Press，2012），131—140；Bashford, *Imperial Hygiene*。

[49] Milroy, *Quarantine and the Plague*, 6—9.

[50] Milroy, *Quarantine and the Plague*, 8.

第三章 流行病学的声音:追踪佛得角热病

　　1845 年末,一场流行病在博阿维斯塔暴发。博阿维斯塔是佛得角群岛的一个岛屿,位于西非海岸附近。岛上的奴隶和自由人,岛屿的统治者葡萄牙人,以及英国人——英国人的"埃克莱尔"(*Eclair*)号从非洲返回英国途中曾在此停靠——都在争论这场流行病的起因。英国政府派遣"埃克莱尔"号在西非海岸巡逻,寻找非法奴隶贸易的迹象。尽管 1833 年整个大英帝国已经废除了奴隶制,但购买非洲人并将其运到美洲的做法一直持续到 19 世纪 40 年代,甚至更久。[1]

　　在返航的"埃克莱尔"号抵达博阿维斯塔之前,这座岛没有任何疾病的迹象。然而,在"埃克莱尔"号离开后,几个人开始出现一系列症状。他们的眼睛因为照进房间的明亮阳光而感到刺痛。他们肌肉疼痛,但不是因为他们从事典型的体力劳动——搬运衣物、收割庄稼、搬运煤包或在军事要塞站岗。走路,甚至直立,都是费力的。他们没有胃口,连食物的味道都让他们恶心。他们逐渐开始发烧、头痛、身体抽搐。有些人甚至变得神志不清。他们的家人注意到残留在他们嘴唇上呕吐物的特殊颜色——黑色。

　　一些人症状加剧,不到一周就死亡了。还有一些人康复了,不知道

　　　　　帝国痼疾:殖民主义、奴隶制和战争如何改变医学

是什么祈祷在他们身上起了作用或是哪种治疗方法——放血、灌肠、清洗、奎宁、发汗药或止痉挛药——治愈了他们。[2]慢慢地,这种神秘的疾病开始在岛上蔓延开来。很快,许多居民都有家庭成员或认识的人死于这种疾病。据佛得角的英国和葡萄牙官员估计,博阿维斯塔的 4 395 名居民中有 311 人死亡。多达三分之二的人口被感染。[3]

当疫情首次在博阿维斯塔暴发时,没有公共卫生机构收集有关热病起源地和传播方式的信息。取而代之的是谣言——居民们开始用碎片拼凑故事:一艘英国船上有十几个生病的水手;一个洗衣妇的女儿不停地吐出黑色呕吐物,遭受一番折磨后死亡;一名黑人士兵在帮助搬运两具尸体落葬后染上了热病。

＊　　＊　　＊

"埃克莱尔"号于 1844 年 11 月离开英格兰,1845 年 1 月到达西非。[4]在几个月的时间里,这艘船在海岸边来回巡行,部署小船在河流中巡逻,寻找非法奴隶贸易的踪迹。这次任务没有成功,这意味着船员们没有奖金。有些人有时睡在船上,有时睡在岸上;其中几个人得了腹泻,另一些人发烧,还有一些人死亡,但这最初并没有惊动主治医生。一般来说,海军医生和公众都意识到,许多船员在远洋航行到未知之地后会生病和死亡。大多数船只上只有一半的船员有望活下来。

这艘船在 7 月前往塞拉利昂。在这个雨季,船员们被安排清理另一艘英国船——"阿尔伯特"(*Albert*)号,这艘船参加了灾难性的 1841 年至 1842 年的尼日尔远征。一些意志消沉的船员上岸休假了,一小撮人逃跑了。"埃克莱尔"号最终于 7 月底离开塞拉利昂。然后,热病暴发,来势汹汹。许多人生病，尤其是那些在岸上的人，七人死亡。他们被诊断为感染"弛张热"（remittent fever），这是热带气候下的一种常见病。

现在"埃克莱尔"号上暴发热病，这艘蒸汽船在塞内加尔的国际奴隶贸易中心戈雷岛装载了一些煤炭，但法国当局拒绝让它靠岸。随后，"埃克莱尔"号驶往佛得角群岛。

1845 年 8 月 21 日，当"埃克莱尔"号抵达博阿维斯塔时，船长通知葡萄牙殖民当局，他的船上暴发了热病，他担心会被隔离。一位住在当地的英国外科医生肯尼（Dr. Kenny）登船检查。肯尼的诊断为"普通海岸热"，一般认为这种病不会传染，葡萄牙当局同意让这艘船靠岸。船员最初被留在船上，但随着越来越多的人生病，他们被转移到港口附近小岛上一个破败的堡垒，在那里，健康的船员和生病的船员被分开安置。军官们被安顿在主城镇萨尔雷港（Porto Sal Rey），一些水手被允许请假进城。几十名当地劳工清洁并用石灰水清洗了这艘船，为其装满了煤炭和水。英国领事收了十几袋军官们的脏衣物，分配给了当地的 17 个洗衣女工。

与此同时，这种热病继续在"埃克莱尔"号船员中传播。又出现了近 60 个病例，包括助理外科医生在内的 20 多人死亡。船长本人也病倒了。1845 年 9 月 13 日，这艘船在博阿维斯塔停靠三周后，决定返回英国。船员们，无论是生病的还是健康的，都离开了堡垒，重新登上船，"埃克莱尔"号经马德拉岛前往英国。在返航途中，船长和另外 12 名船员死亡。

"埃克莱尔"号于 1845 年 9 月 28 日抵达英国，随后，这艘船被隔离了一段时间，在此期间船上发生了更多的死亡。关于施行的隔离，人们展开了激烈的争论。媒体、医学专家和海军当局，基于隔离的商业影响、疾病的传染性、对受困船员的责任等意见，就应该采取什么措施展开了争论。最后，幸存的船员——只有约一年前始航人数的三分之一——被允许下船。[5]

与此同时，在博阿维斯塔，一场热病正席卷全岛。当地人认为这是"埃克莱尔"号带来的，并要求英国赔偿，但葡萄牙政府不愿损害与盟友的关系，并拒绝追究责任。英国决定无论如何都要进行调查，以消除任何可能导致对英国船只进行更严格检疫的怀疑。[6]海军医务处（Naval Medical Service）主任威廉·伯内特爵士（Sir William Burnett）任命海军外科医生詹姆斯·奥米斯顿·麦克威廉（James Ormiston McWilliam）负责这次调查。麦克威廉将前往佛得角，调查疫情的各个方面。

为了准备报告，麦克威廉在博阿维斯塔采访了一百多人。他们几乎都是有色人种，包括十来名奴隶。当时，佛得角群岛的人口主要是非裔葡萄牙人，他们是非洲奴隶和葡萄牙殖民者的后代。根据麦克威廉的记录，博阿维斯塔的人口包括434名奴隶、3 875名自由的当地人、84名欧洲人和2名美国人。[7]麦克威廉记录的证据是19世纪非裔人民详细描述流行病在大西洋世界的冲击的最广泛的现存记录。[8]那些病患讲述了他们发病的时间以及跟他们接触过的人，并描述了他们的症状。其他人则详细讲述了他们的邻居和亲戚的经历。

麦克威廉的报告揭示了奴隶制和帝国主义促进流行病学实践的过程。博阿维斯塔的人民为知识生产做出了贡献。他们不仅提供了帮助麦克威廉了解疾病起源和进展的证词，而且参与了研究，从而有助于巩固访谈作为流行病学基本分析方法的地位。

＊　＊　＊

之所以派詹姆斯·麦克威廉到佛得角调查，是因为他有在非洲研究疾病的经验。麦克威廉在苏格兰出生并长大，在爱丁堡外科医学院（Edinburgh College of Surgeons）学习医学，并进入英国皇家海军服役多年，其间在一艘于非洲西海岸巡逻的军舰上担任外科医生。1840 年回到爱丁堡并取得医学学位后，他被任命为"阿尔伯特"号的外科医生，这是受英国政府委派参加尼日尔远征的三艘蒸汽船之一。这次远征既是一次传教活动，也是一场商业冒险，目的是与当地首领达成贸易协议，在尼日尔河沿岸内陆深处建立一个示范农场，从而挫败非法奴隶贸易。在沿河而上航行了几个星期后，所有船上都暴发了热病，于是他们决定返回英国。由于许多军官和船员死亡或生病，麦克威廉不得不亲自驾驶这艘船航行一段时间。他最终也病倒了，但发烧几周后痊愈。据麦克威廉描述，在远征队的 145 名白人中，有 130 人感染热病，42 人死亡。在 158 名黑人中，有 11 人生病，但是无人死亡。[9]

像同时代的许多英国军医一样，麦克威廉在履行医疗职责的同时，也从事科学研究。回国后，他出版了一本书，题为《1841—1842 年尼日尔远征队医学史，包括对导致远征突然终止的热病的说明》（*Medical History of the Expedition to the Niger during the Years 1841—1842，Comprising an Account of the Fever Which Led to Its Abrupt Termination*），在这本书里，他诉说了他对这次航程的描述和对热病的观察。麦克威廉对尼日尔远征队的研究为他后来调查佛得角热病提供了重要的背景。他发展了流行病学方法，并在对博阿维斯塔的研究中进一步完善。

　　　　　　帝国瘤疾：殖民主义、奴隶制和战争如何改变医学

麦克威廉对这次航行进行了详细记述，第一部分包括：对船只的尺寸、规章制度、装备和人员的描述；这次不幸远征的完整行程；对所有到访地的地理、地质、气候和人类学的观察，以及按职衔和种族划分的患者和死亡人员的统计数据。在塞拉利昂，他们雇佣当地人陪同前往内陆，麦克威廉惊讶地发现，"那里似乎汇集了语言各异、肤色深浅不一的各类黑人，带有各自区域的独特标记"。他和远征队队长从"伊布（Ibu）、卡坎达（Kakanda）、豪萨（Haussa）、约鲁巴（Yoruba）、博尔诺（Bornou）、拉鲁巴（Laruba）、埃格加拉（Eggarra）和菲拉塔（Felatah）"等许多民族中挑选翻译。他还对他们的宗教习俗很感兴趣，例如，他讲述了一对夫妇在龙卷风中击鼓和拜雷时被闪电击中的故事。他指出，非洲水手和渔民实行多妻制，"崇拜魔鬼"，因为他们说，上帝是善的，但魔鬼是邪恶的，"因此要敬畏魔鬼"。他们的巫医用"神器"来治病。[10]

麦克威廉注意到当地大多数人实行割礼。他还提到了一群小男孩，共 10 位，是他们邂逅的某位酋长的儿子，他们"把头发剪得很短，或者剃光，以便留下成簇或成行的毛发，在头上展现钻石和其他有棱角的图形"。他还附上了其中一个男孩以及一个来自埃加（Egga）的努菲人（Nufi）的素描。[11]尽管麦克威廉的叙述中具有白人至上主义和东方主义的充分证据——例如，他提到了人祭和当地医疗习俗中的"迷信偏执"——但我们不能简单地认为他的报告只是英国人将非洲人描绘成奇特、未开化的原始人的又一个例证。[12]他的许多观察都与他希望发现热病暴发的可能原因有关。像与他同时代的许多人一样，麦克威廉特别关注气候和当地环境。[13]他没有将个体特征看成疾病易感性增加的诱因。相反，就像在 18 世纪殖民时代前往西印度群岛考察的植物学家一样，麦克威廉的报告表明，提供西非的全景视图是有价值的，这有助于理解疾病产生的背景。[14]

麦克威廉讨论了染病结果上的种族差异，指出热病侵袭了船上的大多数白人，但在 158 名黑人中只有 11 人感染了轻微的疾病，"包括克鲁曼人（Kroomen）在内的非洲不同地区的当地人、美洲人、非洲血统的西印度群岛人和东印度群岛人"。这 11 个幸存下来的人都在英国待过几年，"这表明，对温暖地区的流行病，黑色人种具有免疫力，但如果他们在另一种气候下居住一段时间，这种免疫力在一定程度上就会被破坏"。[15]

虽然麦克威廉关于非洲人先天免疫的说法似乎是在强调种族差异，但他更关心的是气候和环境而非生理对非洲人的影响。在其他情况下，他讨论探险队中的黑人成员所采用的方式与白人成员并无差异。在"典型的发热病例"一章中，他详细列出了 16 个人的病程，第二个病例是 38 岁的威廉·奥克利（William Oakley），他是一名"尉级军官舱厨师"（gun-room cook），出生在西非，但在英国生活了几年。船上暴发热病的第一天，奥克利第一次接受麦克威廉的治疗，当时奥克利消化不良，浑身发抖，呕吐，并伴有严重头痛。在接下来的几天里，奥克利多次发高烧，身体虚弱。麦克威廉记录了奥克利的排便、脉搏、舌苔状况，以及他的睡眠情况。患病两周后，奥克利重返工作岗位。[16]

在报告的第二章中，麦克威廉总结了他的观察结果，包括发烧的症状、有效的治疗方法以及他得以实施的八次尸检的结果。除发烧外，常见症状包括头痛、寒战、疲劳、呕吐、出汗，有时还有抽搐和神志不清。对于治疗方法，他建议使用起疱剂、泻药和奎宁，但警告不要放血。在恢复期，将病人转移到更凉爽的地方是最有效的，"只要病人继续待在恶性疾病的影响范围内"，发烧就几乎不会消退。麦克威廉还得出结论说，这种热病不会传染，因为经常与病人接触的几个人从未染病。[17]

虽然症状的出现顺序有助于对热病进行临床分类，但麦克威廉仍然决心找出它的最初原因。他写道："在医学哲学中，没有一个课题的研究结果比这些热病的原因更令人不满意，在热带国家，这些热病可谓欧洲人生活的祸根。"[18]和当时的其他人一样，他指出，最严重的热病发生在植被繁茂、沼泽密布、洪泛频仍、气温很高的地区。人们普遍认为有机物分解产生的蒸气会以某种方式导致疾病。[19]麦克威廉随后长篇大论地介绍了他在远征期间对"硫化氢"的实验情况。[20]在麦克威廉本人（在之前一次航行中）以及其他人在非洲海岸收集的瓶装水中，发现了硫化氢成分，化学家约翰·丹尼尔（John Daniel）提出，这种气体可能与"非洲海岸众所周知的不健康状况"之间存在某种联系。[21]如果确实是这样，对航船来说，就有可能通过检测水体，避开气体丰富的地方，或者用氯熏法除去气体。[22]尼日尔远征队的医疗官员奉命沿海岸及向上游采集和测试水样。麦克威廉收集了大量的样本，但得出的结论是，在收集瓶中出现的气体是由瓶内腐殖质产生的实验产物，这种气体在环境中并不广泛存在："我认为，海水、河水和上层大气中没有这种气体，这一点已经被明确证明。"如果这样的话，疾病的原因就只能是瘴气或"瘴气散发物"，而停滞的空气、燃煤船上的高温以及这些人的"虚弱"和"沮丧"状态都可以加速它的扩散。[23]尽管尼日尔远征队经历了多次挫败，但它为麦克威廉提供了关于热病的诊断、治疗和原因的信息，为他在佛得角的研究提供了依据。

＊　　＊　　＊

当麦克威廉在 1846 年 3 月到达佛得角时，他采用了与尼日尔远征中相类似的调查方法来研究热病的传播。他奉英国皇家海军医疗主任威廉·伯内特之命，为一长串问题查找答案。这种疾病是地方性的、流行性的还是零星的？它是该岛的"本土"疾病，还是来自与"埃克莱尔"号无关的发源地？为军官们洗衣服的女人是否染病？"她们是非洲人还是岛民？是黑人还是其他有色人种？"军官们驻扎的房子里是否有人发烧？此外，麦克威廉还要查出所有造访过这艘船或在船上工作过的岛民的名字，所有到过旧堡垒所在小岛或在岛上工作过的岛民的名字，以及驻守在堡垒里的卫兵的名字，以确定他们中是否有人感染了热病——如果有的话，何时发生。根据这些事实，他要确定"这种疾病是由船内产生或存在的一种瘴气性质的病原体而导致，还是由于接触病人身体散发的特定传染物而导致"。他要确定这种病是否传染给了第二方和第三方——本质上，他被要求做一种事后的接触者追踪调查。[24]

当麦克威廉到达时，疫情几乎已经结束。他只能检查一两个病人，但要追踪之前六七个月发生的事情，他所依靠的是从全岛收集到的第一人称证词。[25]麦克威廉的报告开篇便是他对洗衣女工的采访，正是这些洗衣女工从英国领事的仓库管理员那里接过军官们的脏衣物。仓库管理员说出了所有 17 名女工的名字。当麦克威廉问是否可以把她们带到英国专员家里接受询问时，仓库管理员说可以把所有人都带来，只有四个人例外，因为她们已经死于热病。

通过追踪洗衣房的轨迹，麦克威廉希望搞清一个长期存在的问题，即洗衣房、货物和其他材料是否会沾染和传播疾病。他把访谈内容记录下来，用姓名、年龄和种族群体[“黑白混血儿”(mulatto)、“深肤色黑白混血儿”(dark mulatto)或“黑人”(negress)]来标识每一位女工。洗衣女工是见过世面的人，是细心的目击者。其中一位名叫玛丽亚·德安娜·利莫亚(Maria de Anna Limoa)的女工称，她去过“美国、里斯本、希腊、圣贾戈(St. Jago)和佛得角群岛的其他地方”。[26]另一些人虽然大部分或全部时间在佛得角度过，但也会在博阿维斯塔这一繁忙的港口遇到来自不同国家的船员。事实上，除了一位洗衣女工外，所有人都感染了这种热病，他们的许多家庭成员也是如此。在麦克威廉带着他的一叠纸、羽毛笔和关于流行病的问题到来之前，这些妇女已经注意到了这种流行病。她们发现了不同寻常的症状，记录了疾病出现的时间和持续的时间，并记录了去世和康复的患者的信息。

利莫亚将席卷全岛的热病与天花区分开来，她在佛得角的另一个岛屿——圣贾戈生活时曾患天花。埃米莉亚·若阿纳·玛丽安娜(Emilia Joana Mariana)和她的丈夫、女儿都曾患病。她的丈夫是一名“乡村医生”，走访过许多病人，是她家里第一个染上热病的人。玛丽安娜的女儿当时和祖母住在另一个镇上，出现了“呕吐物呈黑色”的症状，四天后死亡。安娜·圣安娜(Anna Santa Anna)说自己是名奴隶，她告诉麦克威廉，当热病刚开始暴发时，她的主人就跑了，并把她带到岛上的另一个村庄。疫情刚一消失，他们就回到了萨尔雷港。然后，她的主人带着自己的女儿和另一个奴隶到了另一个城镇——他们都生病了，但留在萨尔雷港的人，包括安娜，没有一个生病。这类信息有助于麦克威廉调查谁在何时何地患病。[27]玛利亚·莱奥诺拉（Maria Leonora）是一个"黑人"，她告诉麦克威廉，她在1845年10月20日左右感染热病，那是在"埃克莱尔"号驶离大约六周后。莱奥诺拉说她病了两周，她的母亲和两个姐妹在她得病后不久也都病了。[28]

洗衣女工知道谁生病了，谁与谁接触过，谁运送和掩埋了尸体，这为追踪疾病传播提供了重要线索。莱奥诺拉告诉麦克威廉，她探视过几位病人，其中一位叫马诺埃尔·阿丰索（Manoel Affonso）。另一位被麦克威廉描述为"黑白混血儿"的洗衣女工安东尼娅·齐尔科（Antonia Chileco）提到，她的哥哥莱安德罗·埃瓦拉（Leandro Evera）也探视过阿丰索。埃瓦拉也得了病，他曾与马诺埃尔·安东尼奥·阿尔维斯（Manoel Antonio Alves）在同一艘船上，后者埋葬了两名葡萄牙士兵——疫情期间第一批死亡的受害者。莱安德罗和他的家人都感染了热病。[29]被麦克威廉描述为"黑人"的安东尼娅·罗梅斯（Antonia Romess）说，她的哥哥是家里第一个染上热病的人。她说："他是在搬运了要下葬的尸体后生病的。"他于1845年11月去世。[30]

麦克威廉随后采访了岛上的军事指挥官和11名曾在该岛服役的士兵。这11名士兵大多被描述为"黑人"，他们曾在"埃克莱尔"号船员居住的堡垒中担任守卫。当船员们在那里的时候，五个由三人组成的士兵组轮流守卫。麦克威廉利用幸存的士兵和镇民向他转述的信息，将该岛主要城镇萨尔雷港暴发的热病追溯到这些士兵的流动、行动和命运。

1845年9月13日，当"埃克莱尔"号船员返回船上并离开小岛后，两名曾在堡垒担任守卫的葡萄牙士兵最先死亡。麦克威廉采访的许多人都听说了这些人的死亡以及后来发生的事情。这两名士兵在堡垒的病房里进进出出，在船员离开后一两天就生病了，几天后死亡。米格尔·巴尔博萨（Miguel Barbosa）和佩德罗·马诺埃尔（Pedro Manoel）负责照顾他们，前者是跟两位患病士兵一起轮班的第三名成员，后者则是被指挥官派去帮助照顾生病士兵的。巴尔博萨和马诺埃尔都被描述为"黑人"，他们还用火药（当时人将其视为空气净化剂）和石灰水清洁了船员们待过的病房。在葡萄牙士兵死后，另一名士兵马诺埃尔·安东尼奥·阿尔维斯——麦克威廉将其描述为"黑人"——奉命前往堡垒，帮助找回尸体。

阿尔维斯报告说，当他到达堡垒附近时，他把船靠岸，然后脱掉他的所有衣服，大概是为了防止污染。正如他向麦克威廉解释的那样，他"全身赤裸"地跑到堡垒，在那里他遇到了米格尔·巴尔博萨和佩德罗·马诺埃尔。其中一名葡萄牙士兵已经死了，另一个"快死了"。他们三人用红被子把尸体包起来。阿尔维斯告诉麦克威廉："尸体看起来很糟糕，闻起来很恶心。"这些人"在尸体下面放了两块木板"，把它抬到船上，带到 1.5 英里外的地方，"埋在沙滩上的沙子里"。第二天，另一名葡萄牙士兵也死了，他们也埋葬了他的尸体。麦克威廉采访了米格尔·巴尔博萨和佩德罗·马诺埃尔。[31] 巴尔博萨在执勤时目睹了"埃克莱尔"号上许多船员的死亡，他说他和葡萄牙士兵偶尔会去病房。他描述了士兵们的症状："首先是发烧，然后是神志不清，再往后是不停地呕吐黑色物质。"他告诉麦克威廉，阿尔维斯把阵亡士兵的衣服扔进了海里。马诺埃尔证实了巴尔博萨所说的大部分内容，并报告了他们离开该岛后发生的事情。他报告说："指挥官担心我和我的战友（巴尔博萨）可能会发烧，不让我们返回萨尔雷港的军营，而是把我们俩安置在瓦雷拉堡(Pao de Varella)的一所小房子里。"[32]从萨尔雷港附近的那所小房子里,麦克威廉追踪到了疫情的下一阶段。

麦克威廉这样描述瓦雷拉堡的房子:"一般来说,只是简陋的小茅屋,建造粗糙,非常拥挤,除了少数例外,都很脏。"[33]"底层阶级"居住在其中,"街道肮脏不堪"。巴尔博萨和马诺埃尔住在那里的时候,都生病了。住在附近的两名妇女照顾他们:一位是负责做饭的葡萄牙人安娜·加里尼亚(Anna Gallinha),一位是"黑白混血儿"乔安娜·特谢拉(Joanna Texeira)。附近的许多人也看望了这两位生病的士兵。[34]巴尔博萨和马诺埃尔回到营房没几天,加里尼亚就病了。据英国仓库管理员约翰·贾米森(John Jamieson)说,她在四天内死亡,表现出"高烧、意识不清和呕吐黑色物质"的症状。特谢拉是她的护士,另一位邻居——劳工马诺埃尔·阿丰索也经常来看望她。特谢拉和阿丰索都病了,阿丰索还死了。根据特谢拉和其他几位镇民的证词,住在同一片房子里的其他一些人也死了,或感染了这种热病,将加里尼亚和阿丰索下葬的那个人同样如此。[35]

除了洗衣女工、卫兵和萨尔雷港的镇民之外,麦克威廉还采访了"埃克莱尔"号靠岸时在船上工作的 41 名劳工中的 38 人(他们来自博阿维斯塔的不同地区),以及从堡垒附近区域取煤并利用摆渡船将煤运到船上的 23 名劳工中的 20 人。这些人提供了有关人士何时接触发热感染者以及他们或其他人感染该病花了多长时间等细节。他们还讲述了热病如何传播到博阿维斯塔不同地区的情况。他们确定了热病传到他们社区的时间。他们描述了发病症状。他们统计了患者人数并记录了病死者的姓名。他们提供了或精确或模糊的日期和时间。对于热病何时开始或持续多久的问题，一些人的回答是"几天"或"一个星期"，或"直到轮船来到这里"，或"当这种病在我们村里很常见的时候"。

麦克威廉将所有的证据拼凑起来，记述了这种热病在萨尔雷港和整个岛屿的传播情况，以及它是如何在人与人之间传播的。[36]洗衣女工提供了关于热病传播的关键细节。尽管她们直接接触过"埃克莱尔"号人员用过的污秽衣物，但都向麦克威廉强调，她们直到几周甚至几个月后才染上这种热病，那时这种病已经在岛上蔓延了。艾米莉亚·若阿纳·玛丽安娜告诉麦克威廉，她得过热病，"但是在去年12月底得的"。玛丽亚·达罗沙(Maria da Rocha)说："我生病了，但这是最近发生的事儿。"萨比娜·迭戈(Sabina Diego)说，在她丈夫生病后，"镇上热病流行之际"，她才被感染。[37]麦克威廉写道："我检查了幸存者，发现有两个人在(1845年)10月下旬发病，5人在11月，2人在12月，3人在(1846年)1月，还有一人是在2月的某个时候发病……因此在这些病例中，没有一个病例的发病可以归因于床单携带的感染物。"他指出，"没有一位洗衣女工属于最早被安置在萨尔雷港的那批人"，在船上工作的许多劳工也是如此。他总结道："诸如此类的事实表明，热病只会传染给那些与患者接近的人。"[38]尽管麦克威廉能够从洗衣女工的证词中得出这些结论，她们自己似乎也意识到她们并不是因脏床单而感染的，但他没有明确说明，正是这些女工本身帮助他了解了这一流行病的传播路径。

麦克威廉的报告对历史学家的价值，并不在于它对疾病暴发原因的分析，而在于它对访谈方法的强调，这种方法成为流行病学的核心方法。麦克威廉密切关注岛上奴隶的命运和动向，对其中许多人进行了采访，并了解那些病死者的情况。波塔若（Portajo）就是死于热病的奴隶之一，他的主人若昂·巴普蒂斯塔（João Baptista）是驻博阿维斯塔的副领事，也是盐厂的所有者。巴普蒂斯塔有一个 42 人的大家庭，其中包括奴隶。据米格尔·巴尔博萨和佩德罗·马诺埃尔说，除了医生之外，波塔若是唯一探视过死在堡垒里的葡萄牙士兵的人。波塔若在 1845 年 11 月中旬去世，他生病时由巴普蒂斯塔的另外两个奴隶照顾，他的病似乎促使巴普蒂斯塔全家搬到博阿文图拉（Boaventura）的家宅——这里距离主港约 4 英里，当时还没有出现热病。[39]

博阿文图拉位于麦克威廉所说的一个较穷地区——卡贝萨达（Cabeçada）附近。在卡贝萨达，早在 1845 年 9 月底，热病就已开始传播。[40]博阿文图拉的居民试图通过自我隔离来远离疾病。"我们不允许卡贝萨达的人靠近我们的房子。"巴普蒂斯塔证实道。[41]但最终热病还是不期而至。最初，巴普蒂斯塔的连襟死了，这个人是在生病后从萨尔雷港被带到博阿文图拉的。后来，一个生病的仆人罗莎·福特斯（Rosa Fortes）回到她父亲的家里，结果她的全家人都病倒了。[42]第三个发病者是一个姓名不详的奴隶。麦克威廉问巴普蒂斯塔是否听说有个奴隶在夜间从卡贝萨达来到博阿文图拉，巴普蒂斯塔说他听说过。麦克威廉随后采访了维森特·安东尼奥·奥利韦拉（Vicente Antonio Oliveira），麦克威廉对后者的描述是"黑白混血儿，土生土长，木匠"。奥利韦拉听说了巴普蒂斯塔的连襟和罗莎·福特斯的死讯。当被问及是否知道其他病例时，奥利韦拉说："是的，塞西莉亚·达布里托（Cecilia da Britho）的一个奴隶夜里从卡贝萨达偷偷去了博阿文图拉，去见他的一个朋友或亲戚。他在博阿文图拉病倒了，四五天内就病死了。"他说，热病随后就"从罗莎父亲的房子，以及这个奴隶死去的房子"传播开来。在那个奴隶病死的房子里，还有一个女人——安布罗西亚（Ambrosia）——后来也死了。[43]

麦克威廉与在"埃克莱尔"号上或渡船（用于补给煤炭）上工作的许多奴隶或劳工交谈过。他问他们工作了多少天，是否在船上或堡垒里待过，是否生病了——如果生病了，在何时何地生的病，周围是否有其他病人。他们的回答虽然各不相同，但与其他劳工的答复一起，使麦克威廉能够确定热病是如何以及何时传播的。[44]

麦克威廉在博阿维斯塔对被殖民者和奴隶的访谈强调了收集流行病相关的第一人称证词的重要性，这是为了更好地了解这种流行病。麦克威廉平等对待他的受访者，没有用种族主义的意识形态来解释疾病的传播。这并不是说种族主义没有影响或左右麦克威廉和其他人对这种流行病的解释——他经常按照严格的种族分类体系来称呼这些人——但他的报告是一个出色的案例，正式记录、记述和处理了殖民地人民和奴隶的证词，使其作为疾病调查的核心证据。

* * *

麦克威廉根据自己所做的访谈得出结论："埃克莱尔"号确实把热病传到了佛得角。他认定，在英国船只抵达佛得角之前，佛得角一直处于"健康状态"。在岛上暴发的热病和该船抵达时困扰这艘船的热病是一样的。但是，在"埃克莱尔"号的航行过程中，这种病的性质发生了变化。麦克威廉认为，1845年5月底和6月初在"埃克莱尔"号上首次出现的热病是"非洲海岸常见的地方性热病……不具有感染性或传染性"。但在"埃克莱尔"号从塞拉利昂驶向佛得角的过程中，这种热病"发生了实质性的恶化"，因为船上的几个病例出现了呕吐黑色物质的症状，这是常见地方性热病所没有的。当患病船员被安置在堡垒时，这种热病"获得了更大的毒性"。"简而言之，由于一系列原因，这种疾病，从非洲海岸的地方性热病，升级为一种聚集性热病，即黄热病。"[45]从英国政府的角度来看，麦克威廉最重要的结论是，这场从船上蔓延到博阿维斯塔的传染病，是造成这一次致命的疾病流行的原因："很明显，博阿维斯塔的热病具有通常被认为是传染性疾病所具有的特性。把这一事实与堡垒里的士兵被热病侵袭的时间和情形以及这种疾病在萨尔雷港出现的情况联系起来，我可以肯定地说，这种疾病是由'埃克莱尔'号传入岛上的。"从萨尔雷港开始，这种热病"几乎完全通过与病人的直接接触在全岛传播"。[46]

麦克威廉提出了导致这种疾病变成传染病的几个原因。在塞拉利昂，船上的情况很糟糕：船员们从事着"令人厌烦的"工作，而且那时已经暴露在"致病的影响"下几个月了。船一到博阿维斯塔，患病的水手就被转移到破旧的堡垒，麦克威廉指出，拥挤和通风不良——也就是特罗特、米尔罗伊和其他人所强调的致病元凶——是增加疾病毒性的因素。[47]

麦克威廉认为，岛上的高死亡率部分是由于营养不良，部分是由于葡萄牙医生逃走和英国医生死亡后，"几个月以来完全没有医疗援助"所造成的。[48]他忽视了家庭成员的护理和当地赤脚医生[如出身劳工的若昂·玛丽安娜（João Mariana）]的作用，玛丽安娜自称是"这个国家的一位医生"，并说他治过"很多"病人。[49]最后，麦克威廉列举了一系列有助于防止这种具有高度传染性的疾病再次暴发的措施，如，将垃圾倒入海里，禁止猪在街上游荡，用石灰水清洗房屋，定期晾晒床单、被褥和衣服。[50]

按照现代标准，麦克威廉对黄热病的理解是不准确的。到 19 世纪末，研究人员已经确定，黄热病是由蚊子传播的。然而，虽然麦克威廉对传染病的关注点现在可能被认为是不正确的，但他的第一人称采访却很了不起。他认识到病人的叙述是理解流行病起源、特征和行为的核心组成部分。这一系统过程——向社区居民询问一套标准问题，成为公共卫生和流行病学的基本做法。

麦克威廉的《博阿维斯塔热病报告》(*Report on the Fever at Boa Vista*)在英国出版，并受到整个欧洲和美国的追捧，许多期刊发表了对它的评论。[51]英国检疫主管威廉·皮姆爵士(Sir William Pym)支持麦克威廉的论断，即"埃克莱尔"号上的热病具有传染性，因为这与皮姆自己对黄热病的看法一致，并证实了他的决定是正确的，即这艘船抵达英国后要进行隔离(尽管皮姆和麦克威廉都认为黄热病在寒冷的气候中无法持续存在)。[52]

委托麦克威廉进行调查的伯内特反对这项研究，因为它的研究结论是，将热病从塞拉利昂带到佛得角的罪魁祸首是"埃克莱尔"号。因此，伯内特派了另一位医生吉尔伯特·金(Gilbert King)进行第二次调查。[53]金对麦克威廉的结论提出了异议，他认为是大雨导致了佛得角的热病暴发，与"埃克莱尔"号没有任何关系。金还质疑麦克威廉的信息提供者的可靠性，认为他们是"处于文明社会最底层的无知之人和文盲"。[54]

为了支持自己的非传染病论点，伯内特举出了百慕大和牙买加的例子，那里的黄热病患者并没有将疾病传染给其他人。[55]像麦克威廉和其他医生一样，伯内特通过研究世界各地的案例来了解流行病。黄热病在英国并不存在，但帝国的影响力使得像伯内特这样的医生能够收到来自世界其他地方的报告，这为他们了解黄热病提供了依据。

麦克威廉的报告也是一个例子，它说明被殖民者和被奴役者的知识为医生提供了证据，而这又影响了麦克威廉的读者——医生、政府官员、伦敦和整个大西洋世界的民众——对黄热病的理解。[56]早在麦克威廉到达佛得角之前，博阿维斯塔居民就已经确定了黄热病的症状，并定位了疫情传播的区域。当麦克威廉回到英国并将他的分析作为支持隔离的论点提交给政府时，他成了流行病方面的权威，但他的论点依赖于佛得角被殖民者和被奴役者所阐述的证据。他的问题使他们的知识被注意到。

将这些人的见解解释为一种知识生产的形式，也让我们认识到，向麦克威廉描述疾病的细节和死亡的情况是某种形式的情感劳动。[57]例如，路易斯·帕蒂(Luis Pathi)，一个被描述为"深肤色黑白混血儿"的劳工，在被问及"你拥有什么样的家庭"时回答说："我已经没有家人了。"他的妻子和三个孩子都死了。他12岁的女儿"一直发高烧，在死前的几个小时里，呕吐黑色物质，神志不清"。[58]不管这些场景有多么可怕和令人不安，麦克威廉的信息提供者都需要重温这些细节来回答他的问题。

麦克威廉采访了一百多人，不管是对被奴役者、英国商人、葡萄牙官员，还是自由黑人，采访的形式几乎是一样的。麦克威廉提出他的问题，受访者给出他们的回答。因此，他们的反应看起来是坚忍的、不露情感的。不管他们在描述自己的工作还是孩子的死亡，说话的语气似乎都是超然的。这种采访形式没有让读者有机会捕捉声音中的破解信息、瞬间的沉默、眼中的泪水和叙述中的中断。相反，这些访谈坚持一种理性的方案，将他们的陈述硬塞进一个框架中，使他们的知识清晰易读。

作为"关键知情人"（key informant），为这项研究提供信息的人很快就从医学期刊、报纸和政策辩论中消失了。然而，他们的观察、见解、疾病、痛苦，甚至他们的死亡，对医学界解决疾病传播问题、政策制定者讨论隔离限制以及流行病学家开发疾病传播的调查方法做出了贡献。

麦克威廉的调查作为一个例证，说明了帝国主义如何产生科学知识，而不是用科学知识来证明和推动帝国的征服。[59]这并不是说权力机制在其中没有发挥作用：洗衣女工、被奴役者、在船上工作的人可能有被迫回答问题之感，他们是冒着风险的，因为他们的陈述使他们有可能被标记为疾病传播的罪魁祸首。权力机制也在如下事实中体现得淋漓尽致：自由的黑人和奴隶人口从事着最低等级的工作。他们清洗衣服，冲刷船只。他们照顾病人，埋葬死者。他们经常生病。有些人甚至死亡，许多人失去了家人。

"埃克莱尔"号的争议爆发近十年后，约翰·斯诺（John Snow）在伦敦开展了著名的霍乱研究。当约翰·斯诺进入索霍（Soho）与贫民交谈时，他并不是唯一采取这种调查方法的医生。[60]麦克威廉和其他殖民地医生也在全球进行类似的研究。他们中的许多人在伦敦流行病学协会里擦肩而过。该协会成立于1850年，斯诺和麦克威廉都是该协会的创始成员，麦克威廉还担任了多年的荣誉秘书。

伦敦流行病协会的另一位创始成员加文·米尔罗伊于 1864 年成为该学会的主席。在此之前，他曾在英属加勒比海地区担任过军医。这一地区对流行病学分析的意义，始于一艘囚船的故事，终于米尔罗伊对1850 年牙买加霍乱之起因和传播过程的分析。

注释

[1] 参阅 Sharla M. Fett，*Recaptured Africans：Surviving Slave Ships，Detention，and Dislocation in the Final Years of the Slave Trade*（Chapel Hill：University of North Carolina Press，2017）；Matthew S. Hopper，*Slaves of One Master：Globalization and Slavery in Arabia in the Age of Empire*（New Haven：Yale University Press，2015）。

[2] James Ormiston McWilliam，*Report of the Fever at Boa Vista，Presented to the House of Commons，in Pursuance of Their Address of 16th March，1857*（London：Printed by T. R. Harrison），76，95，110.

[3] McWilliam，*Report of the Fever at Boa Vista*，94，109.

[4] 有关"埃克莱尔"号航行的介绍，参阅 McWilliam，*Report of the Fever at Boa Vista*，77—82；"Correspondence Respecting the History of the 'Eclair' Fever"，*Medico-Chirurgical Review* 49（July 1846）：235—246；Reviews，*Lancet* 50，no. 1255（1847）：307—311；*British and Foreign Medico-Chirurgical Review*，1，Art. 3（January 1848）：49—79；Mark Harrison，*Contagion：How Commerce Spread Disease*（New Haven，CT：Yale University Press，2012），80—84；Lisa Rosner，"Policing Boundaries：Quarantine and Professional Identity in Mid Nineteenth-Century Britain"，in *Mediterranean Quarantines，1750—1914：Space，Identity and Power*，ed. John Chircop and Francisco Javier Martinez（Manchester：Manchester University Press，2018），125—144。

帝国痼疾：殖民主义、奴隶制和战争如何改变医学

［5］Harrison，*Contagion*，82—84.

［6］Harrison，*Contagion*，94—97.

［7］McWilliam，*Report of the Fever at Boa Vista*，8，94.

［8］关于发现非裔奴隶作为病人的档案证据，参阅 Jim Downs，"♯Black-LivesMatter：Toward an Algorithm of Black Suffering during the Civil War and Reconstruction"，*J19：The Journal of Nineteenth-Century Americanists* 4，no. 1(2016)：198—206。

［9］James Ormiston McWilliam，*Medical History of the Expedition to the Niger during the Years 1841—1842：Comprising an Account of the Fever Which Led to Its Abrupt Termination*（London：J. Churchill，1843）；review of *Medical History of the Expedition to the Niger*，by James Ormiston McWilliam，*Medico-Chirurgical Review* 39，no. 78 (October 1843)：377—384. 至于麦克威廉的传记，参阅 R. R. Willcox，"James Ormiston McWilliam(1807—1862)"，*Transactions of the Royal Society of Tropical Medicine and Hygiene* 44，no. 1(1950)：127—144。

［10］McWilliam，*Medical History of the Expedition to the Niger*，27—29，37.

［11］McWilliam，*Medical History of the Expedition to the Niger*，frontispiece，60.

［12］McWilliam，*Medical History of the Expedition to the Niger*，63，254.

［13］关于 19 世纪上半叶美国医学界和公众对疾病传播的认识，参阅 Charles Rosenberg，*The Cholera Years：The United States in 1832，1849，and 1866*(Chicago：University of Chicago Press，1962)。

［14］Londa Schiebinger，*Plants and Empire：Colonial Bioprospecting in the Atlantic World*（Cambridge，MA：Harvard University Press，2004）. 女权主义历史学家认为，自然与文化之间没有明确的界限。唐娜·哈拉维（Donna Haraway）创造了"自然-文化"（natureculture）一词来描述它们之间的不可分割性。巴努·苏布拉马尼亚姆（Banu Subramaniam）呼吁学者们考虑科学家的传记，以揭示他们的偏见如何影响科学知识的生产，从而将哈拉维的分析向前推进了一步。麦克威廉观察了自然

与文化之间的互动，由于他将自己关于热病传播的理论与其他观察结论混在一起，因此无意中证明了苏布拉马尼亚姆的论点。Donna J. Haraway，*The Companion Species Manifesto：Dogs，People，and Significant Otherness*（Chicago：Prickly Paradigm Press，2015）；Banu Subramanian，*Ghost Stories for Darwin：The Science of Variation and the Politics of Diversity*（Urbana：University of Illinois Press，2014）.

［15］McWilliam，*Medical History of the Expedition to the Niger*，180.

［16］McWilliam，*Medical History of the Expedition to the Niger*，205—207.

［17］McWilliam，*Medical History of the Expedition to the Niger*，131—148，180—181，194—202；引文出自第 200 页。

［18］McWilliam，*Medical History of the Expedition to the Niger*，156.

［19］McWilliam，*Medical History of the Expedition to the Niger*，157，159.

［20］McWilliam，*Medical History of the Expedition to the Niger*，161—175.

［21］McWilliam，*Medical History of the Expedition to the Niger*，162.

［22］*Edinburgh New Philosophical Journal* 31（April—October 1841）：183—184.

［23］McWilliam，*Medical History of the Expedition to the Niger*，171，179，180.

［24］W. Burnett，"Instructions to Dr. McWilliam," in McWilliam，*Report of the Fever at Boa Vista*，4—5；World Health Organization，"Contact Tracing"，*Newsroom*，May 9，2017，https：//www. who. int/newsroom/q-a-detail/contact-tracing.

［25］关于接受检查的患者，参阅 McWilliam，*Report of the Fever at Boa Vista*，94。

［26］McWilliam，*Report of the Fever at Boa Vista*，14.

［27］McWilliam，*Report of the Fever at Boa Vista*，14，16.

［28］McWilliam，*Report of the Fever at Boa Vista*，16—17.

［29］McWilliam，*Report of the Fever at Boa Vista*，17—18.

［30］McWilliam，*Report of the Fever at Boa Vista*，18.

［31］McWilliam，*Report of the Fever at Boa Vista*，21—22.

［32］McWilliam，*Report of the Fever at Boa Vista*，22—24.

［33］McWilliam，*Report of the Fever at Boa Vista*，84.

［34］ McWilliam, *Report of the Fever at Boa Vista*, 23—24.

［35］ McWilliam, *Report of the Fever at Boa Vista*, 26—29.

［36］ 参阅 McWilliam, *Report of the Fever at Boa Vista*, 45, 49。

［37］ McWilliam, *Report of the Fever at Boa Vista*, 14, 16, 17.

［38］ McWilliam, *Report of the Fever at Boa Vista*, 82, 108.

［39］ 关于波塔若，参阅 McWilliam, *Report of the Fever at Boa Vista*, 23, 24, 32—33, 59, 60。

［40］ 关于博阿文图拉和卡贝萨达，参阅 McWilliam, *Report of the Fever at Boa Vista*, 88—89。

［41］ McWilliam, *Report of the Fever at Boa Vista*, 32—33.

［42］ 关于罗莎·福特斯，参阅 McWilliam, *Report of the Fever at Boa Vista*, 33—34, 47, 52, 55。

［43］ McWilliam, *Report of the Fever at Boa Vista*, 33—34.

［44］ 对于那些被认定为"奴隶"的人的证词，参阅 McWilliam, *Report of the Fever at Boa Vista*, 16, 24, 32, 39, 54, 58—62。

［45］ McWilliam, *Report of the Fever at Boa Vista*, 104—105.

［46］ McWilliam, *Report of the Fever at Boa Vista*, 108, 111.

［47］ McWilliam, *Report of the Fever at Boa Vista*, 79, 104—105.

［48］ McWilliam, *Report of the Fever at Boa Vista*, 109—110, 111.

［49］ McWilliam, *Report of the Fever at Boa Vista*, 38.

［50］ McWilliam, *Report of the Fever at Boa Vista*, 112.

［51］ 麦克威廉在他的这本书中列举了许多评论，参阅 J. O. M'William, *Further Observations on That Portion of the Second Report on Quarantine by the General Board of Health, Which Relates to the Yellow Fever Epidemy on Board H.M.S. Eclair, and at Boa Vista in the Cape de Verde Islands*（London: William Tyler, 1852），2。

［52］ Harrison, *Contagion*, 85—86, 97—98.

［53］ Harrison, *Contagion*, 98—99.

［54］ Gilbert King, *The Fever at Boa Vista in 1845—1846, Unconnected with the Visit of the "Eclair" to That Island*（London: John Churchill,

1852）.

［55］Reviews，*Lancet* 50，no. 1255(1847)：310.

［56］麦克威廉的报告得到广泛评论，并因其全面性而受到赞誉，例如 *Med-ico-Chirurgical Review and Journal of Practical Medicine* 51（July 1，1847)：217—233。关于被征服和被奴役人口如何为医学知识的产生做贡献的问题，参阅 Sharla Fett，*Working Cures：Healing，Health，and Power on Southern Slave Plantations*（Chapel Hill：University of North Carolina Press，2002）；Londa Schiebinger，*Secret Cures of Slaves：People，Plants，and Medicine in the Eighteenth-Century Atlantic World*（Stanford，CA：Stanford University Press，2017）；Pablo Gómez，*The Experiential Caribbean：Creating Knowledge and Healing in the Early Modern Atlantic*（Chapel Hill：University of North Carolina Press，2017)。

［57］关于情感劳动，参阅 Arlie Russell Hochschild，*The Second Shift：Working Parents and the Revolution at Home*（London：Piatkus，1990)；Mary E. Guy，Meredith A. Newman，and Sharon H. Mastracci，*Emotional Labor：Putting the Service in Public Service*（Armonk，NY：M. E. Sharpe，2008)。

［58］McWilliam，*Report of the Fever at Boa Vista*，42—43.

［59］对全球卫生史以及医学和帝国主义的研究往往始于 19 世纪晚期，可参阅 Randall Packard，*A History of Global Health：Interventions into the Lives of Other Peoples*（Baltimore：Johns Hopkins University Press，2016)；Warwick Anderson，*Colonial Pathologies：American Tropical Medicine，Race，and Hygiene in the Philippines*（Durham，NC：Duke University Press，2006)；David Arnold，*Colonizing the Body：State Medicine and Epidemic Disease in Nineteenth Century India*（Berkeley：University of California Press，1993)。

［60］关于斯诺的方法，参阅 Tom Koch，"John Snow，Hero of Cholera：RIP"，*Canadian Medical Association Journal* 178，no. 13(2008)：1736。

第四章　记录保存：大英帝国的流行病学实践

　　1849 年 9 月，佛得角黄热病暴发四年以后，一艘英国的运囚船"海神"（*Neptune*）号抵达南非好望角的西蒙湾（Simon's Bay）。船一驶进港口，钟声就响彻全镇，提醒居民们注意。开普敦人民拒绝让船员和囚犯下船。屠夫拒绝给他们提供肉，面包师拒绝给他们面包。[1]

　　这一年早些时候，有消息传到英国开普殖民地（Britain's Cape Colony），说英国政府计划在南非建立一个流放地。几十年来，英国一直将数以万计的囚犯送往澳大利亚，但随着当地的抵制情绪越来越严重，政府官员开始寻找其他地点。他们决定将数百名一直在百慕大英国监狱船①上服刑的人运送到开普敦。[2] 当开普敦的殖民地居民听说有一艘满载囚犯的船即将到来时，数千人聚集在一起，并组织了一个反囚犯协会（Anti-Convict Association）。组织成员们签署了一份保证书，表示他们不允许囚犯登陆或任何人向船上提供食物补给。

---

　　①　监狱船（prison hulk），是海船经过改装后拘留或监禁罪犯、战俘或平民的一种监狱形式。这种做法在 17 世纪和 18 世纪的英国最为普遍，英国政府试图以此解决陆上民用监狱过度拥挤以及詹金斯之耳战争、七年战争、法国大革命和拿破仑战争中在押战俘大量涌入的问题。——译者注

当"海神"号载着282名囚犯抵达开普敦时，镇民们履行了他们的承诺，要求该船离开。他们的抗议成为国际新闻，被认为是一段反抗插曲。[3]《孟买时报》(*Bombay Times*)赞扬了"殖民地居民的决心和一致的态度"。他们拒绝接受"患有瘟疫"的囚犯，因为这些囚犯会用一种"道德上的瘟疫"来"侵扰"殖民地。该报希望镇民的反对会给罪犯一个教训，即"国外社会厌恶他们的存在，因为他们带来了污染"。[4]

镇民们的运动被证明是有效的。这些罪犯从未踏足南非，英国政府最终屈服了。1850年2月，这艘船在停泊5个月后驶往"范迪门之地"(Van Diemen's Land)①，即塔斯马尼亚岛。虽然这一事件众所周知，并经常被当作抵抗殖民的案例，但这个故事还有以前不为人知的另一部分。[5]随着大英帝国的壮大，它的官僚机构也在壮大。船舶日志、外科医生报告、官方文件，甚至罪犯的信件和请愿书，现在填满了英国国家档案馆厚厚的分类簿。其中有一封信，是在百慕大一艘监狱船上服刑的囚犯乔治·巴克斯特·格伦迪(George Baxter Grundy)写给英国内政大臣乔治·格雷爵士(Sir George Grey)的。[6]这封信写于1849年5月，格伦迪在信中说，他打算揭露"监狱船上令人憎恶的邪恶行为"，并要求格雷展开调查。格伦迪曾在监狱船上待了六年半，他详细描述了一系列虐待和管理不善的事件，此外，他还报告说："在监狱船上，每天都

---

① 1642年，探险家阿贝尔·塔斯曼(Abel Tasman)在荷属东印度群岛总督安东尼·范迪门(Anthony van Diemen)的资助下发现该岛并将其命名为"范迪门之地"。1803年，英国人在此建立定居点，保留了这个名字。1825年该岛成为一个独立的殖民地，因环境恶劣、与世隔绝且无法逃脱，成为臭名昭著的囚犯运输目的地。1856年，为纪念该岛的发现者阿贝尔·塔斯曼，同时撇清该岛过去与囚犯的关系，改名为"塔斯马尼亚"。——译者注

帝国瘤疾：殖民主义、奴隶制和战争如何改变医学

有反自然的罪行和兽行发生。"随后，他描绘了一个同性关系亲密、进行性行为，甚至男男结婚的世界。[7]他报告说，他目睹了男人在船上发生性关系。他声称，这些罪犯"夸耀"这种"令人恶心的罪行"，并表示"如果他们只是像他们所说的那样'结婚'，那就过时了"。船上至少有 50 个人包养"男孩"，他们给男孩们买礼物。[8]

格伦迪的信提供了监禁囚犯的船上发生之事的具体细节，关于这些，早被广泛传播。例如，英国一个特别委员会在 1837—1838 年发布的一份报告中指责罪犯运输体系助长了所谓的"堕落罪行"，尤其是鸡奸——诸如"瘟疫"这种用来形容疾病的词汇经常被用来指代这些罪行，《孟买时报》在提到罪犯时就是这样使用的。[9]南非圣经辅助会（South African Auxiliary Bible Society）向英国政府发出呼吁，谴责将罪犯引入南非，部分原因是这些"堕落"和"恶毒"的人沉溺于"非自然的罪行"。[10]格伦迪的信作为同一个官僚系统的组成部分被保存了下来，对世界各地疾病暴发的观察结果通过这个系统流入大都市，而这些观察往往充满了个体细节。由于大英帝国对隔离和传染病的调查，人们对传染的恐惧日益普遍。

* * *

囚犯们的信件源源不断地涌向伦敦，向帝国报告遥远的流放地状况，与此同时，医生们的报告也源源不断地流向伦敦。医生们记录他们的观察，绘制疾病的传播图，制定预防措施，并设计理论，推动流行病学作为独立领域的发展。当霍尔罗伊德和其他英国军医在 19 世纪早期从事类似的工作时，伦敦流行病学协会的创始人之一加文·米尔罗伊，与英属加勒比地区的其他人一起，在19世纪40年代和50年代推进了这些实践。19世纪40年代英国官僚机构和帝国的扩张使得印刷、流通和存档的医学记录数量大大增加。19世纪以前，医生和在国外旅行的有识之士经常给位于伦敦的英国皇家学会寄信，这些信可能会在会议上被大声宣读或发表在学会杂志上。[11]随着帝国的发展，一种标准化的记录系统逐渐形成，包括撰写医疗报告并将其发送给大都市内的医疗管理机构和政府当局。[12]通过这个系统，将观察结果转化为理论的过程变得正规了。在整个大英帝国，医生们亲眼目睹了流行病的暴发——从鼠疫到黄热病，再到霍乱。记录保存工作为调查、处理、分析、维护、保存和后来存档医生对流行病的反应提供了一个框架。回到伦敦后，这些医生中的许多人成为顶尖的流行病学家，他们根据从世界各地收集的证据，主要通过研究被征服人口，发表了权威的医学论著和文章。

19世纪中期席卷伦敦的霍乱大流行通常被认为是点燃流行病学之火的火花，但在此之前，传染病在大英帝国范围内被奴役、被殖民和被征服的人口中的传播，极大地影响了这一领域。1817年到1866年间，发生了五次独立的霍乱大流行，它们发端于印度，然后传到俄罗斯、欧洲，并跨越大西洋到达加勒比海和北美地区。与威胁了欧美人数百年之久的天花和鼠疫不同，霍乱对他们中的许多人来说是一种相对较新的疾病。它既让医生震惊，也令非专业人员恐惧，因为霍乱伴有剧烈的痉挛症状，接着是无法控制的腹泻和呕吐，病人体内所有液体都被排空，在几小时内就因脱水而死亡。医生们既不知道它的起因，也不了解它的传播方式，对于它是否具有传染性和隔离的作用争论不休。[13]

在国外遇到霍乱和其他传染病的军医和殖民地医生，写下他们的观察报告。在船上，他们收集病人的信息，并将数据登记到日志中。在军营中，他们每周编写报告，列出生病、住院和死亡的士兵人数。在英国殖民地，他们从当地医生那里收集报告并调查疫情。[14]

整个大英帝国的医生并不只是简单地对流行病进行理论研究，他们还针对"如何治疗病人""如何防止疾病进一步暴发"等问题提供建议。由于他们全身心投入公众健康事业，他们扩大了自己的关注范围，不仅包括士兵和水手，还包括殖民地人民。正如加文·米尔罗伊在牙买加写给殖民地事务大臣的信中所指出的那样，如果有任何方法能用来缓解当时正肆虐于该岛的霍乱疫情，"那么，任何对政府（无论是地方政府还是帝国政府）有影响力的人，肯定有责任确保这些（方法）不会被故意忽视，人民不会仅仅因为忽视而走向死亡"。[15]

官僚机构成为跟踪流行病的一种途径。殖民地医生和行政人员记录了霍乱在哪里传播，有多少人被感染，以及有多少人死亡。他们讨论了症状和治疗方法。官僚机构为医生们提供了互相沟通的方式。这些记录提供了秩序，为一种使全世界人民感到恐惧和困惑的流行病提供了叙述方式。[16]一个为战争、殖民主义和帝国主义服务而建立起来的官僚机构，如今成为流行病学发展的基础。

来自帝国遥远角落的官方报告形式多样，包括每位海军外科医生必备的日志——其中记录了船上发生的所有疾病和死亡病例的细节；被派到殖民地进行调查的医生所撰写的报告，例如加文·米尔罗伊关于牙买加传染病的报告，詹姆斯·麦克威廉关于佛得角热病的报告；以及殖民地医生提交的报告。有些医生，比如托马斯·特罗特，回国后就开始写书。这些研究经常讨论相同的疾病，但可能使用不同的术语，或针对疾病的起因和传播方式，提出不同的治疗指南或理论。

＊　　＊　　＊

1847 年，当詹姆斯·麦克威廉调查佛得角暴发的一场神秘的黄热病时，英国海军外科医生詹姆斯·亨利（James Henry）正在地中海的一艘蒸汽邮船——皇家海军舰艇"羚羊"（Antelope）号上观察船员中的霍乱病例。亨利在他的日志中按要求列出了航行期间所发生的疾病和受伤情况，其中包括两个霍乱病例的报告。[17]第一个病例是 6 月在君士坦丁堡出现的，病人病情较轻；第二个病例出现在 9 月，即该船离开马耳他两天后，病人病情较重。两人都康复了。在日志的"外科医生意见"部分，亨利提到了这两个病例，然后详细讨论了 1848 年初夏"羚羊"号到达君士坦丁堡时那里仍在流行的霍乱。对于每个人都感兴趣的问题——霍乱的起因是什么，它的传染性有多大，亨利记录了自己的看法。

这座城市的疫情于 1847 年 10 月开始，亨利根据他获得的关于疫情暴发的信息得出结论，这种疾病的传染性不是很强——例如，最初出现疫情的几个街区彼此并不相邻，而且同一住处的人并不总是生病。与当时的主流观点相呼应，他主要将疫情的暴发归咎于恶劣的卫生条件："我们应该记得，君士坦丁堡卫生措施极度匮乏、房屋通风不良、街道狭窄、集市密不透风、下水道是露天的、墓地位于居民区中心，每一项都会导致瘟疫的传播；我认为，我们有理由把诸如'1848 年君士坦丁堡出现的霍乱'视为霍乱没有'传染性传播'的反面证据。"他还指出，这种疾病主要"限于较低阶层"，他们经常出现"腹泻和急腹痛"。他认为，这些症状，与其说是轻微霍乱的表现，不如说是一种"致病因素"，是当地的饮食习惯造成的。[18]他写道："任何人只要见识过君士坦丁堡消耗的黄瓜、西瓜和各种水果的数量，都会完全相信，这些疾病可能是普遍发生的。"他同样认为，尽管当"羚羊"号访问君士坦丁堡和马耳他时，这两个地方都有霍乱，但在他的船上出现的这两个霍乱病例"可以归因于饮食不规律"。出于极为谨慎的考虑，他将两名病人隔离，对他们的衣服和毯子进行消毒，并下令将病情较重的那名船员的床销毁。

亨利还指出，天气没有任何"与疾病的出现有关"的特别之处。亨利对天气做了大量详细的记录，以便了解天气是否与疾病有关，这是当时军医和殖民地医生的典型做法。19世纪初，英国的官僚机构将这种数据收集形式系统化，建立了一个科学信息的政府档案库。[19]

就像收集鼠疫传播信息的阿瑟·霍尔罗伊德一样，亨利从人口层面而不仅仅从个体层面来考虑霍乱。他在1847年至1848年的国外经历给予他英国本土医生无法获得的机会——1831年至1832年的霍乱大流行已经结束，下一次大流行直到1848年9月才在伦敦暴发。正如亨利所指出的，船上的两个病例无法让他得出很多结论，但在君士坦丁堡，他可以观察到更大规模的疫情暴发，还可以咨询经验更丰富的医生。例如，"土耳其首都和达达尔海峡"的医生告诉他，他们在止血方面取得了非常好的效果，但他对他们声称"能够将死亡率降到10%到15%"的说法表示怀疑。

和其他在国外的英国医生一样，亨利一有机会就去调查疾病的暴发。他把自己对霍乱疫情的看法写进了他的"外科医生意见"中，这成为官僚记录的一部分。海军外科医生被要求撰写日志和每日病历。他们每季度还必须提交"疾病学报告"，列出船上发生的每一次疾病和受伤，以及天气条件、温度和其他可能影响健康状况的因素的信息。在亨利的"意见"部分，在继续讨论他对君士坦丁堡疫情暴发的看法之前，他写道："在 6 月的疾病学报告中，我提到，我认为当时君士坦丁堡发生的霍乱不具有传染性；它似乎也不能从病人传染给健康人。"尽管他不能通过船上的两个病例得出太多结论，但他在君士坦丁堡的观察使他能够进行更广泛的理论研究，并将他的理论写入官僚记录。

从帝国主义衍生出来的军事和殖民官僚体制使亨利这样的医生能够看到霍乱在广阔地域的传播。在流行病方面，从大规模疫情中获得的信息对流行病学的发展起了重要作用，由于大英帝国的全球影响力和对不同人群的压迫，这类信息可以为英国医生所用。

* * *

1832 年至 1853 年期间，加勒比海地区发生了一系列霍乱疫情，英国官员和医生对此撰写了大量报告。[20]英国医生加文·米尔罗伊曾在 1850 年至 1851 年疫情期间前往牙买加。根据他的说法，加勒比地区第一次见诸报端的霍乱疫情于 1833 年出现在古巴，随后，该地区在 1849 年至 1851 年又发生了一次疫情。[21]米尔罗伊认为，霍乱疫情始于 1832 年欧洲船只停靠加拿大蒙特利尔之时，然后，首先传到大安的列斯群岛（Greater Antilles），继而向南传播，穿过纽约和费城，最终到达新奥尔良。它从那里传播到古巴，导致大约 1 万人，即当地近 10% 的人口丧生，特别是黑人群体的死亡率很高。它随后蔓延到加勒比海地区和墨西哥。第二次大暴发始于 1848 年，同时出现在纽约和新奥尔良。它向北传播到加拿大，也出现在加勒比海地区和南美洲。与此同时，欧洲大部分地区也遭受着大规模的霍乱疫情。[22]

1850 年，牙买加突然暴发霍乱，英国殖民办事处（British Colonial Office）决定派遣三名医疗视察员前往西印度群岛。当时在牙买加的首席医生是米尔罗伊（第二章讨论过他在鼠疫方面的工作）。米尔罗伊是一位热心的反传染论者，曾任卫生总局负责人，当时他参与调查并撰写了一份关于 1848 年至 1849 年英国霍乱疫情的报告。[23]

霍乱是一种特别可怕的疾病，因为它神秘莫测且症状剧烈。它可以在没有任何预警的情况下渗透一个社区，使人们在数小时内死亡。当霍乱在牙买加暴发时，它导致了大规模死亡。根据某些估计，当地 10% 到 12% 的人口死亡，也就是大约 3 万到 4 万人。该流行病在加勒比海其他地区造成了类似的死亡率。巴巴多斯在三个月内失去了大约 13% 的人口，相当于约 2 万人丧生。圣基茨岛（St. Kitts）和格林纳达的死亡率相似。[24]

大英帝国的行政机构和撰写报告的做法使米尔罗伊有可能将霍乱在整个牙买加的传播情况汇总成一个概要。1851 年 1 月他到达该岛后，开始从医生和军事官员那里收集信息，并亲自走遍全岛。正如他在给副殖民地大臣的信中所解释的那样："我于本月 1 日上午离开金斯敦，于 8 日晚上到达这个小镇[卢西亚（Lucea）]，途中顺利通过多萝西、克拉伦登、曼彻斯特、伊丽莎白和威斯特摩兰教区。在我前往该镇的途中，我走访了霍乱流行程度各异的几个地方，准确记录了所有可能影响霍乱发展的情况，以及霍乱发作的证据。"[25]

由于能够四处走访，这就使得像米尔罗伊这样的医疗检查员能够了解更广阔区域内疾病暴发的概况。在伦敦和纽约，大多数医生的研究在地理上与他们居住的市区有关。[26]就像米尔罗伊在牙买加霍乱报告的引言中所说的那样："我有机会访问岛上的每个教区，并与各种生活条件下的人接触和交谈，无论如何，我观察和调查的领域都是很充分的。此外，自从我回到这个国家（英格兰）以来，我一直与一些消息最灵通的居民保持通信，他们在许多问题上为我提供了新的证据，而我自己搜集的资料并没有我所希望的那么完整。"[27]

在他的报告中，米尔罗伊提供了患者的病历，以说明这种疾病从恶化到死亡的速度有多快。他描述了一个病例，病人是个叫菲普斯（Phipps）的黑人渔民，他住在"肮脏的黑人院落"附近，一大早就离开他的"小屋"去罗亚尔港（Port Royal）。白天，他"腹泻，肠痛"。后来，他回到家后感到"头晕"，"非常虚弱"。晚上，他呕吐并继续腹泻。第二天早上和下午，这些症状持续存在。他的病情在第二天夜间加重，第三天早晨他就去世了。他被认为是金斯敦的第一个霍乱病例。[28]

当时，在英国、欧洲、美国和世界其他地区，关于霍乱是否具有传染性的问题正被激烈地辩论。米尔罗伊注意到，与菲普斯同住的妇女没有感染霍乱，住在附近的其他人也没有感染霍乱。[29]菲普斯和他身边的人为米尔罗伊的医学和政治辩论提供了证据。

紧接着，米尔罗伊详细描述了这种疾病是如何在金斯敦的监狱传播的。1847年10月中旬，霍乱首次在牙买加暴发后不久，总督授权让100名罪犯清理街道。这些人开始工作两天后，其中一个人生病了，并于当晚死亡。三天后，另一名囚犯死亡。在接下来的一周内，又有 23 人死亡。疫情继续在整个监狱蔓延，监狱里几乎全是黑人囚犯（在 500 多名囚犯中，有 7 名白人，26 名"棕色或有色人种"）。在短短几周内，508 名囚犯中有 128 人，即近四分之一的人死亡。米尔罗伊提交了一份表格，列出了囚犯发病和死亡的日期和人数，以及从最初发病到死亡的天数。他指出，大多数人死于夜间，那个时段的通风"非常不足"。[30] 像世界各地的许多其他医生一样，米尔罗伊把监狱作为了解传染病的场所。

米尔罗伊还从加勒比海其他岛屿的军官那里收集了信息，包括巴巴多斯、多米尼加和圣文森特。在牙买加暴发霍乱之前，这些岛屿的军队中就出现了霍乱病例。他总结了这些军官提供的相关信息，包括霍乱与痢疾和其他肠道疾病的症状区别、霍乱的康复率和其他特征，例如在巴巴多斯，"所有黑人部队几乎都不受影响"。通过这样的报告，医生们能够分享信息并更好地了解霍乱。[31]

军医和殖民地医生在世界其他地区的工作经历为他们提供了认识霍乱的机会。19 世纪 50 年代，当霍乱在伦敦或纽约等地暴发时，一些医生在 19 世纪 30 年代的霍乱疫情中就见识过它，但许多医生还没见过。正如牙买加海军医院的外科医生詹姆斯·沃森（James Watson）在 1851 年关于霍乱疫情的文章中所写的那样："这里发病患者的症状与我于 1833 年在里斯本看到的症状相似，据说世界各地的霍乱患者都有这种症状。"沃森指出，该疾病的"医学史"，包括症状和治疗，已经为人所熟知，他说，他的目标是"在我的观察机会和能力允许的范围内，尽可能多地获取霍乱首次在牙买加暴发时的统计数据"。[32]

霍乱如何从一个地方传播到另一个地方？对于这个问题，军医们很感兴趣，而且，他们把自己的观察结果加入正在进行的关于疾病起因和传播方式的大讨论中。沃森提到了霍乱在牙买加传播的细节，部分内容是讨论霍乱与疫情之前和期间从巴拿马、尼加拉瓜抵达的各种船是否具有关联。沃森指出，许多牙买加人认为，这种疾病是会传染的，疫情的暴发可以追溯到两兄弟，他们是在罗亚尔港出现首例患者的一周前从巴拿马乘坐一艘蒸汽船抵达牙买加的。这两名男子报告说，他们的父亲在巴拿马死于霍乱，但他们除了"常见的间歇性发热"，没有出现其他症状。在沃森的照顾下，他们服用奎宁后康复。在该病例发生后的一个月内，霍乱在罗亚尔港的黑人社区蔓延开来，9 名医生被派往那里，治疗住在"恶臭的小屋里"的病人。霍乱从那里蔓延到西班牙镇（Spanish Town）和金斯敦。沃森观察到，在这些城镇，"受人尊敬的平民"的死亡率比罗亚尔港的黑人还要高，他认为，这可能是因为罗亚尔港的居民更年轻、更有活力。

沃森以疫情期间抵达牙买加的几艘船的命运为例，驳斥了霍乱会传染的假设。一艘从尼加拉瓜出发的船在疫情暴发前抵达，30 名船员因间歇性发热住院，只有一人死于霍乱。第二艘从尼加拉瓜出发的船在疫情暴发五天后抵达，100 多名船员因发烧被送往医院，22 人死于霍乱。与此同时，医院中的 7 名工作人员死亡。最后，第三艘来自尼加拉瓜的船在疫情即将结束时抵达。许多船员间歇性发热，被送往医院，他们在与霍乱病人相同的病房接受治疗，并由相同的医务人员护理，但没有感染霍乱。[33]

沃森利用这一证据证明霍乱不会通过人类接触传播。对于那些声称霍乱是通过接触而在牙买加蔓延的人，他问道："他们是否愿意解释一下，如果这种传染如此致命，那么，50个极易感染的人被塞进医院病房，而且病房里仍然弥漫着霍乱病人尸体散发的气味，为什么他们没有一个人感染霍乱？"

沃森不仅否定了传染理论，而且认为牙买加黑人对传染理论的坚信不疑加重了他们的痛苦，阻碍了他们相互照顾。他声称，在金斯敦和西班牙镇，"教导人们相信霍乱会传染"的结果是巨大的恐慌："丈夫们拒绝亲手将妻子们的尸体抬进棺材，甚至母亲们在她们的孩子生病后也抛弃了他们。"相比之下，在罗亚尔港，"我们宣传"霍乱不会传染，"可怜的人们在深陷困境时没有表现出不愿互助的态度"。[34]

* * *

在加文·米尔罗伊提交的关于对牙买加霍乱疫情观察的长篇报告中，他同意詹姆斯·沃森的结论，即霍乱不具有传染性，他仔细跟踪了该疾病的暴发和传播。他引用沃森的话说，牙买加的第一个病例是住在罗亚尔港的一位名叫南妮·约翰斯顿（Nanny Johnston）的老年妇女。有传言说，她曾为被控从巴拿马带来疾病的兄弟俩洗过衣服，但米尔罗伊称，这是假的。那个真的给兄弟俩洗过衣服的女人也得了病，但直到两周后才发病，此时疫情已经传播开了。[35]疾病从罗亚尔港发端，迅速蔓延到全岛，所到之处哀鸿遍野。

米尔罗伊描述了可怕的场景，恐惧成为霍乱病状的一部分。他写道，在金斯敦，马车上堆满了棺材，墓穴挖得不够快，埋不下那么多棺材。他讲了一个例子，人们在一条沟里发现一个人的尸体，当时它正在被秃鹫吞食。他说，死者的家人把尸体扔在那里，"要么是害怕被传染，要么是为了省掉丧葬费"。他补充说，他花了"一大笔贿赂"才说服一群"苦力"为尸体挖墓穴。从金斯敦向东，这种疾病在亚拉斯湾（Yallahs Bay）尤其致命，那里"人们死后就像腐烂的羊一样被抛弃"，尸体任由野狗和秃鹫吞食。[36]

虽然死亡人数令人震惊，但英国医生有了调查这种流行病的机会。殖民主义创造了一种基础条件，使医生能够同时观察许多地区的霍乱疫情，而这又使他们能够对人口和环境进行流行病学研究。

殖民记录的功能、形式和体裁正逐渐与大都市的卫生改革相吻合。英国领先的卫生改革家爱德温·查德威克搜集了英国各地医疗官员关于卫生和疾病的报告，并利用这些报告编写了《英国劳动人口卫生状况报告》（*Report on the Sanitary Conditions of the Labouring Population of Great Britain*，1842）。[37]米尔罗伊在1851年曾写信给查德威克，讲述了牙买加惊人的死亡率。他写道："对于瘟疫在许多地方造成的可怕破坏，我丝毫不感到惊讶。例如，一个镇上有近三分之二的居民、一个庶糖庄园或黑人居住区里有五分之四的黑人死亡。在城镇和乡村，都需要做大量的改善工作。"米尔罗伊指出，他曾要求将查德威克1842年的报告和城市卫生委员会（Metropolitan Sanitary Commission）1847年的报告副本送到牙买加，以协助医生们与疾病作斗争："在我看来，这些极具价值的公共文件与世界各国气候下民众的社会福祉紧密相连，它们应在我们的殖民地内得到广泛传播，并且，几乎每位执业医生都应获得文件，这才是公平的。"[38]米尔罗伊要求英国提供有关卫生改革的报告说明，信息是通过官僚渠道从大都市流向殖民地的。[39]

同样的殖民结构使卫生观念得以横跨大西洋，但也造成了结构上的不平等，使牙买加各地种植园里的黑人饱受折磨，得不到医疗服务。[40]殖民主义导致黑人被分为两类，一类生活在"自己的定居点"，另一类在"庶糖庄园"工作。殖民主义阻碍了他们的迁徙，并将他们限制在霍乱盛行的特定地区，这导致牙买加黑人居民的死亡人数大大超过白人居民。米尔罗伊指出，黑人生活的地方没有医生，或者最多只有一位医生照顾数千人。正如他写给查德威克的信中所说："大的地区和教区有1.2万到1.5万居民，15英里到20英里范围内的人，都是由一个医生来照顾。其结果是，绝大多数病例根本没有得到诊治，数千人几乎毫无反抗地死亡。"[41]这在一定程度上是由于殖民地官僚机构传达不畅，只在流行病来临后才报告殖民地居民的健康状况。正如米尔罗伊所解释的那样："在军事和海军部门，国内一直有专门的监督和指导委员会，我们的士兵和水手的健康状况会定期从世界各地的每个驻地发送过来，相关机构也因此能够制定和实施专家建议的改善措施，但对殖民地来说，甚至没有任何机制来摸清我们殖民地人民群众的健康状况。"[42]

在写给牙买加总督查尔斯·格雷（Charles Grey）的信中（信里附有米尔罗伊的报告），米尔罗伊详细介绍了牙买加黑人的住房条件。他指出，通风不足加剧了疾病的传播。像18世纪和19世纪的其他许多改革者一样，他用英国的监狱系统进行比较。他写道："在最近建造的监狱中，每个囚犯可以获得1000立方英尺的空间。一个颇具启发性的事实是，国内的这些建筑物大多躲过了霍乱的侵袭，但在许多情况下霍乱在它们周围肆虐。另一方面，最可怕的破坏发生在其他公共机构中，那里的囚犯住在过度拥挤、通风不良的狱舍里。"他描述了牙买加黑人居民的住宅，认为其通风条件很差："通常位于最恶劣的地方，建在光秃秃的土地上，在大多数情况下，甚至没有几块木板做地板。靠近门口的地方长满了茂盛的植物，周围几乎总是被污垢和垃圾包围着，难怪瘟疫在居住者中造成了如此大的破坏。"在晚上，六个人到十个人可能挤在一个小房间里，门窗紧闭。"这种地方晚上的空气——请记住，这个时候正是霍乱毒性最强的时候，也是绝大多数病人发病的时候——是如此令人作呕和压抑，访客甚至很难在里面待上几分钟。"[43]

在考察完该岛后，米尔罗伊在写给总督的信中提出了他对导致疾病暴发的因素的结论。[44]虽然米尔罗伊拒绝推测霍乱是如何首次传入的，但列出了导致这种疾病"在牙买加如此剧烈和致命"的一些当地因素。最重要的是"空气的不纯或污染状态"，这是由腐烂的物质和人类的呼吸所引发的。他声称，在"肮脏和被忽视"的地方，以及过度拥挤和通风不良的地方，这种疾病发病率最高。他认为，潮湿和气候也是诱因，并指出，在流行病发生之前，天气异常潮湿。[45]最后，缺乏医生意味着人们在发病的早期阶段无法得到治疗，而如果那时就介入治疗，他们可能会被治愈。

米尔罗伊提出了一些建议，其中包括增加医生的数量，为每个教区任命一名医疗官员，建立地方卫生委员会，并改进死亡率记录。公共卫生是最重要的："对于卫生的忽视，霍乱是最精准的审判者，也是最可怕的复仇者。"[46]在他的报告中，米尔罗伊列举了应采取的各种卫生改善措施：垃圾和其他腐烂物应及时销毁；污水应及时清除或掩埋和覆盖；住房要扩大，要通风，要建在高地上；尸体要埋在远离城镇的地方。[47]

米尔罗伊特别注意供水问题。他在给查德威克的信中写道："这里

　　　　帝国痼疾：殖民主义、奴隶制和战争如何改变医学

的一个镇——法尔茅斯(Falmouth)，从两三英里外的一条河得到了非常好的供水……过去四五十年一直如此。两年前，金斯敦的人们开始有了类似的供水，但那里的供应仍然不完善。"[48]他在报告中写道："金斯顿的供水以前完全来自街道和私人院子里的水井，即城镇地势较低的地区，这样获得的水很可能是含盐的或不纯净的。在紧邻巨大的非砖造厕所周围发现水井并不罕见，来自厕所的尿液很容易渗透到松散的土壤中。"虽然这里已经成立了一家公司从山上引水，但在米尔罗伊看来，这个项目设计得很糟糕，而且由于没有提供排水系统，当街道被清理的时候，脏水就会积聚在街道上。[49]

* * *

牙买加霍乱疫情的暴发反映了奴隶被解放后社会的混乱。在奴隶制结束之前，许多种植园主对被奴役者的健康负有一定责任，但在1833年奴隶制结束之后出现了一种学徒制度，这变成后来历史学家托马斯·霍尔特(Thomas Holt)所说的"一种不完全契约"(a halfway covenant)。种植园主和工人之间的关系继续沿用奴隶制的模式，种植园主在奴隶"每周40.5小时"的劳动时间内管理他们，但在其余的时间里，种植园主和奴隶的关系类似于雇主和雇员的关系：双方制定劳动任务和谈判。在1838年学徒制度结束后，种植园主向被释放的奴隶收取租金，让他们留在种植园。有些被释放的奴隶花钱留在了那片土地上，因为那里离他们的工作地点很近，但许多人最终还是离开了，并在山区建立了定居点，在那里，他们不再需要依赖种植园主生存。[50]在疫情发生时，种植园主试图引诱被释放的奴隶回到种植园工作，并承诺为后者提供医疗支持，但许多被释放的奴隶已经创建了自己的定居点。在这些地方，他们对自己的劳动拥有自主权，但是由于基础设施不足，这些临时的社区很容易受到流行病的影响。霍乱的暴发反过来又推动了英国当局采取公共卫生措施，但这些措施在英属加勒比海地区各不相同：1856年，英国当局在巴巴多斯确立《公共卫生法》，在格林纳达建立垃圾处理系统，在牙买加则关注清洁水源的供给。[51]

尽管米尔罗伊在他的报告中提出了许多改进建议，但令他感到沮丧的是，牙买加议会在制定立法方面进展缓慢，正如在他写给一位殖民地行政长官的信中所说："我很遗憾地说，尽管该岛最近发生了可怕的灾难，但几乎所有阶层，特别是立法机构成员，都对我的工作目标漠不关心。除了一两位议员之外，众议院似乎认为下一届会议再考虑制定卫生和医疗救济措施，也为时不晚。"[52]他建议的许多措施直到多年以后才得以实施。[53]

尽管米尔罗伊的建议没有被立即采纳，但其中许多建议有助于减少霍乱的传播。约翰·斯诺1854年对伦敦霍乱的研究被公认为现代流行病学的基础，因为斯诺确定，霍乱是通过被污染的水传播的。但斯诺只是众多研究霍乱的医生之一，他的观点最初未被理会。米尔罗伊在1851年12月伦敦流行病学协会的会议上介绍了斯诺在牙买加的发现，后者提出了他自己的理论，即泰晤士河中的污水导致了霍乱的蔓延，其他人讥笑他"赞成荒谬的理论"。[54]从"羚羊"号上的詹姆斯·亨利到牙买加的沃森和米尔罗伊，世界各地的医生都在观察这种疾病并提出相关理论。虽然现在看来，米尔罗伊认为霍乱通过被污染的空气传播的观点并不成立，但他和其他人将清洁水源作为改善环境卫生的一部分，这种努力对减少疾病至关重要。这些医学知识的产生、流传和编纂在很大程度上都是殖民地和军事官僚机构推动的结果。

米尔罗伊宣称，他关于"污水影响"霍乱发生的研究结果证实了英国卫生总局（British General Board of Health）的结论。他是在调查牙买加各城镇的霍乱情况、观察卫生条件，并评估黑人的健康后得出这一结论的。当1849年霍乱在英国消散后，医生需要其他地方和人群来进行研究。米尔罗伊对牙买加霍乱的研究与其他驻扎在英国加勒比海地区的医生的报告相结合，为调查该疾病提供了额外的案例研究。他还利用他的研究结果继续进行更广泛的有关检疫的全球讨论。

在牙买加待了八个月后，米尔罗伊返回英国。1853年，他被选为英国皇家医学院研究员。[55] 1855年，他被任命为卫生委员会委员，被陆军部派往克里米亚。1864年至1865年，他担任伦敦流行病学协会主席。该协会的许多创始人和活跃成员，如米尔罗伊，都有海外工作经验。正如米尔罗伊在1864年的主席致辞中所说，这个协会的目标是调查世界各国不同气候下疾病的起因和预防。在关注预防方面，该协会与英国皇家医学和外科协会（Royal Medical and Chirurgical Society）不同，后者主要侧重于治疗疾病和缓解痛苦。米尔罗伊指出，伦敦流行病学协会对外国和殖民地干事的任命，"（是因为）认识到在不同国家和地区进行广泛和深入调查的重要性"。关于持续存在的霍乱问题，他认为仍需要更多的信息，但"世界上没有一个国家像英国一样拥有如此广泛的机会来观察和记录所有自然现象，这不仅是因为她拥有众多的殖民地，而且因为她有广泛的领事机构，几乎所有的国外土地都被纳入政府的常规管辖范围"。[56]

＊　＊　＊

19 世纪中期开展的多项流行病学研究可追溯至军事和殖民地官僚机构的记录，这些记录详细记述了医生们当时在世界各地不同环境下调查疾病的原因、传播和预防的工作。虽然英国王室向加勒比海地区派遣医生是为了保护其经济投资，但这一努力产生了意想不到的结果，即推动了流行病学的发展。向帝国中心报告如何避免疾病暴发以及如何阻止其蔓延——这是流行病学实践中的一个关键标志——是英帝国主义的一个重要因素。正如米尔罗伊在其报告摘要中所解释的那样："预防措施比治疗措施或补救措施更好。"[57]

反过来，军事和殖民官僚机构也作为知识生产的分支体系发挥着作用。[58]虽然书籍和期刊文章的出版，加之专业协会、学术会议和大学的报告，编纂了各种观点，但官僚机构仍是知识生产的重要领域，尽管它被忽视了。[59]船上和殖民地医生们的记述为英国医生提供了一个交流思想、建立专业网络、了解他人如何将医学理论化并付诸实践的平台。

军队和殖民地官僚机构及其要求的记录工作促进了流行病学的发展，但它也捕捉了 19 世纪日常生活的一系列细节，包括百慕大监狱船上的同性欲望和亲密关系，以及以前被奴役的牙买加人的生活条件。由于殖民主义依赖从大都市到殖民地的交流，报告源源不断地从加勒比海地区流向英国和世界其他地区，记录了日常生活中的普通复述。流行病学实践依赖于报告的扩散、知识的流通，以及随后建立的保存这些信息的档案。

官僚主义的医疗记录为我们提供了流行病学历史上更个人化、更近距离的记载。这些报告、信件和期刊强调了医生们的问题和疑虑、他们的不安全感和不确定性、他们对流行病传播的恐惧。它们还揭示了普通人（包括被奴役者、被殖民者、被征服者和其他弱势群体）如何应对流行病的细节——深刻、辛酸、个人化。关于他们的生活条件、家庭生活和工作条件的细节在这些记录中零星出现。尽管这是对他们生活不完整的、支离破碎的描绘，但这些资料揭示了殖民地人民如何充当医生研究的目标人群。他们最初是作为流行病暴发的证据而出现，然后是作为疾病传播的见证人和需要预防措施的脆弱群体而出现。当这些观点变为通风、清洁水源等卫生措施而被颁布后，这些人便从书面上消失了。

支撑流行病学的理论、原则和实践建立在那些遭受折磨、患病甚至死亡的人的痛苦之上，他们为该领域的发展做出了贡献。殖民主义创造了条件，使得世界各地的不同人群可供研究，并促进了流行病学方法的发展——识别疾病的起因、追踪其传播情况、设计预防措施，并形成一个由医生、改革者和政府官员组成的网络。

就在米尔罗伊起草关于牙买加霍乱的报告的同一年，克里米亚战争开始。战争的爆发加速了流行病学的发展，特别是通过弗洛伦斯·南丁格尔（Florence Nightingale）的工作。

注释

［1］George McCall Theal, *History of South Africa since September* 1795, vol. 3 (London: S. Sonnenschein, 1908), 70—79; Hilary M. Cary, *Empire of Hell: Religion and the Campaign to End Convict Transportation in the British Empire*, 1788—1875 (Cambridge: Cambridge University Press, 2019), 232—239.

[2] 关于监狱船，参阅 "Convict Hulks", Sydney Living Museum, https://sydneyliving museums.com.au/stories/convict-hulks。

[3] The Albion, *A Journal of News, Politics, and Literature* (New York), November 24, 1849, 558; *Bombay Times and Journal of Commerce*, December 12, 1849, 860; *Maine Farmer*, February 21, 1850, 18, 8; *The Independent*, January 24, 1850, 2, 60; *The Spectator*, April 6, 1850, 319.

[4] *Bombay Times and Journal of Commerce*, December 12, 1849, 860.

[5] 有关抵抗故事的例子，参阅 "South African History Online: Towards a People's History", https://www.sahistory.org.za/dated-event/neptune-288-convicts-board-enters-simons-bay-amid-strong-resistance-cape-inhabitants。

[6] George B. Grundy to Sir George Grey, May 15, 1849, pp. 101—102, Letters from the Home Office and Treasury on Matters Relating to Bermuda, CO 37/130, National Archives, Kew. 1842 年，19 岁的乔治·巴克斯特·格伦迪被指控犯有伪造罪，参阅 *Manchester Courier and Lancashire General Advertiser*, August 6, 1842; *Bolton Chronicle Greater Manchester*, August 6, 1842。

[7] 在男性中，从婚姻的角度来称呼他们之间的亲密关系有着悠久的传统。关于 19 世纪上半叶同性婚姻的叙事构思，参阅 Timothy Stewart-Winter and Simon Stern, "Picturing Same-Sex Marriage in the Antebellum United States: The Union of 'Two Most Excellent Men' in Longstreet's 'A Sage Conversation' ", *Journal of the History of Sexuality* 19, no. 2 (2010): 197—222。

[8] 有关船上男性同性关系的更多信息，参阅 Jim Downs, "The Gay Marriages of a Nineteenth-Century Prison Ship", *New Yorker*, July 2, 2020, https://www.newyorker.com/culture/culture-desk/the-gay-marriages-

of-a-nineteenth-century-prison-ship。

［9］Philip Harling，"The Trouble with Convicts：From Transportation to
　　Penal Servitude，1840—1867"，*Journal of British Studies* 53，no. 1
　　(2014)：80—110. 关于 19 世纪男性同性欲望的记录，参阅 Jim Downs，
　　"With Only a Trace：Same-Sex Sexual Desire and Violence on Slave
　　Plantations，1607—1865"，in *Connexions：Histories of Race and Sex
　　in North America*，ed. Jennifer Brier，Jim Downs，and Jennifer
　　Morgan(Champaign：University of Illinois Press，2016)，15—37。

［10］*An Earnest and Respectful Appeal to the British and Foreign Bible Socie-
　　ty，by Its South African Auxiliary，on Behalf of the Injured Colony of
　　the Cape of Good Hope（with Reference to Convict Transportation）*
　　(Cape Town：Saul Solomon & Co.，1849)，22—23.

［11］Mark Harrison，*Medicine in an Age of Commerce and Empire：Britain
　　and Its Tropical Colonies，1660—1830*(New York：Oxford University
　　Press，2010)，44—45.

［12］Oz Frankel，*States of Inquiry：Social Investigations and Print Culture
　　in Nineteenth-Century Britain and the United States*(Baltimore：Johns
　　Hopkins University Press，2006).

［13］E. Ashworth Underwood，"The History of Cholera in Great Britain"，
　　Proceedings of the Royal Society of Medicine 41，no. 3(1948)：165—
　　173；Charles Rosenberg，*The Cholera Years：The United States in
　　1832，1849，and 1866*(Chicago：University of Chicago Press，1962)；
　　David Arnold，"Cholera and Colonialism in British India"，*Past &
　　Present* no. 113(1986)：118—151；Christopher Hamlin，*Cholera：The
　　Biography*(New York：Oxford University Press，2009).

［14］至于遵循这一轨迹的医生范例，参阅 Harrison，*Medicine in an Age of
　　Commerce and Empire*。

［15］Gavin Milroy，*Report on the Cholera in Jamaica，and on the General
　　Sanitary Condition and Wants of the Island*(London：Eyre and Spottis-
　　woode，1853)，3.

[16] 关于全球各地对于霍乱的反应，参阅 Hamlin, *Cholera*, 4—21。

[17] James Henry, August 4 1847—September 30, 1848, "Medical and Surgical Journal of Her Majesty's Sloop Antelope", ADM 101/85/3/4, National Archives, Kew. 这一部分中的所有引文均来自亨利的日记。至于海军外科医生助理在 1849 年前往香港的航程中关于霍乱的描述，参阅 Bronwen E. J. Goodyer, "An Assistant Ship Surgeon's Account of Cholera at Sea", *Journal of Public Health* 30, no. 3(2008):332—338。

[18] 克里斯托弗·哈姆林(Christopher Hamlin)在《霍乱》(*Cholera*)一书中讨论了"霍乱"一词随时间推移而变化的过程，以及这种疾病与其他肠道疾病区分开的过程，参阅 *Cholera*, 21—28。

[19] Mark Harrison, "Science and the British Empire", *Isis* 96, no. 1 (2005):56—63; Juanita de Barros, *Reproducing the British Caribbean: Sex, Gender, and Population Politics after Slavery*(Chapel Hill: University of North Carolina Press, 2014), 36.

[20] 漫长的 17 世纪，在加勒比海地区，科学知识是如何应运而生的？关于这个问题的分析，参阅 Pablo F. Gómez, *The Experiential Caribbean: Creating Knowledge and Healing in the Early Modern Atlantic*(Chapel Hill: University of North Carolina Press, 2017). 马克·哈里森在《商业和帝国时代的加勒比海医学》(*Caribbean in Medicine in an Age of Commerce and Empire*)一书中讨论了英国医生在加勒比地区的工作。

[21] Milroy, *Report on the Cholera in Jamaica*, 5—7; 也可参阅 Deborah Jenson, Victoria Szabo, and the Duke FHI Haiti Humanities Laboratory Student Research Team, "Cholera in Haiti and Other Caribbean Regions, 19th Century", *Emerging Infectious Diseases* 17, no. 11 (2011):2130—2135。

[22] Milroy, *Report on the Cholera in Jamaica*, 5.

[23] *Report on the Epidemic Cholera of 1848 & 1849*, Presented to Both Houses of Parliament by Command of Her Majesty (London: W. Clowes & Sons, 1850). 至于米尔罗伊有关牙买加报告的其他二手资料，参阅 C. H. Senior, "Asiatic Cholera in Jamaica(1850—1855)",

帝国瘤疾：殖民主义、奴隶制和战争如何改变医学

Jamaica Journal 26, no. 2 (December 1997): 25—42; Christienna D. Fryar, "The Moral Politics of Cholera in Postemancipation Jamaica", *Slavery and Abolition* 34, no. 4 (2013): 598—618; de Barros, *Reproducing the British Caribbean*; Aaron Graham, "Politics, Persuasion and Public Health in Jamaica, 1800—1850", *History* 104, no. 359 (2019): 63—82。

[24] Rita Pemberton, "Dirt, Disease and Death: Control, Resistance and Change in the Post-Emancipation Caribbean", *História, Ciências, Saúde-Manguinhos* 19, suppl. 1 (2012): 47—58.

[25] Gavin Milroy to Benjamin Hawes, February 10, 1851, Lucea, Jamaica, CO 318/194, National Archives, Kew.

[26] 关于纽约市的疫情，可参阅 Rosenberg, *The Cholera Years*。正如我们在前几章中所看到的，医生确实经常向同事取经，例如，埃德温·查德威克收集了有关英国城镇卫生条件的数据。

[27] Milroy, *Report on the Cholera in Jamaica*, 3—4.

[28] Milroy, *Report on the Cholera in Jamaica*, 42—43.

[29] Milroy, *Report on the Cholera in Jamaica*, 42—43.

[30] Milroy, *Report on the Cholera in Jamaica*, 42—45.

[31] Milroy, *Report on the Cholera in Jamaica*, 10—11.

[32] James Watson, "Cholera in Jamaica. An Account of the First Outbreak of the Disease in That Island in 1850", *Lancet* 57, no. 1428 (1851): 40—41.

[33] Watson, "Cholera in Jamaica".

[34] Watson, "Cholera in Jamaica".

[35] Milroy, *Report on the Cholera in Jamaica*, 38.

[36] Milroy, *Report on the Cholera in Jamaica*, 14, 16.

[37] Edwin Chadwick, *Report ... on an Inquiry into the Sanitary Conditions of the Labouring Population of Great Britain* (London, W. Clowes and Sons, 1842). 关于查德威克对于流行病学的影响，参阅 *Companion Encyclopedia of the History of Medicine*, vol. 2, ed. W. F. Bynum and

Roy Porter(London: Routledge, 1993), 1242—1244。

[38] Gavin Milroy to Edwin Chadwick, March 10, 1851, CO 318/194, National Archives, Kew.

[39] 这也打破了许多学者所暗示的错误的二分法，即英国医生认为"热带地区"与大都市截然不同。米尔罗伊相信卫生的原则是超越地方的。他认为，查德威克的建议虽然是为了解决英格兰的问题，但也可以适用于加勒比地区。至于欧洲人对"热带地区"的想象的持久性问题，参阅 Nancy Leys Stepan, *Picturing Tropical Nature*(Ithaca, NY: Cornell University Press, 2001)。

[40] Margaret Jones, *Public Health in Jamaica*, 1850—1940: Neglect, *Philanthropy and Development* (Kingston: University of West Indies Press, 2013); Fryar, "The Moral Politics of Cholera". 结构性暴力无一例外地为流行病的传播创造了条件，关于这个问题的论著，参阅 Johan Galtung, "Violence, Peace, and Peace Research", *Journal of Peace Research* 6, no. 3(1969):167—191; Paul Farmer, "An Anthropology of Structural Violence", *Current Anthropology* 45, no. 3 (2004), 305—325。

[41] Milroy to Chadwick, March 10, 1851.

[42] Milroy, *Report on the Cholera in Jamaica*, 108.

[43] Milroy, *Report on the Cholera in Jamaica*, 112(appendix A).

[44] Milroy, *Report on the Cholera in Jamaica*, 110—115(appendix A).

[45] 最近有学者指出，殖民主义和帝国主义破坏环境，导致加勒比地区疾病暴发。关于殖民主义和帝国主义对健康和环境造成的不良后果，可参阅 Mariola Espinosa, *Epidemic Invasions: Yellow Fever and the Limits of Cuban Independence*(Chicago: University of Chicago Press, 2009); J. R. McNeill, *Mosquito Empires: Ecology and War in the Greater Caribbean*, *1620—1914* (Cambridge: Cambridge University Press, 2010); Richard Grove, *Green Imperialism: Colonial Expansion, Tropical Island Edens and the Origins of Environmentalism*, *1600—1860*(Cambridge: Cambridge University Press, 1996)。

[46] Milroy, *Report on the Cholera in Jamaica*, 111(appendix A).

[47] Milroy, *Report on the Cholera in Jamaica*, 99—105.

[48] Milroy to Chadwick, March 10, 1851.

[49] Milroy, *Report on the Cholera in Jamaica*, 42.

[50] Thomas C. Holt, *The Problem of Freedom: Race, Labor, and Politics in Jamaica and Britain, 1832—1938* (Baltimore: Johns Hopkins University Press, 1992), 56, 133—167.

[51] Pemberton, "Dirt, Disease and Death".

[52] Gavin Milroy to Benjamin Hawes, May 28, 1851, Kingston, Jamaica, CO 318/194, National Archives, Kew.

[53] 关于疫情对于公众健康造成的后果，参阅 Fryar, "The Moral Politics of Cholera in Postemancipation Jamaica"; Graham, "Politics, Persuasion and Public Health in Jamaica, 1800—1850"; Senior, "Asiatic Cholera in Jamaica". 弗莱尔(Fryar)认为，米尔罗伊的卫生运动是在道德冲动下开展的。她认为，米尔罗伊利用霍乱疫情控诉黑人，然后呼吁改善黑人的卫生状况，从而改良他们的道德行为。然而，米尔罗伊的言论必须放在更广泛的全球卫生改革的大背景下。英国医学专家将许多地方都称为污秽之地，并不仅限于牙买加。虽然道德判断决定了他们的控诉，但米尔罗伊和其他医生更致力于了解疾病是如何传播的，而不是发起一场道德讨伐。

[54] "Medical News: The Epidemiological Society, Dec. 4, 1851", *Lancet* 58, no. 1476(December 13, 1851), 568.

[55] 关于米尔罗伊的生平，参阅 "Obituary—Gavin Milroy", *British Medical Journal* 1, no. 1313 (1886): 425—426; Mark Harrison, "Gavin Milroy (1805—1886)", *Oxford Dictionary of National Biography Online*, updated September 23, 2010。

[56] Gavin Milroy, "Address at the Opening of the Session, 1864—1865", *Transactions of the Epidemiological Society of London*, vol. 2(London: Robert Hardwicke, 1867), 247—256.

[57] Milroy, *Report on the Cholera in Jamaica*, 115(appendix A).

[58] 我的想法源于历史学家安·布莱尔（Ann M. Blair）对近代早期知识生产的分析，参阅 Ann M. Blair, *Too Much to Know: Managing Scholarly Information before the Modern Age*（New Haven, CT: Yale University Press, 2011）。

[59] 在《国家调查》（*States of Inquiry*）一书中，奥兹·弗兰克尔（Oz Frankel）分析了国家在出版社会调查报告过程中扮演的重要角色，这些调查报告影响了英国和美国的印刷文化。弗兰克尔强调的是关于英国国内问题（如童工和贫困）的报道，而我的重点则是帝国主义和战争。

第五章　弗洛伦斯·南丁格尔:未被承认的流行病学家

在本章,我们将目光转向战争。到了 19 世纪中后期,战争作为一支重要力量,介入传染病学领域,因为战争创造了大量可用于传染病研究的人口。军医将他们的注意力转移到战争造成的医疗危机上——生病和濒死的士兵、不卫生的营地、疾病的暴发。与奴隶制和殖民主义的情况一样,这些生物灾难导致有关疾病起因、传播和预防的报告激增。战时医学创新的故事并不陌生,但历史学家通常将战争与殖民主义和奴隶制分开,尽管它们是同时发生的。[1] 1755 年至 1853 年间,即奴隶制和大英帝国扩张时期,军医们取得的进展在一定程度上影响了战场医疗机构记录、解释和理解疾病传播的方式。同样,战时医学产生了重要的研究,推动了流行病学领域的发展,并塑造了英美医生对疾病因果关系和传播的理解。

战时医学也提醒普通民众注意拥挤空间和环境卫生等问题。这些此前主要在医疗和政府机构中流传的问题开始出现在报纸上,这些报纸报道了战地医院内可怕的苦痛和令人震惊的条件。特别是克里米亚战争(Crimean War, 1853—1856 年),使人们注意到军队医院的可悲状况,并因此注意到英国和美国民用医院的情况。[2]

19世纪期间，从欧洲和美国，到大英帝国、法兰西帝国和西班牙帝国的遥远疆域，许多人认为医院主要是为穷人和弱势群体服务的机构。[3]大多数人更愿意在家里接受医生和治疗师的治疗；事实上，大多数人是在家里出生和死亡的。[4]那些没有家人或社区网络来照顾他们的人往往被迫进入医院，而当时医院的功能更像是当代的施粥所或无家可归者收容所。[5]即使地方政府控制着其中部分机构，但它们的资金和人员都严重不足，在提供医疗服务方面举步维艰。[6]尽管有过改革尝试，如约翰·霍华德在18世纪末所做的努力，但在改善医院条件方面的措施极少，而且很少有人认识到这些打着慈善旗号的机构是如何加剧疾病和死亡的。正是医疗改革家们——其中最著名者当属弗洛伦斯·南丁格尔——提出了令人信服的证据，证明军队医院的工作方式，像监狱、奴隶船和殖民地种植园一样，助长了疾病的传播。

虽然大家都知道医院的条件弊大于利，但仍然需要系统的证据加以证明。由于无法追踪有多少人在住院期间生病或死于与入院无关的疾病，有关疾病或虐待的具体故事很容易被忽略。[7]但克里米亚战争的爆发为卫生改革者创造了一个前所未有的机会，让他们可以收集统计证据以记录医院的危险。

* * *

英国记者首先揭露了军队医院的问题。1854年，伦敦《泰晤士报》派威廉·霍华德·拉塞尔（William Howard Russell）报道克里米亚战争，他成为世界上最早的战地记者之一。他主张向该地区派遣更多的医生，并指责军方管理不善，忽视受伤和生病的士兵。他在战争开始时写道："如果我们的士兵穿得好，吃得好，住得好……就没什么好担心的。"但是，他警告说，不提供这些基本必需品，就会造成灾难。他提醒读者，在 1828—1829 年的俄土战争中，"有 8 万人死于'鼠疫、瘟疫和饥荒'"。为了防止"这种恐怖的事件重演"，更好的医疗护理至关重要："让我们拥有一支势不可挡的医疗大军来对抗疾病。"拉塞尔形容加里波利的医院对接待病人毫无准备："他们既没有被褥、床单、医疗用品，也没有医护慰藉。"生病的士兵只能得到一条毯子。[8]

英国读者跟随拉塞尔的报道，获得了有关战争状况的第一手资料，但这些资料被有关英勇和荣誉的爱国主义叙事所掩盖。他的叙述报道了以前只限于军事、医疗和政府官员所知悉的情况。随着《泰晤士报》刊登的拉塞尔关于医院恶劣条件的文章越来越多，公众越来越愤怒，强烈要求改革。拉塞尔则直接向他的读者发表演说，不仅呼吁建立一支医生大军，还恳请女性读者为战争出力："在我们中间，难道没有一位具有献身精神的妇女能够并且愿意去斯库塔里(Scutari)的医院照顾东线的伤病士兵吗？在这个危急时刻，难道英格兰女儿们就没有一位准备好去从事这样的善举吗？"[9]

1854 年 10 月初，伦敦哈利街(Harley Street)残疾妇女医院(Hospital for Invalid Women)的负责人弗洛伦斯·南丁格尔读到了拉塞尔和《泰晤士报》其他记者关于斯库塔里医院条件的文章。在那里，士兵"在痛苦中死去"，没有"医务人员的手靠近伤口"，"甚至没有亚麻布给伤员做绷带"。[10]在读完对医院里恶劣条件的描述后，她立即写信给她的朋友伊丽莎白·赫伯特(Elizabeth Herbert)——后者嫁给了陆军大臣西德尼·赫伯特(Sidney Herbert)，南丁格尔说她要到斯库塔里当护士。

她向赫伯特太太解释说，"一支护士小分队"被组织起来，前往土耳其帮助那些"可怜的伤员"。南丁格尔说，她筹集了私人资金来"养活她们自己"，她和其他护士不会花费国家一分钱。[11]

在南丁格尔往赫伯特家寄信的同时，西德尼·赫伯特显然也在给她写信。战争刚开始时，他曾建议组建一支女性护士队伍，但军方和政府当局都反对他的提议。拉塞尔在《泰晤士报》上发表的文章引发了公众对军队医院条件的强烈不满与抗议，政府同意让赫伯特组织一批护士前往土耳其。赫伯特作为一位改革者，已经为改善军队的卫生条件做出了努力，他相信，在几年前与他有过一面之缘的南丁格尔有资格领导这次远征。[12]

1854年11月4日，就在南丁格尔写信给赫伯特仅仅三个星期之后，她便抵达斯库塔里的兵营医院。斯库塔里位于博斯普鲁斯海峡的亚洲一侧，靠近君士坦丁堡。赫伯特给她下达了严格的指示，要她听从斯库塔里陆军首席医务官员的指示。[13] 由于将妇女派往前线是史无前例的，没有任何规定来指导南丁格尔和其他妇女在那里的工作。南丁格尔负责雇用护士，明确她们的职责，制定她们的日程表。她还担任"军营的女主人"，负责组织烹饪、洗衣和物资分配等事宜。[14]

南丁格尔在巴拉克拉瓦战役（Battle of Balaclava）和轻骑兵冲锋（Charge of the Light Brigade）①结束大约一周后到达斯库塔里。在这场

---

① 轻骑兵冲锋指在1854年10月25日的巴拉巴拉瓦战役中，由卡迪根伯爵（Earl of Cardigan）带领英军轻骑兵向俄军发起的冲锋。当时，英军总指挥拉格兰男爵（Baron Raglan），派遣轻骑兵夺取战线附近正在撤退的俄军大炮，通讯人员却错误传达了命令，导致仅装备马刀的轻骑兵在易守难攻的地形上，正面冲向准备充足的俄军炮兵。轻骑兵在猛烈火力下，成功冲入炮兵阵地，但因为伤亡惨重，被迫撤退。在战斗中，英军付出了沉重的代价，引以为傲的轻骑兵团几近全灭，却没能换来任何战略利益。——译者注

著名战役中，轻骑兵被派往错误的地点，被俄国人击败，导致英军伤亡惨重。拉塞尔报告说，英国的骑兵和炮兵损失了 175 人，其中包括 13 名军官，另有 251 人受伤，其中包括 27 名军官。拉塞尔强调了士兵们的勇敢和英雄气概，并指出士兵们面临的"紧急情况"不是战场上的敌人，而是疾病。他以抒情的口吻描述了士兵们是如何"一下子被运送到这里，忍受亚热带的炎炎烈日和瘟疫气候的瘴气"，在那里，他们"周而复始地看到，身边战友在潜行于黑夜的敌人的打击下倒下，面对敌人的箭矢，再勇敢的人也无法阻挡战斗的浪潮或冲破致命的缺口"。[15]

1854 年 11 月 25 日，在写给赫伯特的一封信中，南丁格尔强调了医院里洗澡和洗衣的问题，因为医院里住着 2 300 多名伤病号。她抱怨说，医院的服务供应者认为清洗问题并不重要。每天晚上只能给 30 个人洗澡，这意味着每个人 80 天才能洗上一次澡。结果造成"发烧、霍乱、坏疽、虱子、臭虫、跳蚤——可能也有丹毒①，因为在处理许多伤口时都使用同一块海绵"。当她到达时，她发现病房里没有水槽、肥皂和毛巾。她和她的同事们开始收集和清洗"浴巾"和"被单枕套"，创建"一个我们自己的小型洗涤机构"。[16]

1855 年 2 月初，在南丁格尔为改善医院的卫生条件努力了几个月后，她给母亲写了一封信，她说尽管困难重重，但她仍然致力于改革军队医院和军队医疗委员会。她向母亲保证，她的教育没有白费，她所学到的原则将持续指导她作为一个改革者而努力。她的父母最初反对她成

---

① 丹毒(Erisypelas, 希腊语 ερυσίπελας, 意为"红色皮肤")是一种急性感染，典型症状是皮疹，通常出现在腿部、脚趾、面部、手臂和手指等部位，医学术语是真皮上层和浅表淋巴管感染，通常由链球菌在抓痕或其他感染部位引起。——译者注

为一名护士的人生规划，所以，这似乎成为她证明自己职业重要性的方式。她甚至将自己的改革努力比作"上帝的工作"。[17]

三周后，南丁格尔写信给西德尼·赫伯特，信中说医院的情况正在好转。她指出，在过去的 24 小时里，他们只埋葬了 10 个人，与之相对比，在 2 月的前八天，他们埋葬了 506 人。[18]尽管历史学家们对南丁格尔的工作是否降低了 1854 年至 1855 年冬天医院里的伤员死亡率这一问题争论不休，但毫无疑问的是，她公开了军队医院里危险和不卫生的状况，而这些在战前基本上被忽视了。[19]

* * *

像加文·米尔罗伊和其他在国外工作的医学专家一样，当南丁格尔回到英国后，她发表了报告，介绍了她的发现。在她那篇题为《医院笔记》(Notes on Hospitals)的论文中，她描述了困扰英国和欧洲军用与民用医院的肮脏环境。在回答 1857 年成立的英国皇家委员会关于军队卫生状况的问题时，她写道，当她到达斯库塔里的医院时，除了肮脏的墙壁和天花板外，"老鼠、各种害虫、堆积的灰尘和污浊的空气，这些都藏在病号们躺着的木制沙发下面，这让环境对他们来说更加凶险"。[20]医院里有关老鼠的故事并不罕见，这是经常被用来控诉医院肮脏的一个比喻。在大西洋彼岸的美国，流行杂志《哈珀斯周刊》(Harpers Weekly)刊登了一幅插画，画的是一群老鼠在一名睡着的精神病院女病人身上攀爬的场景。在 19 世纪中期，老鼠尚未被确定为鼠疫携带者，此时，医院工作人员可能认为老鼠令人生厌，但几乎没有采取措施驱逐它们。南丁格尔和其他改革者一样，之所以描述它们的存在，是因为要说明医院有多脏。[21]

虽然关于南丁格尔的流行叙事主要集中在她作为护士的重要职责上，即带领有史以来第一支妇女队伍走上战场，治疗受伤士兵，但她的贡献其实更大。南丁格尔在克里米亚战争中的标志性形象是"提灯女士"。晚上，她手里拿着灯，在医院病房里巡视，查看受伤的士兵。这个绰号和形象符合军方对她在斯库塔里工作的期望。她是一位协助医生对病人进行医疗救助的"女士"，这与她不屈不挠地努力为战争做贡献的大叙事相吻合。然而，这只是故事的一部分。南丁格尔在帮助受伤士兵方面的投入和她在战场上的勇敢旅行常常掩盖了她在公共卫生和流行病学方面的工作。

与南丁格尔作为护士的工作相比，她作为公共卫生权威或流行病学家的工作几乎不为人所知。尽管关于她的传记和文章层出不穷，但大多以她的护士工作为主题，只有少数几位学者记录了她作为统计学家的工作。我将在这些学术研究的基础上继续阐发我的观点：基于她在疾病预防、环境卫生、疾病传播理论和土木工程实践的发展方面所做的努力，特别是她在制定医院蓝图方面所做的贡献，我认为，她是一位流行病学家。[22]

南丁格尔希望利用她的观察结果来搞清疾病传播的诱因以及预防的方法。当加文·米尔罗伊和詹姆斯·麦克威廉等医生在 19 世纪上半叶成为最重要的流行病学家时，南丁格尔在 19 世纪下半叶成为疾病研究领域举足轻重的理论家。南丁格尔证明了护士在调查疾病方面具有敏锐的洞察力。她说，一位"细心观察的护士"可以比一位只定期探视病人的医生提供"更重要的数据"。[23]

1856 年，克里米亚战争结束几个月后，南丁格尔回到伦敦，整理了她在战争期间收集的报告和观察结果。英国陆军大臣要求她考察医院情况，特别是它们的"缺陷"，并对陆军健康状况作出评估。她的发现于1858 年发表在一本 800 多页的书中，书名为《影响英国陆军健康、效率和医院管理的事项说明》(*Notes on Matters Affecting the Health, Efficiency, and Hospital Administration of the British Army*)。[24]

但是，南丁格尔职业生涯中最重要的节点可能是她对军队医院高死亡率原因的看法的转变。她到达斯库塔里后，死亡率不降反升。在她抵达的第一个冬天(1854—1855 年)，估计有 4 077 名士兵死于霍乱、伤寒和斑疹伤寒。她将死亡人数之高归咎于营养不良和物资不足。1855 年 2 月，英国议会任命了一个卫生委员会来调查斯库塔里的卫生状况。我们在第四章讲过加文·米尔罗伊在牙买加的霍乱研究，他在 1855 年 7 月加入卫生委员会，取代了赫克托·加文(Hector Gavin)。该委员会指出，不合格的下水道和不通风的建筑物是造成高死亡率的原因。[25]这一发现改变了南丁格尔对传染病传播的认识，并激励她更加关注军队医院的卫生条件。她后来成为一名首屈一指的研究人员，不懈地倡导改善卫生条件。

正如南丁格尔在《利兹水星报》(*Leeds Mercury*)上一篇未署名的文章中所说的那样，英国皇家委员会的报告表明："在英国，没有一个综合医院体系能够作为战时综合医院管理的基础，国内缺乏这样的体系是造成大多数灾难性后果的原因，而这使得斯库塔里的医院比隔离病院好不到哪里去。"该委员会曾建议，"为了避免未来发生类似的灾难"，英国应该建立综合医院。英国议会已经收到在南安普敦建造一所拥有

1 000个床位的医院的计划，但是南丁格尔批评了这一计划，声称如果把它作为部队医院的样板，就会有"让发生在斯库塔里的大灾难再次发生"的风险。她解释说，英国皇家委员会"已经明确指出，这样的医院应该由独立的建筑物或分区组成，病房的两侧要有窗户，窗户可令室内充分通风；这些建筑物应该用走廊连接起来，以便管理和锻炼……病房应具有足够的规模，以满足临床教学和经济化管理的需要"。[26]奴隶制和帝国主义创造了新的人造环境，揭示了疾病是如何因社会安排的变化而在大量人口中传播的，同样，克里米亚战争使南丁格尔更好地认识到应该如何设计医院。

南丁格尔对医院的控诉引起了维多利亚女王和她的丈夫阿尔伯特亲王的注意。阿尔伯特亲王是伦敦统计学会（Statistical Society of London）的忠实赞助人，该学会是由他的导师阿道夫·凯特勒（Adolphe Quetelet）于1834年创立的。[27]当南丁格尔于1856年8月返回英格兰时，女王与阿尔伯特亲王召她前往王室的苏格兰行宫巴尔莫勒尔堡（Balmoral Castle）觐见。南丁格尔得到了他们的支持，成立了一个皇家委员会来调查军队的健康状况。她随后邀请威廉·法尔（William Farr）加入她的团队。法尔是一位开创性的统计学家，负责档案总馆的人口动态统计工作，他帮助南丁格尔分析收集到的关于战争死亡率的数据。[28]

南丁格尔和法尔一起工作，发现死于疾病的士兵比死于战斗的士兵要多。他们发现，每有一名士兵死于战场创伤，就有七名士兵死于军营中可预防的疾病。[29]除了死亡率的统计数据，南丁格尔还发表了大量报告，详细描述了医院的不卫生条件。她还就军队如何防止疾病传播提出了建议。在她的《医院笔记》一书中，她一开始就谈到了这样一个案例：一个"轻微发烧"的人被送进医院，几天后就不发烧了，"但由于病房恶劣的条件，这个病人过了八周仍未康复"。[30]

她从一开始就保留着她的第一份报告，后来这份报告以《影响英国陆军健康、效率和医院管理的事项说明》为标题出版，它本来是陆军部和陆军医疗部门之间的机密信件，直到英国皇家委员会正式成立。1856年11月，她向潘慕尔勋爵（Lord Panmure）提议成立委员会，但直到1857年5月，委员会才成立。由于这一延迟，她支付了这份报告的印刷费用，并让它在英国政客和其他官员之间传阅。这份报告引起了很好的反响。一位读者写道："我把它看作送给军队的赠礼，也是给国家的一份无价之宝。"[31]

在这份最终于1858年发表的报告中，南丁格尔解释说，医院不健康的条件并不仅限于克里米亚战争期间，她还追溯了英国军队在卫生方面所面临的挑战。她指出，在1811年至1814年英国在葡萄牙的一场战役中，斑疹伤寒一直困扰着军队医院。通过提供此事例及其他类似例子，南丁格尔希望在一个更大的历史背景下揭示不卫生的条件如何导致疾病的传播。她进而希望她的分析能防止"未来发生类似的灾难"，并迫使军队出台卫生政策。[32]她的主要关切——卫生和预防措施的形成，是现代公共卫生的主要原则。

在斯库塔里的时候，南丁格尔开发了一套记录系统，可以跟踪军营医院和附近的综合医院中的各种因素。她事无巨细地记录了从清洁度到物资供应数量，从饮食到厕所和墓地的位置等情况。她还仔细检查了物理空间，认真记录了病房的大小、屋顶的状况以及窗户的质量、大小和布置。[33]与关注通风重要性的托马斯·特罗特等人一样，在南丁格尔关于英国军队健康的书中，她指出了通风不当的问题，并用了整整一节的篇幅来讨论"通风不良"。她引用了英国卫生委员会的报告，其中提到兵营医院"通风状况不佳"。这里只有"几处小开口"，所以"热气和浊气"没有办法逸出。作为瘴气理论的拥护者，她认为疾病是通过空气传播的，主张通过通风来释放医院的"污浊空气"。

除了通风不足之外，南丁格尔还指出排水系统差、下水道和管道设计不当等问题。在她向英国皇家委员会提供的证据中，南丁格尔报告了她到达军营医院时看到的肮脏状况："厕所的状况……几个月以来，厕所里都有1英寸多深的污物，太可怕了，难以形容。"她在一扇窗户下发现了六只死狗，还有一匹死马在下水道里躺了好几个星期。饮用水很脏，有一次，她在水箱里看到了用过的医用制服。老鼠和昆虫到处都是，"墙壁和天花板上满是屎尿之类的有机物"。[34]

南丁格尔在关于英国陆军健康状况的报告的结语中解释道："我们对克里米亚战争期间卫生状况的了解比我们对其他任何战争的了解都要多，但因为这是对一支军队的全面检验（这史无前例），这支军队在经历了因疏忽而导致的疾病与灾难并行的至暗时刻后，通过采取补救措施重新恢复到健康和高效的最佳状态。这是场完完整整、规模巨大的实验。"她指出，在克里米亚战争的头七个月里，死亡率超过了1665年的鼠疫和战争前不久的霍乱大流行。但是在战争的最后六个月里，即卫生改革后，"这里病人的死亡率跟国内健康卫队的死亡率差不多"。[35]

南丁格尔利用她在战争期间收集的死亡率数据，以及国内的死亡率统计数据，证明在 1839 年到 1853 年间，士兵的死亡率远远高于平民："在 1 万名（20 岁的）士兵中，有 7 077 人活到 39 岁，其中 135 人在第二年死亡；而在 1 万名 20 岁的平民中，有 8 253 人活到 39 岁，其中 106 人在第二年死亡。"[36]几乎所有士兵的死亡都是由疾病造成的；"在一场长期战争中，战场上的实际伤亡只占伤亡的很小一部分"。[37]南丁格尔将死亡原因分为"细菌性疾病"（zymotic dieseases，在 19 世纪它指的是诸如发烧、麻疹和霍乱之类的传染病）、"胸部和结核病"（chest and tubercular diseases)和"其他所有疾病（包括暴力致死)"。南丁格尔对军队的疾病分类系统提出了批评。在一张图的底部，她指出："支气管炎和流感没有出现在陆军术语表中。一般认为，退伍军人的慢性黏膜炎实际上是肺结核，在大多数情况下，的确如此；急性黏膜炎包括流行性黏膜炎、流感和支气管炎。"[38]

南丁格尔使用各类图表来展示统计数据，这些在当时还是新鲜事物，它们能使读者更容易、更直观地看懂她所做的比较。[39]她发明了一种新图，叫作"玫瑰图"（rose chart)，也被称为"鸡冠花图"（coxcomb chart)或"极坐标区域图"（polar area diagram)，用来展示克里米亚战争的死亡率数据。每张图的布局都像一块饼，显示一年的数据，每一片表示一个月份。各片又被分成不同颜色的部分，其面积与死亡人数成正比，其中一部分是因伤死亡，第二部分是"可预防或可减轻的细菌性疾病"导致的死亡，第三部分是其他原因导致的死亡。从 1854 年 4 月至 1855 年 3 月和 1855 年 4 月至 1856 年 3 月的死亡数图就足以表明，死于疾病的人数远远超过死于战斗的人数，而且第二年的总死亡率有所下降。[40]

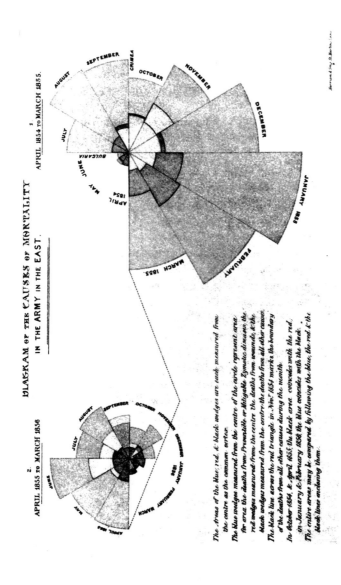

南丁格尔的玫瑰图显示了克里米亚战争期间英国士兵的死亡原因。右图展示的是1854年4月至1855年3月，左图展示的是1855年4月至1856年3月。每个楔形的面积与该月的死亡人数成正比。灰白色楔形（原图中为红色）表示死于伤口；浅灰色（原图中为蓝色）表示死于疾病；深灰色（原图中为黑色）表示死于其他原因。（Wellcome Colletion）

图5.1

为了进一步揭示医院卫生状况不佳所带来的危险，南丁格尔从伦敦15家医院的护士长、修女和护士那里收集到死于发烧和霍乱等"细菌性疾病"的死亡数据。[41]她展示了威廉·法尔为她整理的表格，这些表格显示护理人员的死亡率远高于伦敦女性人口的死亡率；此外，在医院工作的妇女比其他妇女更有可能死于细菌性疾病。她用这些数据来证明医院卫生的"极端重要性"。她写道："一名训练有素的护士因可预防的疾病而死亡，这比一名优秀的士兵因同样原因而丧生所造成的损失更大。金钱无法取代这两者，但是一个好护士比一个好士兵更难找。"[42]

在她的《医院笔记》中，她重述了1756年死于印度一家拥挤监狱的英国战俘的故事："把150人关在加尔各答的一个黑洞里，24小时内就会出现严重的传染，在这段时间里，几乎所有囚犯都会被感染。"[43]南丁格尔提到这个案例，证明它可以作为典型案例来说明通风的必要性。而发生在印度的这一事实表明了英国医疗当局是如何利用来自帝国各地的信息的。

由于她在克里米亚战争中对大量病人的研究，南丁格尔像流行病学家一样依据人口数据构建她的分析。她专注于疾病如何在一个群体中传播。她没有把精力用在更换便盆和包扎伤口上，而是用于研究医院的结构，分析数据，并找出加强通风的方法。

战争为南丁格尔提供了比较不同环境下的死亡率的机会，这些环境包括拥挤的医院、破旧的棚屋和木屋。战争还向她强调了预防措施的重要性，这构成了现代流行病学的主要原则之一。通过发表观察结果、见解和供医院遵循的准则，南丁格尔希望为医生提供一套规则和准则，以防止疾病传播。虽然人类确保适当的卫生以防止生病的努力可追溯到美索不达米亚文明和公元前 2000 年的梵文著作中，但南丁格尔的警告，特别是卫生改革，在 19 世纪中叶引发了一个关键的转折点，由此产生了预防医学。[44]这使军事医学从一个主要侧重于治疗和手术的事业，变为一个开始涉及流行病学问题的事业。

通过利用她的研究，南丁格尔对当时的一些主要争论提出了挑战。她特别讨论了"在民用和军队医院中，'传染'病从病人的床单传染给洗衣女工的问题"。她一针见血地问道："那些提出洗衣女工不可避免地'被感染'的人，有没有检查过洗涤的过程、洗涤所用的器具和洗衣女工洗涤的地方？"她继续说道："如果他们这样做了，他们就会发现一个狭小、黑暗、潮湿、不通风、过于拥挤的小房间或棚子……床单洗得不干净，烘干得不彻底，洗衣女工吸入有机物和污浊空气而中毒，这些有什么奇怪的？"她进一步断言，暂缓讨论"传染"问题，转而致力于改善"洗涤设施，将其转变为像样的洗衣房"才是有用的。她要求"每位洗衣女工要有足够的面积和空间，要有充足的水"，要有适当的排水系统和通风设备，要有单独的房间来晾晒和熨烫。她认为，改善卫生条件可以防止洗衣女工"'染上'热病"。[45]南丁格尔从卫生的角度阐述了"足量供应干净水"的必要性。像加文·米尔罗伊和其他卫生改革家一样，她强调了适当排水的重要性。她更愿意从已知地方的特定条件中提供具有说服力的证据，而不是依靠理论来说明适当卫生设施的必要性。她将疾病归因于拥挤的环境，并呼吁制定预防措施来阻止疾病的传播，但她认为"吸入有机物和污浊的空气"会导致疾病。

尽管南丁格尔一生都在写关于疾病传播的文章，但从克里米亚回来后，她无法再亲身观察许多医院内的实际情况了。克里米亚战争期间，当驻扎在军营医院时，她得了重病。虽然目前还不清楚她的病因，但大多数学者认为她感染了布鲁氏菌病，这是一种具有高度传染性的细菌传染病，由动物传染给人类，通常是因为接触了未煮熟的肉或受污染的动物产品，如生牛奶。[46]她形容自己是"床上的囚徒"，余生都被限制在自己的房间里。[47]尽管有这些障碍，但她仍然致力于公共卫生和疾病传播方面的研究。

虽然医生们长期以来一直在指出监狱和运奴船过度拥挤的危险，但克里米亚战争为拥挤空间的危险性提供了令人信服的证据，尤其是为美国内战时期的医生们。[48]根据南丁格尔的观察，医院内部的过度拥挤和缺乏新鲜空气导致疾病，她主张适当通风。[49]她发起的运动表明，科学理念经常需要用紧迫的例子来重申，以获得公众的广泛接受。

＊　　＊　　＊

1856 年南丁格尔回到英国后不久，印度于 1857 年至 1859 年发生叛乱，英国政府、军队和公众的注意力都转移到了南亚。英国在印度的殖民始于 1600 年东印度公司成立之时。东印度公司最初是由从印度向英国进口香料的伦敦商人组成的网络，后来发展成为一个强大的军事和政治组织，对印度半岛的广大地区实行帝国控制。18 世纪 40 年代，当英法战争蔓延到印度时，该公司扩大了业务，并通过招募当地印度人加入其新军从而成为一支军事力量。东印度公司以军事力量主导了欧洲在印度的贸易公司，并推翻了当地领导人。到 1756 年，该公司已经招募

　　　　帝国瘤疾：殖民主义、奴隶制和战争如何改变医学

了2万名印度人作为士兵加入军队，这些人被称为"印度兵"(sepoy)①。到1803年，军队的规模扩张至10倍，达到26万。[50]整个19世纪上半叶，印度兵的数量增加到大约31.1万，而在印度服役的英国人大约有4万。[51]由于一系列不满，包括对印度兵营卫生条件的不满，印度各地的印度兵在1857年起义，反抗英国军队。英国人最终镇压了下去。这场起义的直接结果是，英国政府在1858年通过议会法案控制了印度，将权力从东印度公司移交给维多利亚女王。

南丁格尔决定利用英帝国主义在印度建立的庞大官僚机构。她欣然采纳了埃德温·查德威克的提议，成立了一个皇家委员会，以调查印度军队的卫生条件，并向政府提出建议。那位将她派到斯库塔里的陆军大区西德尼·赫伯特，与她一起组建了驻印陆军卫生状况皇家委员会(1859—1863年)，委员会成员包括军医和民间医生、卫生学家、女王御医和一名律师。南丁格尔随后建立了一个核心圈子，其中包括曾与约翰·斯诺共事并担任英国注册总署(General Register Office)统计员的威廉·法尔、卫生学家约翰·萨瑟兰(John Sutherland)和委员会主席赫伯特。[52]

南丁格尔认为，卫生法应该成为"印度未来政治体制的一部分，就像保留军事职务或民事职务一样"。她指出，一位英国军官已经任命了一名卫生检查员，"负责清理一个被占领的城市，并掩埋大约一千具尸

---

① 音译为"塞波伊"，源自波斯语，最初用来称呼莫卧儿王朝军队中的一支职业步兵，传统上以火枪为武器，后来泛指东印度公司在印度境内招募的步兵。在现代印度、巴基斯坦和尼泊尔军队中，"sepoy"一词仍在使用，它表示二等兵的军衔。——译者注

体(包括人、马、驴、公牛、骆驼和大象),因为这些尸体正在毒害空气",但孟买政府并没有批准这项清理工作,理由是"没有先例"。她并不指望英国的干预能成为维护适当卫生状况的永久力量,她希望孟买当地政府最终接管这些工作。尽管有此认识,但南丁格尔像19世纪及以后的其他许多权威人士一样,也意识到了利用科学来征服人类的力量。她断言,英国当局可以把"卫生作为文明的助手"。[53]

南丁格尔和其他英国权威基于维多利亚时代的英国标准控诉印度的卫生条件。[54]撇开她和其他人旨在改革的英格兰卫生条件问题不谈,南丁格尔和英国皇家委员会忽视了当地人所坚持的健康习俗和治疗方法;他们忽视了当地人对疾病和治疗的认识;他们没有承认当地的习俗、文化和价值观。相反,他们把印度定义为一个需要英国干预的地区。

虽然科学和医学无疑是促进帝国主义的工具,但帝国主义也促进了科学的发展,正如它促进了关于佛得角传染病和检疫的辩论那样。帝国主义产生了一个庞大的官僚机构,为南丁格尔提供了大量的记录,以便她研究卫生和疾病传播方面的信息。这使她能够将那些支撑应用统计学这一新兴领域的原则付诸实践。南丁格尔认识到印度作为她脑力工作来源的价值,并在1879年,即她领导该委员会20多年后,感叹道:"我对印度的兴趣永不减退。"[55]

由于生病,南丁格尔从未去过印度,但她可以接触到大量的报告和委员会会议记录,并与许多行政人员通信。[56]随着公共卫生领域的发展,从业人员开始更多地依赖官僚机构编制的报告,这些报告提供了该区域的详细概况。早在克里米亚战争期间,南丁格尔就与法尔合作,分析了她从未去过的地区的统计数据。通过在病床上而不是在印度前线研究卫生状况，她证明了科学知识的生产并不需要她身在印度。新兴的流行病学领域不太需要沉浸于特定的地区，而更多依赖于分析数据和提出建议——尽管她经常希望自己能去南亚。在南丁格尔的许多信中，她感叹说她希望能去印度。[57]尽管她从未踏足印度，但她的智力工作对流行病学的发展仍至关重要。

南丁格尔不需要为了研究印度而去印度，相反，她利用了新的流行病学方法。医学官僚机构已日益壮大，并被正式投入记录医疗卫生状况的工作中。驻印陆军卫生状况皇家委员会派遣医生到军队提供医疗服务并监测医疗卫生状况。南丁格尔说服了许多医疗和政府官员认真对待医疗卫生问题，因此，许多卫生措施被采纳。该委员会的成立促使更详细报告——官方政府记录和手册、会议纪要和备忘录——的出现，负责观察和记录印度医疗卫生状况的医务官员也有所增加。由于南丁格尔具有医学权威的声望，她还与许多曾在印度服役的军事官员和医学专家有过直接接触。当他们返回伦敦后，便与她分享他们的观察结果、官方通信和其他资料，这些都有助于她了解该地区的医疗卫生状况。[58]印度的帝国主义造就了一个如此庞大的官僚机构，使得南丁格尔无需离开英国就能成为一位专家。一个区域的数据生成后，可以在其他地方处理。例如，在南丁格尔的 1863 年印度报告中，她对一个她从未去过的地方进行了精确的描述。"阿拉哈巴德（Allahabad），我们最大、最重要的基地之一，位于最糟糕的地方之一，这个地方本身就已经够糟的了，而这基地还要依赖大自然，没有给排水系统，放任地表水'蒸发''渗漏'和'流失'。"[59]

南丁格尔起草了调查问卷，英国皇家委员会向印度各地的 150 个至 200 个基地发送了关于医疗卫生状况的调查问卷。填写完的问卷被称为"基地回单"（stational return）。南丁格尔在她的"内阁"——萨瑟兰、赫伯特，特别是法尔（主要关注与死亡率、出生率和传染病传播相关的统计信息）——的帮助下，对这些信息进行了分析。英国皇家委员会还采访了一些提交基地回单的军官。该委员会的最终报告主要由南丁格尔撰写，于 1864 年出版。[60]

帝国主义使知识生产脱离了实体，收集信息的人不再是分析信息的人。当然，信息的收集有赖于分析选择，但官僚机构的扩张使文件的制作和流通成为可能，这使专家不必在现场就能检查健康状况。帝国主义的这一特征也对其他地区的疾病传播研究产生了影响。19 世纪，在伦敦、纽约、巴黎和其他许多大城市，医生们成立了大型协会来研究流行病；在此过程中，他们也利用了通过官僚渠道提供的报告。[61]帝国主义普及了利用统计学知识和叙述性报告来研究医疗卫生的做法。

更具体地说，统计学充当了帝国的一种工具，它为实现帝国主义的目标提供了便利，因为它提供了一种关于人民和地方的叙述，而从英国当局的角度来看，这些人民和地方似乎是很难处理的。英国当局依靠统计数字来记录一个地区的人口数量，跟踪死亡率和出生率，以及量化欧洲军队与印度兵之间的差异。[62]政府、医疗和军事官员通过统计学描述来了解印度。统计数据为英国当局提供了一系列的分析要点，他们利用这些要点来提升对印度的控制。[63]例如，了解一个地区的印度人口数量，就有可能确定控制他们所需的士兵数量。如果某一地区的英国士兵或当地人正在遭受传染病的侵袭，那么统计数据还可以提醒当局注意

帝国痼疾：殖民主义、奴隶制和战争如何改变医学

这一地区的危险性。对印度的研究体现了统计学知识在新兴的流行病学领域作为衡量标准的价值。

依靠统计数据来评估传染病的传播，不仅仅是源于法尔在英国索霍霍乱流行期间对疫情统计数据的收集，也可以追溯到南丁格尔。19世纪中期，统计学在新兴的社会科学中实际上仍然是一个新的研究领域。[64]南丁格尔很快成为领军人物。例如，《皇家统计学会杂志》（*Journal of the Royal Statistical Society*）基于她推荐的方法发布了英国医院的统计学数据。[65]

1858年，南丁格尔成为首位入选英国皇家统计学会（Royal Statistical Society）的女性。1860年国际统计学大会对她的研究表示赞赏，并指出："南丁格尔小姐统一医院统计数据的方案应传达给所有与会政府。"[66]南丁格尔曾写信给沙夫茨伯里勋爵（Lord Shaftesbury），鼓励各国政府在1860年的伦敦会议上公布它们广泛使用的统计数据。1862年，英格兰的多家医院采用了南丁格尔的方法，并发表了他们的研究结果。

南丁格尔上升为权威的统计学家，继续投身于分析印度卫生状况的工作。她的卧室里铺满了来自印度的报告，她花了大量的时间采访医学专家、军事官员和其他来访者，以了解印度的卫生状况。她在英国皇家委员会的工作使她成为统计学领域的权威，并帮助塑造了该领域。20世纪初，统计学家埃德温·科普夫（Edwin Kopf）在《美国统计学会杂志》（*Journal of the American Statistical Association*）上发表了一篇文章，赞扬了南丁格尔的统计工作，并把她的贡献与凯特勒和法尔的贡献并列。[67]

南丁格尔呼吁改进 1861 年的英国人口普查项目，从而涵盖"病者和体弱者"的统计数字。她在给威廉·法尔的信中写道："我们应该在某个春日对英国所有的病人和疾病进行统计，这样就可以很好地了解各个阶层人口的卫生状况。"她还敦促收集有关住房的信息。[68] 她希望通过人口普查来收集病人居住地等更加具体的信息，而不仅仅是英国每年的死亡人数。她希望绘制出住房条件和疾病传播之间的关系图。1861年，她的要求作为人口普查法案的一部分被提交给了国会，但最终她的建议被否决。[69] 尽管这次尝试失败了，但美国和其他几个国家后来在人口普查表格中加入了疾病和住房问题。[70]

*　　*　　*

南丁格尔在她的余生中继续调查印度的卫生状况，但与此同时，科学正在发生根本性的转变。在 19 世纪七八十年代，以法国科学家路易·巴斯德（Louis Pasteur）和德国医生罗伯特·科赫（Robert Koch）为代表的学者提出了细菌致病理论。1883 年埃及暴发霍乱时，德国政府任命科赫领导一个委员会进行研究。疫情在埃及平息后，科赫请求德国政府授权他前往印度加尔各答，那里的疫情仍在继续传播。在加尔各答，他进行了数百次尸检，并在当地的一个"水箱"中发现了细菌。这个"水箱"是一个开放的水池，人们在这里洗澡、洗涤并获取饮用水，从这里可以追踪到 17 例霍乱病例。接下来，他分离出了这种细菌，并对其进行培养。他利用一台显微镜，观察到霍乱杆菌"有点弯曲，像一个逗号"，不像其他杆菌那样呈直杆状。他在霍乱感染者的粪便和肮脏的床单上发现了这种细菌，但没在其他形式的腹泻患者那里发现。他的

　　　　帝国瘟疫：殖民主义、奴隶制和战争如何改变医学

发现推动了约翰·斯诺的水传播理论，因为科赫一语道破，引起霍乱的是水里的微小物质。[71]

南丁格尔最初驳斥了科赫的理论，并继续倡导卫生改革。然而，她的同事约翰·萨瑟兰博士为了观察这种细菌，购买了一台"漂亮的维也纳显微镜"。在这之后，南丁格尔最终勉强接受了这个理论，但有所保留。[72]即使当时许多流行病学家接受了这种理论，南丁格尔与医疗界的其他许多人一样，仍拒绝接受细菌理论作为疾病传播的唯一解释，因为她认为这种理论过于强调细菌的作用和力量，而忽视了不健康的卫生条件问题。

细菌理论也使19世纪上半叶医学界、政府当局、商人和军方对接触性传染和隔离检疫的争论重新活跃起来。触染理论指责病人传播传染病，这导致检疫限制和将感染者与其他人群隔离的政策的出现。细菌理论基于一个类似的前提：细菌，就像被感染的人一样，是疾病传播的来源。南丁格尔说，细菌理论的支持者认为，隔离或根除细菌可以防止流行病。南丁格尔和其他人提出了一个更微妙的论点，认为必须把物理环境作为传染病传播的一个因素加以考虑。[73]她指出了污秽、污水、通风不良和其他不卫生条件如何导致疾病暴发。

南丁格尔认为人们对细菌的关注掩盖了环境因素。[74]南丁格尔在1883年给孟买卫生专员托马斯·吉勒姆·休利特（Thomas Gillham Hewlett）的信中写道："我们在印度的整体经验倾向于认为（虽然不实际上证明），霍乱不会在人与人之间传播，它是一种地方性疾病，由建筑、土壤、空气和水的污染所决定，隔离、封锁、医疗检查等类似措施都加剧了疾病的恶化。"她认为，防止霍乱传播的唯一方法是"将健康的部队和健康的人从当地迁走，通过清扫、石灰水清洗和所有卫生工作使土壤、空气、水和建筑物达到卫生状态"。[75]

南丁格尔随后提到埃及的情况，以进一步说明公共卫生的紧迫性。如果驻守埃及的英国当局采取了休利特在孟买实施的卫生措施，霍乱流行病"就不会发生"或只是"轻微的流行病"。她写道，相反，在埃及和欧洲，"正是这种'细菌'学说'毒害了'我们"。[76]

南丁格尔在19世纪80年代后期开始相信细菌的存在，但她质疑细菌的起源。她认为脏东西会产生细菌，因此需要采取卫生措施来防止细菌的传播。科赫在印度的研究表明情况正好相反。他指出，人体内含有霍乱杆菌，它们可以在粪便中发现。由于下水道不完善和卫生条件差，粪便可能会溢出到水道中，从而导致细菌传播。实质上，科赫和南丁格尔在"什么最先出现"这个问题上存在分歧。他们的观点并不相互排斥：保持适当的卫生设施，监控下水道、排水管和供水系统可以防止细菌的传播。但在当时，从南丁格尔的角度来看，这两种理论属于两个不同的阵营：医生认为应解决细菌问题，而卫生学家则认为应解决物理环境和公共卫生问题。南丁格尔担心，如果政府将公共卫生的决定权授予医生，卫生方面的资助就会被取消。在1886年写给印度总督达弗林勋爵(Lord Dufferin)的信中，南丁格尔写道："公共卫生是一门专业；普通的医务工作者是触染论支持者，他们会建议隔离之类的事情。没有人研究过建筑物的卫生构造等问题。"[77]

南丁格尔进一步向达弗林解释说，科学不仅仅是理论问题，也是一个实践的问题。她提到了她作为统计学家的工作。她写道，在过去的23年里，"疾病和死亡报告发挥了作用"。她指出，英国士兵和印度兵的死亡率有所下降，监狱中的死亡率也有所下降。她认为，城市的死亡率"出现了一些改善"，但"结果主要显示的是'我们可以做什么'"，而城市政府想知道如何执行措施才能改善公共卫生状况。对南丁格尔来说，卫生是一个实践问题，而细菌则是一个理论问题。她继续倡导在实地采取措施，以保持健康的条件。[78]

总的来说，南丁格尔认为印度的健康不是"印度的自然产物"，而是"理性管理"的结果。像特罗特和米尔罗伊一样，她挑战了英国人长期秉持的观点，即热带气候和陌生的地形导致了传染病的传播。南丁格尔提出了一个大胆而复杂的论点，即健康状况是由人造环境、人类决策，而非自然景观或气候造成的。虽然她有时候传播负面的、种族主义的刻板言论，比如说印度肮脏，印度人野蛮，但她认为这些状况与其说是种族固有劣等性的结果，不如说是可被改变的环境的产物。[79]

南丁格尔的论点是在维多利亚时代她位于伦敦的卧室里推演出来的，这只有在帝国主义的背景下才成为可能。帝国主义给她提供了数据，来证明保持适当的卫生条件是必要的。她花了多年时间研究印度建筑、水路、下水道和排水系统的报告，以及出生、死亡和发病率的统计数据。英国在印度的帝国主义统治使她能够分析这些现象，这就是她拒绝否认卫生重要性的原因。英国在印度的帝国主义使收集统计数据成为可能，这让她进一步证明疾病会在不卫生的环境下滋生。这些结果激励她继续挑战那些相信细菌理论是疾病传播的唯一解释的人。这随后引发了一系列重要的、关于健康的讨论，影响了随后几十年流行病学、公共卫生学、社会医学、医学人类学和许多其他子领域的发展。因此，帝国主义是现代科学许多系谱的根源。[80]

事实上，科赫发现霍乱杆菌也可归因于帝国主义。这件事发生在所谓的"瓜分非洲"中，当时英法德三国列强为了殖民非洲并扩张帝国版图而展开了激烈的竞赛。[81]英帝国主义授权科赫研究加尔各答水质并进行尸体解剖，这使他能够追踪到死者体内和生者污秽衣物上存在的细菌。

　　帝国主义为科赫和他的专家团队提供了证据，以便追查霍乱在受污染水源附近村庄所造成的影响，这也为调查流行病的起因提供了证据。然而，关于科赫在印度的劫掠式行动和他研究的人却很少成为使科赫成名的叙事的中心。相反，叙事的焦点仍然是他的想法，而不是人民。就在欧洲列强试图控制苏伊士运河的时候，埃及暴发了霍乱疫情。欧洲帝国主义在该地区的扩张导致英国、法国和德国在研究传染病传播途径方面展开了激烈竞争。科赫的发现给了德意志帝国领先一步的机会，然后导致英国人为了彰显帝国权威而反驳科赫的发现。[82]英国当局基于几个考虑因素否定了科赫的理论，其中一个用来佐证的事实就是，许多人饮用科赫研究过的受污染的"水箱"的水，却并没有感染霍乱。[83]为了证实自己的理论，两个帝国都仰仗了当地人民，如果没有这些人，这场辩论是无法进行的。

　　这场辩论把欧洲各国的帝国主义当局及其派出的医疗队作为故事的主角，并把帝国主义视为欧洲列国之间扩大各自帝国的一场竞赛，丝毫不提及实际遭受霍乱折磨并死去的人民。帝国主义征服了一大群人，把他们变成了欧洲列强用来调查霍乱起因的研究对象。帝国征服如何促进科学理论诞生的故事最终从历史记录中消失了，它很可能最初就没有被欧洲人注意到。一种仅与科学有关的新叙事出现了，几乎没有提及尸体解剖，"水箱"旁的病人，生活在受污染下水道附近、喝受污染的"水

　　　　　　　　帝国痼疾：殖民主义、奴隶制和战争如何改变医学

箱"水的人。没有人提及那些人的名字，因为他们鲜活的生命被缩减为冰冷的数字。帝国主义把南丁格尔和科赫这样的医学思想家变成了领军人物，而没有人停下来思考他们是如何收集数据的，或者是什么情况使证据容易获得的。[84]

*　*　*

尽管科赫因其成就而饱受赞誉，但南丁格尔在公众眼中却更多是克里米亚战争中的"提灯女士"，而不是流行病学家。然而，她只在医院里做了很短一段时间的护士，为病人提供照顾和安慰。她的大部分职业生涯都花在思考、写作、辩论、分析、协调和发表有关疾病传播的报告上。这一点之所以被忽略，部分原因在于科学知识的进步通常被归因于欧洲的白人男性，而不是在斯库塔里临时医院工作的女性，或者在卧室里分析英国军队和印度当地社区的女性。知识生产的框架掩盖了南丁格尔的工作，狭隘地把她塑造成一名护士，而不是一名流行病学家。这部分是由于南丁格尔经常作为传记或文章的主体而被孤立研究。尽管她的工作越来越多地出现在公共卫生起源相关的研究中，但它们仍然与当时研究传染病传播的其他医学专业人员的工作相分离。[85]和托马斯·特罗特、加文·米尔罗伊等人一样，南丁格尔去了国外，研究了整个大英帝国的医疗状况，调查了疾病的原因，建立了治疗方案，并发表了她的发现。她数量庞大的出版物档案有力地证明了她是一名流行病学家。

也就是说，南丁格尔作为思想家的工作并没有完全脱离她作为护士的工作。战争和帝国主义的结合将她的注意力从个体病人的护理转移到了公共卫生上。她利用自己在斯库塔里医院的经验，倡导适当的通风和清洁，禁止过度拥挤，并提供了用于计算医院走廊和病房所需空间的方程式。即使在她卧病在床无法旅行时，她仍通过审查特定地点的环境和物理条件的方式，继续她的公共卫生研究。由于她专注于下水道、排水沟和其他环境因素，她拒绝接受细菌理论，因为在她看来，细菌理论削弱了她在斯库塔里观察到的事实以及她读到的关于印度、俄罗斯和世界其他地方的残酷现实。她在思想上仍然坚持瘴气理论，并质疑微生物的存在，但在建立一套对流行病学领域有贡献的实践方面，她确实发挥了重要作用。就像牙买加的加文·米尔罗伊和佛得角的詹姆斯·麦克威廉一样，她的分析方法和对象比她关于任何既定理论的立场都更重要。她对环境条件的强调，促进了公共卫生的改善；她对死亡率、出生率和患病率的仔细分析有助于将统计分析正规化，这成为流行病学的一个关键标志；她的报告和通信推动了官僚机构在跟踪和研究流行病方面发挥作用。

因此，南丁格尔对流行病学的贡献源于她努力将疾病预防的思想提升到了一种理论层次，而这种理论超越了特定的地方或特定的人群。流行病学领域在某种程度上依赖于来自印度和克里米亚战争的证据。虽然托马斯·特罗特、阿瑟·霍尔罗伊德和其他 19 世纪早期的人已经提出了思考疾病起因、传播和预防的新方法，但他们的想法还没有被正式编纂为公认的流行病学实践。他们的研究只是个案研究，揭露了拥挤空间的问题，提醒地方政府意识到维护卫生法规的必要性，并创造了追踪疾病传播的方法，为流行病学奠定了基础。然而，米尔罗伊的研究标志着一种转变。他是有名的流行病学家。尽管南丁格尔从来不称自己是流行病学家，也不认为自己是全由男性组成的伦敦流行病学协会的一员，但她开创了一些做法，特别是使用统计学数据跟踪流行病，这影响了当代流行病学和公共卫生。尽管她当时并没有被公认为是一名流行病学家，但历史学家有能力解读证据，把她的医学见解置于历史背景中考察，并评估她对该领域所做贡献的重大意义。

在 19 世纪中期，弗洛伦斯·南丁格尔的思想在全世界得到了重视。医生、改革者和其他人都认可她的理论的价值，并将其应用到其他民族和地方。1861 年，当美国内战爆发时，军方、文官和医疗官员将目光转向南丁格尔的理论，并将其付诸实践。

注释

[1] 关于美国内战是一场生物战争的论点，参阅 Jim Downs, *Sick from Freedom: African American Illness and Suffering during the Civil War and Reconstruction* (New York: Oxford University Press, 2012); Shauna Devine, *Learning from the Wounded: The Civil War and the Rise of American Medical Science* (Chapel Hill: University of North Carolina Press, 2014)。关于疾病和古巴起义，参阅 Matthew Smallman-Raynor and Andrew D. Cliff, "The Spatial Dynamics of Epidemic Diseases in War and Peace: Cuba and the Insurrection against Spain, 1895—1898", *Transactions of the Institute of British Geographers* 24, no. 3(1999):331—350。关于战争对传染病的影响，参阅 Clara E. Councell, "War and Infectious Disease", *Public Health Reports* 56, no. 12(March 21, 1941):547—573。

[2] 美国的黑人和白人媒体都报道了克里米亚战争期间医院的卫生条件。参阅 *The Provincial Freeman*, May 5, 1855; *Frederick Douglass' Paper*, August 31, 1855; London Friend, "Observations on the Crimean War", *Friends' Review; a Religious, Literary and Miscella-*

neous Journal(1847—1894) 9, no. 7(October 27, 1855):101; "What the London Times Has Done", *United States Magazine of Science, Art, Manufactures, Agriculture, Commerce and Trade*(1854—1856) 2, no. 5(1855):174; "The Latest News from Europe", *Maine Farmer* (1844—1900) 23, no. 30(July 19, 1855): 3; "Crimean Heroes and Trophies", *Frank Leslie's Weekly*, May 10, 1856; *The National Era*, December 7, 1854; *Godey's Lady's Book*, September 1855; *The Lily*, November 1, 1855; *Frank Leslie's Weekly*, March 1, 1856。

［3］关于美国，参阅 David Rosner, *A Once Charitable Enterprise: Hospitals and Health Care in Brooklyn and New York, 1885—1915* (Cambridge: Cambridge University Press, 1982); David J. Rothman, *The Discovery of the Asylum: Social Order and Disorder in the New Republic*(Boston: Little Brown, 1971)。关于西班牙帝国，参阅 Pablo Gómez, *The Experiential Caribbean: Creating Knowledge and Healing in the Early Modern Atlantic* (Chapel Hill: University of North Carolina Press, 2017)。

［4］直到20世纪，医院的意义才发生变化，参阅 Rosner, *A Once Charitable Enterprise*; Paul Starr, *The Social Transformation of American Medicine: The Rise of a Sovereign Profession and the Making of a Vast Industry*(New York: Basic Books, 1982); Charles Rosenberg, *The Care of Strangers: The Rise of America's Hospital System* (Baltimore: Johns Hopkins University Press, 1995)。

［5］随着以农业为基础的家庭经济的萎缩，出现了新的所谓"受抚养人口"，如老年人、残疾人和孤儿。随着雇佣劳动的增加，有能力照顾这些人的家庭越来越少，他们最终被送进医院、收容所和孤儿院，参阅 David J. Rothman, *The Discovery of the Asylum: Social Order and Disorder in the New Republic*(Boston: Little, Brown, 1971); Seth Rockman, *Scraping By: Wage Labor, Slavery, and Survival in Early Baltimore*(Baltimore: Johns Hopkins University Press, 2009); Downs, *Sick from Freedom*。

[6] 这些医院的医疗服务通常仅限于提供食物、住所和衣物。虽然一些医疗和政府机构将照顾病人的医院与穷人救济院和智障者收容所区分开来，但许多医疗改革者在描述这些机构时混为一谈（Downs, *Sick from Freedom*, 120—145）。缺乏训练的医务人员经常虐待或忽视他们的病人。关于精神病人的收容所，参阅 Wendy Gonaver, *The Peculiar Institution and the Making of Modern Psychiatry, 1840—1880* (Chapel Hill: University of North Carolina Press, 2019); 关于穷人的收容所，参阅 Rockman, *Scraping By*; 关于黑人儿童的孤儿院，参阅 Leslie Harris, *In the Shadow of Slavery: African Americans in New York City, 1626—1863* (Chicago: University of Chicago Press, 2004); 关于收容所的管理，参阅 Nancy Tomes, *A Generous Confidence: Thomas Story Kirkbride and the Art of Asylum-Keeping, 1840—1883* (Cambridge: Cambridge University Press, 1984)。

[7] 关于 19 世纪医院中存在的，特别是针对最受压迫的人所实施的虐待和暴力，参阅 Harriet Washington, *Medical Apartheid: The Dark History of Medical Experimentation on Black Americans from Colonial Times to the Present* (New York: Harlem Moon, 2006), 67—69; Elaine G. Breslaw, *Lotions, Potions, Pills and Magic: Health Care in Early America* (New York: New York University Press, 2012), 145—147; Margaret Jones, "The Most Cruel and Revolting Crimes: The Treatment of the Mentally Ill in Mid-Nineteenth-Century Jamaica", *Journal of Caribbean History* 42, no. 2(2008):290—309; Emily Clark, "Mad Literature: Insane Asylums in Nineteenth Century America", *Arizona Journal of Interdisciplinary Studies* 4(2015)。

[8] William Howard Russell, *The War: From the Landing at Gallipoli to the Death of Lord Raglan* (George Routledge & Co., 1855), 15, 63.

[9] 转引自 Joseph J. Mathews, "The Father of War Correspondents", *Virginia Quarterly Review* 21, no. 1(1945):111—127。

[10] Mark Bostridge, *Florence Nightingale: The Making of an Icon* (New York: Farrar, Straus and Giroux, 2008), 204[转引自托马斯·切纳里

(Thomas Chenery)的一篇文章]; Sue M. Goldie, *Florence Nightingale: Letters from the Crimea 1854—1856*(Manchester: Manchester University Press, 1997)。

[11] Goldie, *Florence Nightingale*, 15—21.

[12] Goldie, *Florence Nightingale*, 3, 22.

[13] Goldie, *Florence Nightingale*, 5.

[14] Goldie, *Florence Nightingale*, 26.

[15] *Times*(of London), November 13, 1854.

[16] Florence Nightingale to Sydney Herbert, November 25, 1854, in Goldie, *Florence Nightingale*, 39.

[17] Florence Nightingale to Mother, February 5, 1855, in Goldie, *Florence Nightingale*, 86—87.

[18] Florence Nightingale to Sydney Herbert, February 19, 1855, in Goldie, *Florence Nightingale*, 93.

[19] 雨果·斯莫尔(Hugo Small)认为南丁格尔的努力并没有降低死亡率，参阅 Small, *Florence Nightingale: Avenging Angel*(New York: St. Martin's, 1999)。他的分析遭到了林恩·麦克唐纳(Lynn McDonald)的驳斥，参看 Lynn McDonald, *Florence Nightingale: The Crimean War*, ed. Lynn McDonald, vol. 14 of *The Collected Works of Florence Nightingale*(Waterloo, ON: Wilfrid Laurier University Press, 2010), 32—36。

[20] Florence Nightingale, *Notes on Hospitals: Being Two Papers Read before the National Association for the Promotion of Social Science, at Liverpool, in October, 1858. With Evidence Given to the Royal Commissioners on the State of the Army in 1857*(London: John W. Parker and Son, 1859), 40.

[21] 关于医院里的老鼠，参阅 *Harper's Weekly*, May 5, 1860。关于老鼠和改革者，参阅 Starr, *The Social Transformation of American Medicine*, 155。

[22] 关于南丁格尔作为统计学家和流行病学家的重要性，参阅 J. M. Keith, "Florence Nightingale: Statistician and Consultant Epidemiologist",

帝国瘤疾：殖民主义、奴隶制和战争如何改变医学

International Nursing Review 35, no. 5, (1988):147—150; L. R. C. Agnew, "Florence Nightingale: Statistician", *American Journal of Nursing* 58, no. 5 (1958):664—665; Lynn McDonald, "Florence Nightingale and the Early Origins of Evidence-Based Nursing", *Evidence-Based Nursing* 4 (2001):68—69; Lynn McDonald, "Florence Nightingale, Statistics, and the Crimean War", *Journal of the Royal Statistical Society Series* A 177, no. 3 (2014):569—586; Edwin W. Kopf, "Florence Nightingale as Statistician", *Publications of the American Statistical Association* 15, no. 116(1916):388—404; Warren Winkelstein Jr., "Florence Nightingale: Founder of Modern Nursing and Hospital Epidemiology", *Epidemiology* 20, no. 2 (2009):311; Christopher J. Gill and Gillian C. Gill, "Nightingale in Scutari: Her Legacy Reexamined", *Clinical Infectious Diseases* 40, no. 12(2005): 1799—1805; D. Neuhauser, "Florence Nightingale Gets No Respect: As a Statistician That Is", *BMJ Quality & Safety* 12(2003):317。

[23] Florence Nightingale, *Notes on Hospitals*, 3rd ed.(London: Longman, Green, Longman, Roberts and Green, 1863), 6—7.

[24] Florence Nightingale, *Notes on Matters Affecting the Health, Efficiency, and Hospital Administration of the British Army, Founded Chiefly on the Experience of the Late War* (London: Printed by Harrison and Sons, 1858). 关于讨论和节选，参阅 McDonald, ed., *Florence Nightingale: The Crimean War*。

[25] 根据撰写南丁格尔权威传记的马克·博斯特里奇(Mark Bostridge)的说法，当南丁格尔刚到斯库塔里的医院时，这家医院的死亡率比其他任何一家医院都高。然而，我关心的不是她在斯库塔里开展的工作，而是她在后来的著述中所倡导的卫生原则。Mark Bostridge, "Florence Nightingale: The Lady with the Lamp", *BBC History*, February 17, 2011, http://www.bbc.co.uk/history/british/victorians/nightingale_01.shtml.

[26] "Netley Hospital", *Leeds Mercury*, August 21, 1858, no. 6837, https://

cpb-ca-cl. wpmucdn. com/sites. uoguelph. ca/dist/3/30/files/2019/07/NE-WSPAPE.pdf. 参阅 *Saturday Review*，August 28，1858，206—207。

[27] Eduardo Faerstein and Warren Winkelstein Jr.，"Adolphe Quetelet：Statistician and More"，*Epidemiology* 12，no. 5(2012)：762—763；Nathan Glazer，"The Rise of Social Science Research in Europe"，in *The Science of Public Policy：Essential Readings in Policy Sciences* I，ed. Tadao Miyakawa(London：Routledge，1999)，64.

[28] Eileen Magnello，"Florence Nightingale：The Compassionate Statistician"，+ Plus Magazine，December 8，2010，https://plus.maths.org/content/florence-nightingale-compassionate-statistician；Bostridge，*Florence Nightingale*，306—315.

[29] McDonald，"Florence Nightingale and the Early Origins of Evidence-Based Nursing."

[30] Nightingale，*Notes on Hospitals*(1859)，3.

[31] 引用科普夫的话——"作为统计学家的弗洛伦斯·南丁格尔"。我一直深信科普夫对那段政治形势的描述——它使得英国皇家卫生委员会成立。

[32] Nightingale，*Notes on Matters Affecting the Health … of the British Army*，1—2.

[33] Nightingale，*Notes on Matters Affecting the Health … of the British Army*，89—90.

[34] Nightingale，*Notes on Hospitals*(1859)，39—40.

[35] Nightingale，*Notes on Matters Affecting the Health … of the British Army*，492.

[36] *Mortality of the British Army：At Home and Abroad*，*and during the Russian War*，*as Compared with the Mortality of the Civil Population in England*(London：Printed by Harrison and Sons，1858)，12，table E. 这本小册子是卫生委员会报告的附录 72 的重印版，一般认为是南丁格尔写的。参阅 Edward Tyas Cook，*The Life of Florence Nightingale*，vol. 2(London：Macmillan，1913)，381。

帝国瘤疾：殖民主义、奴隶制和战争如何改变医学

[37] *Mortality of the British Army*, 5.

[38] *Mortality of the British Army*, 16, table G.南丁格尔建议在"军队医疗统计的实际和建议表格"中修订疾病分类，参阅 *Notes on Matters Affecting the Health ... of the British Army*, appendix 1 to section XI。

[39] 在报表中使用表格是一项新技术，参阅 McDonald, "Florence Nightingale and the Early Origins of Evidence-Based Nursing"。

[40] McDonald, "Florence Nightingale, Statistics, and the Crimean War"; Simon Rogers, "Florence Nightingale, Datajournalist: Information Has Always Been Beautiful", *The Guardian*, August 13, 2010.

[41] 在整个 19 世纪，某些宗教团体专门从事护理工作；关于克里米亚战争中的护士，参阅 Maria Luddy, ed., *The Crimean Journals of the Sisters of Mercy, 1854—1856*(Dublin: Four Courts Press, 2004); Mary Raphael Paradis, Edith Mary Hart, and Mary Judith O'Brien, "The Sisters of Mercy in the Crimean War: Lessons for Catholic Health Care", *Linacre Quarterly*, 84, no. 1(2017):29—43。永井香织(Kaori Nagai)认为，南丁格尔抹去了爱尔兰修女的历史，她们将在爱尔兰饥荒期间学到的知识应用到克里米亚战争期间的工作中。按照永井香织的说法，这些女性威胁到了南丁格尔作为"单个女性权威"的地位，参阅 Nagai, "Florence Nightingale and the Irish Uncanny", *Feminist Review* 77(2004):26—45。

[42] Nightingale, *Notes on Hospitals*, 3rd ed.(1863), 20—21.

[43] Nightingale, *Notes on Hospitals*, 3rd ed.(1863), 10.

[44] 关于预防医学史，参阅 Daniel M. Becker, "History of Preventive Medicine," in *Prevention in Clinical Practice*, ed. Daniel M. Becker and Laurence B. Gardner(Boston: Springer, 1988), 13—21。

[45] Nightingale, *Notes on Hospitals*, 3rd ed.(1863), 48—49.

[46] "Brucellosis", Centers for Disease Control and Prevention, https://www.cdc.gov/brucellosis/index.html.

[47] Gérard Vallée and Lynn McDonald, eds., *Florence Nightingale on Health in India*, vol. 9 of *The Collected Works of Florence Nightingale*

(Waterloo, ON: Wilfrid Laurier University Press, 2006), xiii.

[48] "Something of What Florence Nightingale Has Done and Is Doing", *St. James's Magazine* 1(April 1861):33; "The British Army and Miss Nightingale", *Medical and Surgical Reporter* 11, no. 18(April 30, 1864):267.

[49] Nightingale, *Notes on Hospitals*, 3rd ed.(1863), 11—18.

[50] William Dalrymple, "The East India Company: The Original Corporate Raiders", *The Guardian*, March 4, 2015.

[51] Edwin H. H. Collen, "The Indian Army", in *The Empire and the Century: A Series of Essays on Imperial Problems and Possibilities by Various Writers*(New York: Dutton, 1905), 670.

[52] Vallée and McDonald, eds., *Florence Nightingale on Health in India*, 12—14, 45—47.

[53] Florence Nightingale, postscript to *Note on Matters Affecting the Health ... of the British Army*, 656—667; Vallée and McDonald, eds., *Florence Nightingale on Health in India*, 46—47.

[54] 南丁格尔对印度的看法是如何从帝国主义立场演变为主张印度人获得更多权力的？对此问题的概述，参阅 Jharna Gourlay, *Florence Nightingale and the Health of the Raj*(Aldershot, UK: Ashgate, 2003)。关于英国人对印度医学的贬损态度以及对印度的治疗和医疗实践的漠视，参阅 David Arnold, *Colonizing the Body: State Medicine and Epidemic Disease in Nineteenth-Century India* (Berkeley: University of California Press, 1993)。关于印度的医疗实践，参阅 Projit Bihari Mukharji, *Nationalizing the Body: The Medical Market, Print, and Daktari Medicine*(London: Anthem Press, 2009)。

[55] 转引自 Vallée and McDonald, eds., *Florence Nightingale on Health in India*, 7。

[56] Vallée and McDonald, eds., *Florence Nightingale on Health in India*, 8.

[57] Vallée and McDonald, eds., *Florence Nightingale on Health in India*, 8—9.

帝国瘤疾：殖民主义、奴隶制和战争如何改变医学

[58] Vallée and McDonald, eds., *Florence Nightingale on Health in India*, 27.

[59] Florence Nightingale, *Observations on the Evidence Contained in the Stational Reports Submitted to Her by the Royal Commission on the Sanitary State of the Army in India* (London: Edward Stanford, 1863), 17.

[60] Vallée and McDonald, eds., *Florence Nightingale on Health in India*, 15.

[61] 例如，在纽约市，卫生局成立了一个特别卫生委员会，以应对霍乱的暴发。这些组织的历史通常将它们描述为市政府的产物，并将它们与更大的帝国和全球转变分离开来。虽然地方政府确实是某些成果的动力源，比如查德威克在伦敦的研究，但帝国主义将官僚机构推广至各处，也使得建立专家委员会监管地区医疗健康的做法变得普遍。关于纽约市的此类协会，参阅 Charles Rosenberg, *The Cholera Years: The United States in 1832, 1849 and 1866*, 2nd ed.(Chicago: University of Chicago, 1987), 108—109。

[62] Gyan Prakash, *Another Reason: Science and the Imagination of Modern India*(Princeton: Princeton University Press, 1999), 132—135.

[63] 在这个时期的英国，统计学也成为调查社会问题和向广大公众传达这些议题的重要工具。参阅 Oz Frankel, *States of Inquiry: Social Investigations and Print Culture in Nineteenth-Century Britain and the United States*(Baltimore: Johns Hopkins University Press, 2006)。

[64] 1700 年前后到 1827 年，学者们利用统计学知识来研究天文学和大气。阿尔伯特亲王的导师凯特勒开创了统计学的应用，创造了一种"概率演算"，并将其应用于 19 世纪的社会科学。凯特勒和南丁格尔是朋友。有关统计学的历史，参阅 Stephen M. Stigler, *The History of Statistics: The Measurement of Uncertainty before 1900* (Cambridge: Harvard University Press, 1990)。关于南丁格尔与凯特勒的友谊，参阅 Kopf, "Florence Nightingale as Statistician"。

[65] Kopf, "Florence Nightingale as Statistician", 396. 科普夫指出，南丁格尔收集统一医院统计数据的计划很难实施，而且"在相当长的一段时间内都没有取得普遍成功"。

［66］转引自 David J. Spiegelhalter，"Surgical Audit：Statistical Lessons from Nightingale and Codman"，*Journal of the Royal Statistical Society*，Series A 162，no. 1（1999），47。参阅 James T. Hammack，"Report to the Statistical Society on the Proceedings of the Fourth Session of the International Statistical Congress，Held in London，July，1860"，*Journal of the Statistical Society of London* 24，no. 1（1861）：6。

［67］Kopf，"Florence Nightingale as Statistician"．

［68］Florence Nightingale to William Farr，April 28，1860，in McDonald，"Florence Nightingale and the Early Origins of Evidence-Based Nursing"．

［69］McDonald，"Florence Nightingale and the Early Origins of Evidence-Based Nursing"．

［70］Kopf，"Florence Nightingale as Statistician"，397.

［71］Steve M. Blevins and Michael S. Bronze，"Robert Koch and the 'Golden Age' of Bacteriology"，*International Journal of Infectious Diseases* 14，no. 9（2010）：e744—e751；"Who First Discovered Vibrio cholera？" UCLA Department of Epidemiology，http://www.ph.ucla.edu/epi/snow/firstdiscoveredcholera.html.

［72］Vallée and McDonald，eds.，*Florence Nightingale on Health in India*，863—865.

［73］南丁格尔关于传染病传播的观点收集在 *Florence Nightingale on Public Health Care*，ed. Lynn McDonald，vol. 6 of *The Collected Works of Florence Nightingale*（Waterloo，ON：Wilfrid Laurier University Press，2004）。南丁格尔关于导致疾病的社会和环境条件的观点与当前医学人类学家的思想相吻合。参阅 Paul Farmer，*Infections and Inequalities：The Modern Plagues*（Berkeley：University of California Press，1999）。

［74］其他英国流行病学家，如爱德华·巴拉德（Edward Ballard）、约翰·内滕·拉德克利夫（John Netten Radcliffe）、乔治·布坎南（George Buchanan）和理查德·索恩（Richard Thorne），都接受了细菌理论，并为环保主义者的观点辩护。我感谢雅各布·斯蒂尔-威廉斯（Jacob

Steere-Williams)对这方面的了解。

[75] Florence Nightingale to Thomas Gillham Hewlett, July 27, 1883, in Vallée and McDonald, eds., *Florence Nightingale on Health in India*, 921.

[76] Nightingale to Hewlett, 921.

[77] Florence Nightingale to Lord Dufferin, November 4, 1886, in Vallée and McDonald, eds., *Florence Nightingale on Health in India*, 925.

[78] Nightingale to Dufferin, 925.

[79] Nightingale, *Observations on the Evidence Contained in the Stational Reports*, 51. 例如,1863 年,她在爱丁堡的全国社会科学促进会(National Association for the Promotion of Social Science)发表了一篇论文,声称"当地种族"在接触"文明的影响"后有消失的趋势,参阅 Kopf, "Florence Nightingale as Statistician", 399。

[80] 虽然许多学者认识到帝国主义为欧洲启蒙运动提供了实验场,并为许多学科的形成做出了贡献,但我要说明的是这在流行病学和公共卫生这一特定子领域是如何发挥作用的。关于前者,参阅 Sankar Muthu, *Empire and Modern Political Thought* (Cambridge: Cambridge University Press, 2012)。

[81] Richard J. Evans, *Death in Hamburg: Society and Politics in the Cholera Years, 1830—1910* (Oxford: Oxford University Press, 1987), 268—269.

[82] Evans, *Death in Hamburg*, 671—707.

[83] Mariko Ogawa, "Uneasy Bedfellows: Science and Politics in the Refutation of Koch's Bacterial Theory of Cholera", *Bulletin of the History of Medicine* 74, no. 4(2000):705.

[84] 戴维·阿诺德指出,在印度,"几乎每个种姓和阶级都强烈反对尸检"。Arnold, *Colonizing the Body: State Medicine and Epidemic Disease in Nineteenth-Century India* (Berkeley: University of California Press, 1993), 53.

[85] Gill and Gill, "Nightingale in Scutari".

第六章　从仁慈到偏执：美国卫生委员会的矛盾任务

当美国内战在 1861 年爆发时，美国总统亚伯拉罕·林肯呼吁美国人支持战争动员工作。许多中产阶级和上层阶级的白人女性将战争视为扩大其努力成果的机会。她们阅读了弗洛伦斯·南丁格尔的英雄事迹，并成为其训诫的信徒，将健康和卫生视为仁爱的新境界。虽然南丁格尔对克里米亚战争的回应推动了医学的发展，但美国内战时期的女性改革家无意间创造了一个特洛伊木马，使医生们将黑人低人一等的种族主义论调编纂成典，从而逆转了流行病学进步的趋势。[1]与英国同行不同，美国医生在研究传染病的传播时，正式将种族差异列为一项关键标志，这产生了灾难性的影响，即将种族身份固化为流行病学和公共卫生的核心组成部分。[2]

伊丽莎白·布莱克韦尔（Elizabeth Blackwell）作为这一时期的领军人物而出现。1849 年，她成为第一个在美国获得医学学位的女性。和南丁格尔一样，她认为疾病是由不良的社会条件和不健康的环境造成的。事实上，布莱克韦尔的毕业论文指出，斑疹伤寒是导致许多赴美爱尔兰移民生病的原因。布莱克韦尔出生于英格兰，1850 年与南丁格尔相识。

这两位女性最初对女性在医学上的重要性有着相似的理解，但后来情况发生了变化。南丁格尔希望布莱克韦尔培训护士，但布莱克韦尔认为，护理工作会固化女性在更广泛的医学领域中的弱势地位。尽管有这种差异，但布莱克韦尔在纽约市的实践中继续遵循南丁格尔的关键见解，即卫生是预防疾病暴发的最有效措施。[3]

美国内战开始后，布莱克韦尔从南丁格尔那里得到启示，相信战争将为女性进入医疗行业提供机会。一开始，布莱克韦尔试图将已经出现的各种改革尝试归拢到一起，并使其融入战前的现存社会。1861 年 4 月下旬，她组织了一次会议，将女性改革家聚集在库珀联盟（Cooper Union）。在那里，他们成立了妇女中央救济协会（Woman's Central Association of Relief, WCAR），该协会有三个主要目标：与军队医疗部门合作、培训护士和统一妇女救济工作。[4]布莱克韦尔和她的女同事们意识到，如果她们想被认可为合法成员，就需要一位男性来代表她们的组织。牧师亨利·贝洛斯（Henry Bellows）挺身而出，担任领袖。他将赴华盛顿特区拜会美国总统，向后者介绍他们的计划。

与此同时，已经获得"智障人士代言人"声誉的多罗西娅·迪克斯（Dorothea Dix），开始了她自己的运动。和布莱克韦尔一样，迪克斯也遵循南丁格尔的原则，甚至还尝试结识南丁格尔。1855 年至 1856 年，在克里米亚战争最激烈的时期，迪克斯前往欧洲，按顺序参观了一些收容所，以深入了解相关业务和治疗方法。她还去了斯库塔里，在那里她虽然错过了南丁格尔，但亲眼目睹了南丁格尔在医院病房的工作成果。[5]在这次旅行中，迪克斯可能还学会了护士如何利用政治策略在军队官僚机构中游刃有余；战争爆发后，她直接向战争部长西蒙·卡梅伦

(Simon Cameron)求助，就像当初南丁格尔向西德尼·赫伯特求助一样。

贝洛斯最终与迪克斯合作，因为他认为迪克斯比布莱克韦尔更适合支持他的卫生改革运动。[6]离开纽约后，贝洛斯参观了军营，目睹了不健康的环境，他开始意识到纽约的改革者需要扩大改革范围和规模，不仅需要为军队提供衣服、绷带和其他医疗用品，还需要解决困扰军营的卫生问题。陆军官员最初拒绝了设立卫生委员会的提议，认为这个以女性为主要成员的组织会显得"太扎眼"。但贝洛斯向军事当局、战争部长和林肯总统保证，将有一个民间团体支持军队，在军队的迫切需要和妇女参与的决心之间起到必要的缓冲作用。贝洛斯承诺，男性将领导委员会的工作，女性不会干涉军队的行动。林肯被说服，于1861年6月13日签署了一项声明，批准成立美国卫生委员会（United States Sanitary Commission, USSC）。[7]

由于贝洛斯与联邦政府之间达成的协议，该组织最终由男性领导，而女性被抛在了后面，被迫担任军队人员的助手等下级职务。布莱克韦尔曾指望战争能提供将妇女培训为医生的机会，但她对美国卫生委员会的愿景在贝洛斯的交易中消失了。布莱克韦尔继续与妇女中央救济会合作，但她把妇女训练成护士，而不是医生。[8]

1861年7月21日的第一次布尔朗战役（First Battle of Bull Run），又称"马纳萨斯战役"（Battle of Manassas）①，向军方和政府当局揭示

---

① 第一次布尔朗战役（邦联军队称之为"马纳萨斯战役"）是美国内战中的第一场重大战役，于1861年7月21日在弗吉尼亚州威廉王子县打响。双方各有大约18 000名训练不足、领导不力的士兵投入战斗。邦联军队在这场战役中大获全胜，战后，联邦军队进行了无组织的撤退。激烈的战斗和大量的伤亡使两军都清醒地认识到，战争将比双方预想的更漫长、更血腥，这次战役也凸显了战争第一年两军各自存在的诸多短板。——译者注

了军事行动所带来的医疗危机。数百名伤员被留在战场上或被疏散到临时医院。除了战场上的伤亡，战争还破坏了环境，助长了传染病的传播。把人员集结成兵团，造成了严重的人口迁移，耗尽了自然资源，限制了水的供应；把部队从一个地方迁到另一个地方，彻底改变了生态系统，破坏了土地；建立营地导致农业景观被侵蚀和树木被破坏。这些巨大的变化导致了多重健康危机，但没有适当的制度来解决这些问题。[9]

弗洛伦斯·南丁格尔的工作已经向美国人警示战争可能造成的健康危机。一些平民听取了她的意见，并慢慢采纳了她的卫生措施，但军队中的许多人不仅对她的想法不屑一顾，而且将特权策略置于公共卫生之上，将政治置于公众健康之上，将胜利置于通风之上。在美国内战期间，军医处与其说是一个有效的医疗团队，不如说是退休军官的一个荣誉职位。因此，没有任何基础设施来改善受伤士兵的悲惨状况、处理人类和动物的尸体以及解决军队营地的卫生问题。路易斯·邓肯（Louis C. Duncan）上尉在 1917 年发表了一篇文章，论述美国军队医疗部门在战争开始时的短板。他写道："1861 年的陆军卫生署署长（Surgeon General of the Army）无疑是一位值得尊敬的绅士，（但）他对战争的准备程度就像旧金山人对地震的准备程度一样。"[10] 虽然有军医，但没有医院系统。根据邓肯的说法，第一家野战医院直到 1862 年 4 月的夏洛战役（Battle of Shiloh）①才形成。当时，一名医生接管了一个废弃的

---

① 夏洛战役又称"匹兹堡登陆战"，是美国内战中的一场重要战役，发生于 1862 年 4 月 6 日至 7 日，地点是田纳西州西南部。联邦军队在格兰特的指挥下击败了邦联军队。虽然联邦军队取得了胜利，但伤亡人数却多于邦联军队，格兰特因此饱受批评。——译者注

团部营地，并将其改造成了一个帐篷医院。[11]

联邦军队在布尔朗战役中失利，随即引发了人们对军队备战的质疑。正如邓肯所解释的那样，这不仅是因为军队输了这场战役，还因为"一些广为流传的观念在当时受到了猛烈的冲击。其中之一就是，武装人员集合起来就构成了一支军队"。此外，无论平民医生内心多么爱国，医术多么精湛，他们都没有准备好迎接战时医学的挑战。在战斗发生时，"没有事先计划，没有组织，没有征募人员，没有物资，没有救护车队，没有野战医院，没有运送伤员的车队，没有转运医院"。事实上，"布尔朗战役中伤员所受的苦难是医疗部门准备不足的自然结果"。他声称，"这种可悲的忽视"，并不是某个人的过错，而是（因为）"科学护理伤员的时代还没有到来"。[12]布尔朗战役向联邦军队的军官发出了信号：需要有组织的医疗援助。

布尔朗战役后，驻扎在弗吉尼亚州和马里兰州的军官们纷纷涌向临时设于华盛顿特区财政大楼的美国卫生委员会总部，要求提供床位、用于支撑伤员肢体的铁架、在床上写字用的桌子，甚至要求提供让病人娱乐的多米诺骨牌。[13]该委员会做出了回应，但也想提供卫生方面的建议，比如如何设计营地以确保适当的通风，以及如何获得清洁水源。

美国卫生委员会通过敦促军队采取卫生措施，来推动公共卫生领域的进步。美国卫生委员会成员查理斯·斯蒂尔（Charles J. Stillé）（他后来写了该委员会的机构发展史）说明了英国卫生委员会对美国卫生委员会的影响以及克里米亚战争对卫生科学发展的意义。他写道，在美国内战开始时，"克里米亚战争的经历对所有人来说都记忆犹新"，而那次经历"本身就是卫生科学的一个完整篇章"。[14]美国卫生委员会借鉴了这些想法。事实上，斯蒂尔知道英国流行病学家加文·米尔罗伊作为英国卫生委员会的成员前往克里米亚，以应对战争造成的医疗危机，这进一步揭示了流行病学家的全球网络。[15]

仅仅是保持医院清洁和分发物资，就改变了军营中的卫生状况。虽然我们很难确定美国卫生委员会的干预措施是否有效，但它的工作仍然向公众和医学界的许多人强调了疾病的传播是由物理环境的状况造成的。当然，公共卫生并不是阻止细菌和病毒（当时人们对病毒尚不了解）传播的灵丹妙药，它的有效性也很难确定。比起死亡率，我更感兴趣的是战争如何激发了人们思考疾病传播的新方式及其如何促进预防措施的建立。由于战争，卫生作为一种健康实践获得了发展；它借鉴了跨大西洋乃至全球的理论，加速了普罗大众对疾病传播的了解。

1861 年，美国卫生委员会发布了一份 14 页的文件——《保护士兵健康条例》，提供了预防疾病的建议。像南丁格尔一样，该委员会强调预防。这个分发给美国各地联邦军军官的小册子，列出了 41 条简明扼要的规则，其中包括要求士兵不穿军装而是穿"衬衣和衬裤"睡觉，建议士兵每周至少用水洗一次澡，以及其他更具体的指示。"每周洗一次澡"在 19 世纪代表了一种新的清洁方式，它不同于早先仅仅更换内衣作为身体清洁方式的做法。这部手册还给出了如何梳理头发的细节。[16]

这些条例督促军官们尽可能地保持军营干净整洁，以防止传染病的传播。第十四条开头这样说道："在军营生活中，引发疾病的最常见原因莫过于不注意处理粪便。"它明示，排便壕沟应建在"离营地有一定距离的地方"，并且要为士兵和军官设置各自的排便壕沟。军官们应禁止士兵在其他地方排泄。壕沟应由"巡查队"每天检查，他们要在壕沟里撒上一层土、石灰和"其他消毒剂"。该条例继续写道，营地巡察员应确保被宰杀的牛的内脏"被迅速埋在离营地足够远的地方，并用至少四英尺厚的土来覆盖"。[17]

这本手册中的其他条例反映了南丁格尔的影响，尤其在保持通风和安置帐篷方面。[18]指挥官可能对制定战略和发动战役更感兴趣，而不愿操心士兵在哪里固定帐篷，但是美国卫生委员会手册提供了明确的规定，以确保帐篷之间不要离得过近，其中的士兵不要过于拥挤。第十八条写道："经验表明，睡在简单的帆布篷下，甚或露天而睡，对健康的危害都比睡在过度拥挤的帐篷里小。"[19]这条规则里提到的"经验"直接来自克里米亚战争。[20]而且，美国卫生委员会的指南——"只要有可能，就应该允许营火的存在"，因为它们有助于"净化空气，防止昆虫的骚扰"，同时有助于取暖和烘干衣服——同样吸取了克里米亚战争期间的经验教训。作为瘴气理论的倡导者，南丁格尔认为火炉有助于通风，火能净化空气。虽然科学家当时尚未发现蚊子是疟疾、黄热病和其他疾病的携带者，但这种特殊的做法有助于减少蚊子传播的疾病。[21]

然而，对于军事人员来说，这些规定可能显得女性化。[22]对于每周用水洗一次澡或梳头的关注可能被嗤为鸡毛蒜皮的小事。美国卫生委员会的手册很薄，而且是袖珍型的，如果指挥官不愿意遵守这些指示，它就很容易被忽略。虽然没有可用的数据档案详细说明军官们拒绝接受美国卫生委员会的规定，但大量士兵死于可预防疾病（即军事术语中的"军营疾病"），这表明许多官员确实忽视了这些规定。与克里米亚战争一样，在军营和医院死于传染病的士兵比死于军事战斗的士兵还多。[23]士兵们在营地里咳嗽至死，或死于严重腹泻造成的脱水。

战争产生了一个庞大的官僚机构，这促进了环境卫生新理论的广泛传播，加速了流行病学的发展。美国卫生委员会促进了更多公众对通风、洗澡和物理空间配置等理念的了解。[24]

* * *

美国卫生委员会改变了美国内战的面貌。尽管军方一开始反对妇女上战场，但正如克里米亚战争期间的英国卫生委员会一样，美国卫生委员会最终被允许将妇女引入军营，并使她们以官方身份进入战场。在此之前，许多妇女以非官方身份随军。在这些"营地追随者"中，有些是厨师和助手，有些是妻子，有些是性工作者。美国卫生委员会正式确立了妇女在营地中的地位，她们在那里负责执行一系列任务——包扎伤口、缠裹绷带、清洁帐篷、清理动物尸体、烧水、做饭、搭帐篷，并记录工作情况。她们中的一些人因其不知疲倦和全心全意的服务而饱受赞誉，像南丁格尔一样被视为战场上的天使。著名的废奴主义报纸《解放者报》（*The Liberator*）报道了一位妇女的英勇事迹，我们只知道她叫雷诺兹夫人（Mrs. Reynolds），她在夏洛战役中照顾伤员，并被伊利诺伊州州长任命为州民兵组织的少校。在这篇新闻报道之后，有一首诗描述了她在炮火纷飞的战场上的风姿。"这位美丽的女士"，有着"露水般的嘴唇和闪亮的头发"，在处理"裂开的伤口"时依然"毫无畏惧"。她没有将那些"等死"的士兵撇在一边，他们向她做"无声的祈祷"。[25]在整个战争期间，大众媒体一直把战场上的妇女描绘成天使，长着翅膀的护士形象甚至被用作美国卫生委员会官方标志的中心图案。[26]

尽管天使般的女性形象有助于赞美女性的成就，但它掩盖了她们日常工作中残酷和血淋淋的现实以及美国卫生委员会更普遍意义上的工作。美国卫生委员会里还有一些治疗受伤士兵和支持卫生措施的医生，但他们慢慢偏离了手头的工作。保持营地的清洁和井然有序的紧迫性使妇女和平民医生能够进入这些空间，但随着时间的推移，许多医生打着了解传染病传播的幌子，开始从事一套系统化的业务，将种族差异制度化。

自 17 世纪国际奴隶贸易发展以来，一些医生和观察家就提出了关于种族差异的理论，他们往往认为，非洲人天生不如欧洲人。有些人还声称，非洲人更容易感染某些疾病，而对其他疾病有免疫力。[27] 这种思路持续存在于整个 18 世纪和 19 世纪，并在奴隶制存废辩论的高潮期间受到那些试图为奴隶制提供医学和科学论据的人的欢迎，奴隶制的废除本应引发一场运动，以消除这些理由。最终，解放奴隶运动提供了一个机会，终结了为奴隶制辩护的"种族之间存在差异"的基本假设。

林肯总统在 1863 年发布了《解放黑人奴隶的宣言》，这是一项战时策略，旨在吸引南部邦联劳动力外流。它使成千上万的奴隶从种植园奴隶制中解放出来，并在联邦阵线后方找到了避难所。该宣言还将北方军的军事目标从维护联邦扩大到解放南部邦联的奴隶。以前被奴役的人大量涌入联邦营地。军方雇了其中一些男性作为劳工，征募了一小部分人当兵，而大多数人，尤其是妇女和儿童，无事可做。由于没有合适的住所、衣服和食物，许多以前被奴役的人在获得自由的那一刻便病倒，甚至死亡。[28] 疾病在以前被奴役的人中间狠狈蔓延，继而传染给黑人部队，但后者得到了美国卫生委员会成员的治疗。黑人军团中不仅有新近

帝国瘟疾：殖民主义、奴隶制和战争如何改变医学

获得自由的奴隶，还包括来自北方的自由黑人，这些自由黑人加入联邦军队并成为种族隔离军团的组成部分。两个黑人群体加在一起，估计有18万人在联邦军队中服役。

黑人部队在联邦军队的存在导致许多白人医生开始将种族视为疾病传播的一个因素。这破坏了南丁格尔所提倡的卫生实践。虽然南丁格尔相信种族差异，认为英国人是地球上最优秀的种族，但她并没有用种族来解释霍乱或其他传染病的传播。即使在细菌理论被广泛接受后，她仍坚持认为不卫生的环境导致了疾病。她不相信疾病传播源可以从病人的先天特征中找到，即使科赫已经证明，有些人是霍乱杆菌的携带者。同样，虽然加文·米尔罗伊和其他在加勒比海地区工作的医生肯定有种族主义观念，但他们也在自然和人造环境中寻找疾病的原因。米尔罗伊谴责黑人的生活条件不佳，并将他们的高发病率归咎于他们没有保持家内清洁，但他并没有把种族差异作为疾病传播的原因。

尽管米尔罗伊和南丁格尔没有将种族问题与传染病的传播联系起来，但一些英国医生确实注意到了种族类别。例如，在调查1845年至1846年佛得角的黄热病疫情时，詹姆斯·麦克威廉确定了他采访的每个人的种族，将他们描述为"黑白混血儿""深肤色黑白混血儿"或"黑人"（见第三章）。然而，在他努力寻找疫情起源地并确定病因时，他并没有把这些术语作为一种解释。当英国医疗当局和军事官员阅读并报告麦克威廉的研究时，他们也没有对疾病易感性的种族差异提出任何主张。

尽管英国有这种趋势，但美国卫生委员会的医生改变了流行病学领域的早期发展方向，他们重拾了用种族身份来解释病因的过时理论。他们认为，种族分级具有解释力。在调查疾病的传播时，美国卫生委员会将注意力从作为关键因素的人造环境转移到种族身份上，并将后者作为调查的中心点。该组织开启了一项大规模工作，对黑人和白人士兵的身高、体重和其他特征进行编目，试图了解他们是否存在种族差异，以及这些差异是否与不同的患病率和死亡率相关。

在战争期间，美国卫生委员会派官员带着调查问卷到现场，问卷至少包括 191 个与物理环境有关的问题——营地的位置、供水和排水——以及有关食物、酒类供应和军事人员背景的问题。[29]这与英国官僚的做法相似，他们在实地使用问卷调查来研究大英帝国范围内的人员健康状况。美国卫生委员会收集了大约 1 400 份报告，然后对其进行分析，以确定如何更好地改善营地生活和为部队提供支持。[30]这项调查后来发生了一个奇怪的变化。曾担任美国卫生委员会秘书长的弗雷德里克·劳·奥姆斯特德(Frederick Law Olmstead)与该委员会的精算师艾略特(E. B. Elliot)一起，要求医生们测量白人士兵的身高和体重，以比较在美国出生的士兵与在外国出生的士兵的差异。他们认为，收集这类信息可以帮助军队基于士兵的身体特征来确定哪个兵种最适合于某些地区。在这一时期，一些医生认为，身高是衡量营养和健康的一个有用指标。[31]

美国卫生委员会通过比较本土白人、在外国出生的人和黑人士兵来解释不同的死亡率和疾病易感性，这为一种更大的话术提供了依据，即利用种族差异来为奴隶制和其他形式的压迫辩护。尽管爱尔兰人在 19世纪的美国受到歧视，但美国卫生委员会并没有把他们作为一个单独的群体，相反，他们和其他移民一起被归入"在外国出生的人"这一类

帝国痼疾：殖民主义、奴隶制和战争如何改变医学

别。美国卫生委员会收集的关于在外国出生的士兵的证据在战争结束后几乎没起任何作用。它没有为关于种族差异的争论提供科学依据，在19世纪晚些时候，那些当权者也没有像对待黑人那样，参考这些数据将问题归罪于白人移民。[32]

美国卫生委员会的成立最初主要是妇女改革者对突然暴发的、令人震惊的传染病和无助的受伤士兵的回应，后来它变成一个收集数据的组织，收集数据的目的在于将种族差异具体化。美国卫生委员会向军医们发了一份题为"黑人的生理状况"（The Physiological Status of the Negro)的问卷，该问卷的问题基于这样的理念：黑人士兵与白人士兵天生不同。这种假设完全破坏了平等的前提，而平等是反奴隶制运动的动力，在这一运动中，女性改革者冲在前列。问卷的第一个问题是："哪些事实是成功预防不必要疾病的基础？"其余的问题则更多地集中在"种族差异"这一概念上。这些问题的范围很广，从黑人士兵无法"抵抗疾病"的"原因"，到其他关于先天免疫、卫生以及特定"病理病变"（这些病变只影响黑人士兵)的易感性问题。也有一些问题涉及黑人士兵的心理健康，用19世纪的话来说就是"思乡"和"紧张"。[33]

问卷还区分了黑人士兵的肤色等级，要求医生比较"纯黑人"与"混血儿"的区别，并描述"种族融合对后代生命力和活力的影响"。[34]在美国内战之前，医学界和大众话语中对混血儿的关注就已形成。1843年，亚拉巴马州莫比尔的内科医生兼外科医生乔赛亚·诺特（Josiah Nott)在一本医学杂志上发表了一篇论战性文章，标题为《黑白混血的杂种——如果允许白人和黑人通婚，那么两个种族可能灭绝》（The Mulatto a Hybrid—Probable Extermination of the Two Races If the Whites and Blacks Are Allowed to Intermarry)。诺特声称，白人和黑人属于不同的物种，二者结合产生的后代，他称之为"杂种"，生理上不如"纯种"非洲人和白人。他断言黑白混血的人"智力中等"，"耐力较差"，"寿命比白人或黑人短"。他补充说，"黑白混血的女性"很容易患上与生殖和生育有关的疾病。事实上，她们是"糟糕的生育者"和"糟糕的保姆"。他说，即使她们真有了孩子，孩子也会"过早死亡"。[35]诺特的想法可能影响了起草中的美国卫生委员会问卷，因为问卷包括了一个问题："白人和黑人种族的混合对身体耐力有何影响？"[36]

诺特的证据之一与疾病易感性有关。他指出，在 1837 年、1839 年和 1842 年黄热病在莫比尔暴发期间，"我没有看到任何一个哪怕与黑人有一丝种族关联的人感染这种疾病"。[37]几年后，诺特推断，黄热病不是由瘴气，而是由蚊子传播的——这在当时是一个革命性的观念。[38]然而，在美国内战期间，诺特关于混血儿天生体弱的观点比他对黄热病的敏锐洞察更受关注。他的种族假说与南方人、北方人中间盛行的文化叙事结合到了一起，因为不管是南方人还是北方人，都对"黑白混血"的存在感到着迷。在南方，非洲后裔的不同肤色影响了奴隶的买卖，尤其是女奴的买卖。[39]这种观念在 19 世纪北方人阅读的许多小说中都有体现，包括哈丽雅特·比彻·斯托(Harriet Beecher Stowe)的《汤姆叔叔的小屋》(Uncle Tom's Cabin)，书中声称那些被认定为"混血"或"浅肤色"的人在种植园里工作，而那些肤色"较深"的人则被迫在地里工作。[40]这种观念也进入了废奴主义者的视野，废奴主义者中的白人盟友经常把著名的废奴主义者弗雷德里克·道格拉斯(Frederick Douglass)和哈丽雅特·雅各布斯(Harriet Jacobs)称为"混血儿"。"混

　　　　帝国瘤疾：殖民主义、奴隶制和战争如何改变医学

血儿"的概念在北方和南方都是一种文化叙事，建立在某些假设和刻板印象的基础上。与古巴、巴西、加勒比和南美洲其他地区的种族分类制不同，"混血儿"通常不作为一个单独的类别存在。因为在美国盛行"一滴血原则"（one-drop rule）——只要你的祖先有一点点黑人血统，你便被定义为"黑人"，因此，种族的分级没有任何法律意义。[41]

然而，美国卫生委员会的调查问卷向医生问询了混血儿的身体耐力情况。认为混血儿是劣等人的想法来自美国内战前人们对种族混血或异族通婚的无端恐惧。宣扬这一理论的人试图劝阻种族混合，因为他们认为黑人会被白人同化，走向灭绝。[42]天文学家谷德（Benjamin A. Gould）在战争期间担任美国卫生委员会的精算师。他负责收集士兵的重要统计数据，并将统计结果发表在一本几百页的书中，该书标题为《关于美国士兵的军事和人类学统计调查》（*Investigations in the Military and Anthropological Statistics of American Soldiers*）。该书提供了一些图表，总结了黑人、"黑白混血儿"和白人士兵在包括肺活量在内的若干类别中的差异。[43]

美国卫生委员会还对黑人和白人士兵身上的毛发数量差异产生了兴趣。来自马萨诸塞州的医生艾拉·拉塞尔（Ira Russell）甚至观察了 2 129 名黑人和混血士兵洗澡时的情况，将他们的"多毛性"水平区分为"1 至 10"并进行记录。[44]这个项目表明了美国卫生委员会将科学内涵融入种族身份的渐进方式。按照英国医疗当局在克里米亚战争期间的设想，战时卫生学的任务就是关注物理世界，缓解疾病的传播，但拉塞尔在美国内战期间对黑人士兵裸体的窥视颠覆了这种方法，他利用卫生学来掩盖他对黑人身体的淫秽迷恋。

拉塞尔提供了有关黑人和混血士兵的最全面数据。他未发现有证据能证明混血士兵在体能上不如"纯种"黑人。事实上，他的证据表明混血人更高，这说明他们更健康。拉塞尔随后与哈里斯(J. D. Harris)合作，后者是在里士满服役的少数几个黑人协会医生之一，他认为"种族混杂"不仅不会"损害身体耐力"或生育能力，反而会促进它们。但许多医生仍然怀有这样的信念，即种族身份与疾病的易感性或免疫力之间存在着联系。[45]

梅森-迪克逊线(Mason-Dixon Line)①两边对混血文化的迷恋为南北两方的医生在美国内战后的和解提供了基础。拉塞尔曾拜访过南部邦联的医生约瑟夫·琼斯(Joseph Jones)，琼斯以自己的混血孩子为证，证明白人会同化黑人，但琼斯认为黑人是劣等的。拉塞尔想要更多的证据，所以他找了一个在里士满经营奴隶拍卖行的奴隶贩子。这个奴隶贩子告诉拉塞尔，人们通常认为混血儿更贵，买来当"酒店服务员、家仆和技工"。他补充说，混血女奴经常被卖去做性工作者，因为她们长得很漂亮。[46]

拉塞尔将这些证据与他本人对士兵的评估结合起来，意在证明混血士兵并不像美国内战前许多人所认为的那样低劣。与霍尔罗伊德和麦克威廉一样，拉塞尔采取了访谈的形式。他采访的是奴隶主，旨在了解疾病传播的方式。这就把医生的角色扩大到了调查员的角色，即从事流行

---

① 梅森-迪克逊线是美国宾夕法尼亚州与马里兰州、特拉华州和西弗吉尼亚洲之间的一条分界线，于1763年至1767年由英国测量家查尔斯·梅森(Charles Mason)和杰里迈亚·迪克逊(Jeremiah Dixon)勘测后确定，旨在解决殖民地时期四州的边界纠纷。美国内战期间，这条线成为自由州(北)与蓄奴州(南)的界线。——译者注

帝国痼疾：殖民主义、奴隶制和战争如何改变医学

病学分析，以查明导致疾病传播的因素。

　　拉塞尔的英国前辈们通过提出一些挑战医学教条的见解或试行数据收集的新方法，推动了医学知识的进步和流行病学实践的开展。拉塞尔与他们不同，他的访谈将美国内战前的做法具体化，即在传染病研究中将虚构的种族类别作为有效的衡量标准。他引用了将人商品化的奴隶主们提供的轶事，他们的想法随之成为拉塞尔的观点，而且因为拉塞尔是一位服务于联邦政府的医生，这些想法遂成为医学界和联邦政府将黑人分类的方式。美国内战结束了奴隶制，但是，使用故意扭曲的种族分类，成为美国卫生委员会制定疾病分类的方式之一。

　　与他的英国同行不同，拉塞尔在检查他所负责的黑人部队时，进一步将种族作为医学分析的一个类别。在阅读了两家黑人士兵医院（位于密苏里州本顿军营，他曾在此工作）的报告后，拉塞尔指出："肺炎是这个种族的祸源。"[47]拉塞尔并不是唯一一个优先考虑利用种族来分析传染病传播的医生。美国卫生委员会的检查员乔治·安德鲁（George Andrew）博士称，黑人士兵的肺部先天较弱，这"通常会导致疾病，尤其是肺部疾病"发展得更快。[48]散布在全国各地的一些医生对美国卫生委员会的问询做出了答复。这些答复被编入《关于有色人种部队的疾病报告》（Report on the Diseases of the Colored Troops）。[49]他们的许多答复要么没有被保存下来，要么被与其他官僚记录一起归档，消失在美国卫生委员会浩如烟海的档案中，这些档案包括数百箱文件。[50]尽管医生们的许多答复已经丢失，但我们知道，美国卫生委员会提出了一些问题，要求医生考虑黑人士兵与白人士兵的差别，并且构建了一个修辞框架，在此框架内鼓励医生将种族作为一个有效的生物学范畴。

这种诊断破坏了早期流行病学的前提。世界其他地方的许多医生将目光投向物理世界和人造环境，从而了解疾病的传播，他们先观察患者的症状，然后向外观察住房、下水道、排水系统和拥挤的环境，以了解患者生病的原因。美国卫生委员会外科医生的做法正好相反。他们把注意力投向病人，试图在他们体内或身体上找到生病的答案。虽然他们也考虑自然或人造环境，但他们强调种族身份是原因。他们认为，黑人士兵的高死亡率是由脆弱的肺部造成的，而不是由黑人士兵在战争期间所经历的缺衣、少房等恶劣条件造成的。医生们将肺部问题归咎于黑人士兵自己。这导致人们普遍认为，肺结核的大规模暴发是由于黑人的肺功能不全，这种想法持续了数十年。[51]美国内战结束了奴隶制，但美国卫生委员会为了扩大种族差异并促进医学知识的发展，复活了蓄奴意识形态。

由于吸收了美国内战前脱胎于奴隶制的南方思想，美国卫生委员会官员认为黑人军队对自身健康的理解是简单原始的。伊利诺伊州第二十二志愿步兵团的外科医生本杰明·伍德沃德（Benjamin Woodward）认为，黑人士兵的信仰体系使他们无法抵抗疾病，黑人"很少能在患上严重疾病后恢复过来"，因为他们相信自己的死期已到。他甚至报告说，黑人士兵"满脑子都是宿命论，而这种宿命论来源于他们对祖先的迷信教义"，而且，魂灵有能力"欺骗""毒害"和"蛊惑"他们。[52]通过强调黑人的文化信仰，伍德沃德进一步给黑人士兵贴上"不同"和"原始"的标签。[53]虽然许多黑人士兵毫无疑问是迷信的，坚守非洲信仰和文化叙事，但也有许多人是虔诚的基督徒。[54]美国卫生委员会的医生很少或根本没有提及许多黑人士兵将基督教信仰作为一种描述死亡或疾病的方式，相反，他们所强调的案例将黑人描绘为"不同"和"原始"的。他们利用宗教来进一步强调黑人属于一个不同的种族。他们声称黑人士兵的临终遗言是迷信的，这引发了贯穿整个 19 世纪的刻板印象，最著名的是马克·吐温在《哈克贝利·费恩历险记》（*Huckleberry Finn*）中对吉姆的讽刺性描述。

美国卫生委员会的医生利用他们的医疗权威，给黑人士兵做了医学诊断，破坏了黑人士兵争取完全平等的努力。阿肯色州联邦军队的医疗主任约瑟夫·史密斯（Joseph Smith）在 1865 年写道，黑人士兵"不具备白人士兵的智力，必须让他们采取适当的措施，以保护他们的人身和营地。他们的道德和知识文化是缺乏的，这种文化的缺乏使他们在抗病能力上无法与白人士兵相比"。[55]到 19 世纪中期，许多医生——不管是印度的、伦敦的，还是新奥尔良的——已经摆脱了用道德、智力或社会地位来解释疾病易感性的论点，但是美国卫生委员会的医生却落后于这些进步，退回到早期的医学信念。[56]史密斯的观点所遵循的逻辑是在流行病学对传染病传播有了新认识之后，西方世界其他地方的许多人都已经放弃的逻辑；更重要的是，史密斯的说法使用道德、智力和文化作为衡量标准来论证疾病的因果关系。美国卫生委员会的医生滥用他们的医疗权威，声称黑人不适合享受自由，而不是利用他们的专业知识做出诊断，考虑一下生活在战争环境中（饱受战斗、疾病和死亡的折磨）的影响。

美国卫生委员会关于黑人健康的官方报告揭示更多的是文化而不是医学。但由于它们被框定为科学调查，报告中所渗透的偏见和文化叙事成为传染病医学学说的一部分。艾拉·拉塞尔继续声称黑人士兵不同于白人士兵。[57]他认为，黑人患肺结核的比例很高，但患疟疾的可能性也一样大，这削弱了美国内战前关于黑人对疟疾有天然免疫力的信念。[58]他的结论的重要性不在于他的具体发现，而在于他坚持把白人和黑人士兵分为不同的类别，这就将种族差异与传染病有关的观念理论化了。

尽管拉塞尔将疾病在黑人军队中的暴发归因于恶劣的条件，但他相信种族差异是主要原因。[59]在理解疾病传播的因素方面，拉塞尔与南丁格尔本质上是相反的。虽然南丁格尔发表了种族劣根性的评论，但她强调不卫生条件是疾病传播的主要原因。相比之下，拉塞尔对不卫生的条件进行了评论，但强调种族身份是疾病传播的主要原因。他声称过度拥挤和暴露损害了黑人先天不良的体质。他同情地指出，奴隶所处的条件，特别是糟糕的饮食，进一步损害了他们的健康。令人惊讶的是，他指出，逃离奴隶制给被奴役的人带来了医疗危机，因为他们缺乏食物、住所和其他基本必需品。[60]尽管他的论点与南丁格尔的论点有相似之处，但他的论点是建立在黑人士兵天生不如白人士兵的假设之上的。

拉塞尔通过对黑人士兵尸体进行检查，进一步证实了他的差异观念。他将尸检结果整理成一张表格，其中包括每个士兵的身高、体重、肤色和年龄。然后，他仔细记录了心脏、肺、脾、肝和大脑的尺寸和重量。例如，他注意到黑人士兵的大脑比白人士兵的小，这为说明黑人低人一等提供了科学证据。[61]

这种对大脑尺寸的比较支持了美国内战前黑人低人一等的观点。塞缪尔·莫顿（Samuel Morton）是一名医生，也是颅相学和人种学这一新兴领域的专家。他通过测量头骨的尺寸，研究了所谓的人种之间的智力

帝国瘟疫：殖民主义、奴隶制和战争如何改变医学

差异。在评估了 800 多个头骨后，他声称非洲人和美洲原住民都不同于白种人。莫顿在 1839 年出版的《美洲颅骨》（*Crania Americana*）一书中认为，白种人的头骨最大，因此拥有最强大的智力，这使他们处于人类阶梯的顶端。相比之下，"黑人的性格是快乐的、灵活的和懒惰的"，代表着"人性的最低等级"。[62] 莫顿的书推动了科学种族主义的诞生，并为许多美国人，特别是美国内战前的南方人，提供了一个正当理由来为奴隶制辩护。莫顿的观点在科学家中获得广泛认可。少数人不同意他的观点——不是因为他把非洲人和印第安人置于白种人之下，而是因为他没有区分男性和女性。[63] 在莫顿的大本营费城，一小群黑人知识分子提供了黑人智力与白人平等的证据，从而驳斥了他的说法。[64]

虽然这些观点在 19 世纪上半叶的科学家和知识分子中获得了认可，但它们与传染病传播的理论没有联系。拉塞尔和美国卫生委员会的其他医生在为黑人士兵的身体部位进行测量和称重时采用了莫顿的理论，并用它来解释战争期间黑人和白人死亡率的差异。他们用了一种会引发争论的理论来帮助理解医疗危机。虽然在研究疾病传播原因时医学界越来越专注于外部因素，但他们逆转了这种医学趋势，并复活了"传染病是由内部特征引起的"这一古老信念。与英国同行不同的是，美国卫生委员会的医生将颅相学作为所谓的卫生方法的一部分，将根深蒂固的种族传统融入联邦政府保护士兵和更广泛公众健康的工作中，这就使其超出了军营的范围。

美国内战为拉塞尔提供了大量可供研究的尸体，使他能够重振民族学的希望。莫顿跑遍全球寻找头骨，请求业余头骨收藏家给他寄来标本，美国内战的爆发为拉塞尔提供了合法的、政府批准的机会来推动这一实践；他在圣路易斯的本顿军营进行了惊人的 800 次尸检，这与莫顿收集的头骨数量大致相同。[65]美国卫生委员会的既定使命是对卫生条件进行科学调查，但拉塞尔不再关注清洁、秩序和卫生，而是转向尸检，将其作为获得科学知识的一种方式。战前，许多医生及其学徒为了研究人体而四处搜寻尸体，其中许多人通过不道德和非法的手段获得尸体；有胆量的医生经常掠夺奴隶的尸体，因为在内战前的美国，奴隶的尸体是最不受保护的。[66]基于对尸体的详细测量，拉塞尔认为黑人不同于白人，这一论点放大了莫顿的科学种族主义。

美国卫生委员会已成为强化种族劣等观念的同谋。[67]这进一步使身为马萨诸塞州医生的拉塞尔能够参与更广泛的关于种族、健康和医学之间关系的全球讨论。因为拉塞尔在种族分类理论上投入了大量精力，尤其是在如何识别"黑白混血儿"、白人和"纯"黑人的问题上，他聘请了一位在巴西研究"黑白混血儿"的匿名"教授"。这位教授声称，"黑白混血儿"的体质优于"纯黑人"，而且"健康、活跃，根本不会死"。根据在密苏里州、肯塔基州和田纳西州的战时服役经历，拉塞尔证实了这一理论，声称"混血"的人"优于"被招募的纯黑人。为了进一步支持自己的论点，拉塞尔引用了一位俄亥俄州医生的话，这位医生又引用了圣多明各(Santo Domingo)的一位医生的话，后者也提出了类似的论点，即混血的人在抵抗传染病方面具有优势。拉塞尔还引用了一位古巴医生收集的数据，这些数据证明"黑白混血儿"并非天生虚弱。[68]

美国内战的爆发使得拉塞尔有机会推动大西洋世界的"传染病传播与种族分类"讨论和研究。他的观察不仅将美国种族差异的观点编纂入

　帝国瘤疾：殖民主义、奴隶制和战争如何改变医学

册，而且揭示了奴隶制如何为巴西、古巴和圣多明各的医生提供社会统筹，使得以被征服的人口为基础的医学辩论成为可能。纵观他们的报告，这些医生记录了他们的观察并收集了统计数据，但对于奴隶制最初为他们研究这些人所创造的机会闭口不提。种植园提供了可供研究的圈养人口。奴隶制还使白人奴隶主能够强奸、恐吓和压迫被奴役的妇女，这导致了所谓"黑白混血儿"的产生。这些人成为医学研究的对象，但是对于促使这些人口诞生的原因，他们讳莫如深。

医生们对肤色深浅程度的关注，已逐渐演化为一种将黑人健康、先天体质及生理特征等问题理论化的一种手段。此趋势不仅推动相关研究的拓展，也为医生们提供了成长为业内专家的契机。作为马萨诸塞州的一名医生，拉塞尔在关于医学的全球讨论或治疗黑人方面的经验有限，但美国内战使他接触了大量黑人患者，成为一名专家。在关于1864年1月密苏里州本顿军营中生病和受伤的黑人士兵的月度报告中，拉塞尔描述了一个最近组建的兵团，"既有非洲黑人，也有红发碧眼的盎格鲁-撒克逊人，肤色各异"。他对肤色深浅程度的迷恋强化了美国卫生委员会的这一信念，即"种族类别很重要"。事实上，他潦草地写出"白种人"（Caucasian）一词，然后将其替换成"盎格鲁-撒克逊人"（Anglo Saxons），以便更精确地描述种族。[69]战前，拉塞尔出诊和治疗病人，在行医之余，他与医学界的学术交流可能只限于给同事写信或参加非正式讨论。[70]当时，专业组织刚刚兴起，美国医学协会（American Medical Association）成立于1847年，距离战争爆发不到20年。

美国内战为拉塞尔和美国卫生委员会的其他医生提供了专业地位和网络，使其能够强化他们关于疾病起因的理论。那些驻扎在加勒比地区和印度的英国医生曾在军队和殖民地的官僚机构内构想他们的医学理论，与此类似，美国卫生委员会创造了一个庞大的官僚机构，允许军医发展、推广和宣传他们的想法。拉塞尔开始关注疾病传播和种族分类的问题，而美国卫生委员会为他提供了推广观点的网络和听众。拉塞尔的信件和报告充当了知识生产次级体制的组成部分，鼓励军医和美国卫生委员会官员接受种族差异的概念。与前几章讨论的英国医生的案例类似，拉塞尔的想法也逐渐从非正式的环境走向正式的专业论坛。美国内战结束后，拉塞尔在《美国内战时期的医疗和外科史》(*Medical and Surgical History of the War of the Rebellion*)和其他医学期刊上发表了几篇文章。在 19 世纪晚期，拉塞尔的研究为种族等级观念提供了理论支持，而后者又为优生学和科学种族主义奠定了基础。[71]

拉塞尔并不是唯一一个在战争结束后因战时经验而一跃成为专家的医生。1855 年，伊莱沙·哈里斯(Elisha Harris)作为一名医生开始了他的工作，致力于纽约市的卫生改革。美国内战爆发后，他成为美国卫生委员会的主要官员之一。战争结束后，他继续致力于改善卫生条件。他是美国公共卫生协会(American Public Health Association)的创始人之一，担任该组织第一任秘书长和第五任会长。[72]谷德出版了《关于美国士兵的军事和人类学统计调查》(*Investigations in the Military and Anthropological Statistics of American Soldiers*)一书，这本书后来被查尔斯·达尔文(Charles Darwin)和其他支持种族差异的人所引用。[73]

* * *

美国卫生委员会记录黑人士兵身体特征的工作不仅仅代表了求知欲

帝国瘤疾：殖民主义、奴隶制和战争如何改变医学

强的医生对种族差异的好奇。它还产生了严重的政治后果。在一场在"平等"的名义下将黑人从奴役中解放出来的战争中，美国卫生委员会创造了大量数据，旨在证明黑人天生低人一等。美国卫生委员会编写的报告使种族主义意识形态得到强化，这种意识形态从一开始就将奴役黑人合法化。自17世纪以来，医生和其他当权者一直将非洲人和非洲人后裔视为劣等人，但联邦政府此前从未就种族问题提出过医学上的观点。当然，从宪法的"五分之三条款"到德雷德·斯科特（Dred Scott）案的判决，已在政治和法律上提出了黑人是逊于白人的劣等人的观点。然而，根据联邦立法成立的美国卫生委员会领袖却提出了一种医学观点，即黑人低人一等。美国卫生委员会拥有前所未有的权力，可以对黑人的身体进行查看、评估，甚至进行尸检。它的工作成果恰恰与美国内战后愈演愈烈的关于政治权和选举权的争论同时出现。尽管联邦政府最终通过了赋予黑人与生俱来的公民权和选举权的修正案，但美国卫生委员会的领袖们却基于科学提出了黑人低人一等的医学观点。他们收集的统计证据旨在为黑人低人一等的观点提供经验证据。在此之前，关于劣等性的说法当然也出现过，但因为它们是作为观察结果和轶事出现的，所以它们可能受到质疑，即使是作为法律出现时也一样。[74]然而，美国卫生委员会将科学的权威性赋予了医学案例研究，而这些研究为稳定释放黑奴后的种族秩序提供了证据。[75]

此外，美国卫生委员会的编目形式影响了生命统计学的发展。按种族来收集数据的方法促进了医学界在研究传染病传播时使用分类方法。南丁格尔提出，南亚人和英国军队之间存在差异，但这不是她的主要关注点，她也没有完全致力于对种族等级的争论。在今天，特别是在科学家、流行病学家和公共卫生当局看来，将人类按种族进行数据统计从而了解传染病的传播，几乎是理所当然的，而美国卫生委员会坚持这种形式的数据收集就是其原因之一。[76]

美国卫生委员会官员在种族分类和科学种族主义方面的工作也创造了一种话语，而这种话语掩盖了妇女的工作。调查问卷设立了一个修辞框架，进一步放大了医生们的想法和观察，并没有给妇女改革者表达她们的观察和想法留下什么空间。南丁格尔有官方平台来阐述她的理论，而美国卫生委员会的妇女却缺乏这样的平台。美国内战后，许多人写了回忆录并发表了她们的信件，以此来记录她们的工作并引起人们对其贡献的关注。[77]但在战争期间，调查问卷给男性的声音提供了特权，没有提供修辞空间来阐述女性的卫生改革工作。对种族差异的坚持意味着对科学权威的需要，而这只会进一步强调医生的知识。

因此，当有了这个平台，美国卫生委员会的医生们复活了奴隶主和南方医生的想法，而这些想法公然违背了美国内战的政治、法律和社会承诺。美国内战前关于奴隶制的思想被庄严载入美国卫生委员会的工作中。如果不仔细梳理某些特定医生的言论，我们就不会知道一些事实，例如，艾拉·拉塞尔实际上是在美国内战后通过与南方奴隶贩子交谈而获得医学知识的。

利用这种来源于奴隶制的知识的做法在战争结束后仍在继续，事实上，一些医生非常迫切地想从南方医生那里获取有关奴隶制的任何信息，以便了解美国内战结束后很长一段时间内传染病的传播情况。

注释

[1] 莱斯利·施瓦姆（Leslie Schwalm）最近发表了一篇文章，讲述了美国卫生委员会如何支持种族本质主义，并利用所谓的"科学"调查来支持种族等级制度。在本章中，我将美国卫生委员会置于更广泛的全球背景下，并展示卫生委员会如何在流行病学的发展过程中将种族变为一个关键的（抑或说是复古的）衡量标准。Leslie A. Schwalm, "A Body of 'Truly Scientific Work'：The U.S. Sanitary Commission and the Elaboration of Race in the Civil War Era", *Journal of the Civil War Era* 8, no. 4(2018):647—676.

[2] 学者芭芭拉·菲尔兹（Barbara Fields）和多萝西·罗伯茨（Dorothy Roberts）强调，种族不是一个生物学范畴，但对许多从事医学职业的人来说，无论是过去还是现在，种族都被当作一个生物学范畴来对待。Barbara J. Fields, "Slavery, Race, and Ideology in the United States of America", *New Left Review* 181(June 1990), 95—118; Dorothy Roberts, *Fatal Invention：How Science, Politics, and Big Business Re-Create Race in the Twenty-First Century*(New York：New Press, 2011).

[3] Julia Boyd, "Florence Nightingale and Elizabeth Blackwell", *Lancet* 373, no. 9674(2009):1516—1517.

[4] Judith Ann Giesberg, *Civil War Sisterhood：The U.S. Sanitary Commission and Women's Politics in Transition*(Boston：Northeastern University Press, 2000), 33.

[5] Giesberg, *Civil War Sisterhood*, 35.

[6] Giesberg, *Civil War Sisterhood*, 46.

[7] "建立美国卫生委员会的命令，由林肯总统于 1861 年 6 月 13 日签署并批准。由战争部长西蒙·卡梅伦副署。" 参阅 New York Public Library Digital Collections, https://digitalcollections.nypl.org/items/510d47e4-5a05-a3d9-e040-e00a18064a99；*The United States Sanitary Commission：A Sketch of Its Purposes and Its Work*(Little, Brown and Company, 1863)；"太扎眼" 引自 Jeanie Attie, *Patriotic Toil：Northern Women and the American Civil War*(Ithaca, NY：Cornell University

Press，1998），53。

[8] 关于女性在美国卫生委员会中的工作，参阅 Giesberg，*Civil War Sisterhood*，and Attie，*Patriotic Toil*。

[9] 目前还没有学者对美国内战进行流行病学分析，探究人口流动和对自然资源的破坏如何引发流行病，但请参阅乌尔米·威洛比（Urmi Willoughby）关于奴隶贸易、土地转为种植园和其他因素导致路易斯安那州黄热病暴发的研究，以及梅根·纳尔逊（Megan Nelson）关于军队通过砍伐无数树木破坏自然生态的研究。Urmi Engineer Willoughby，*Yellow Fever，Race，and Ecology in Nineteenth Century New Orleans* (Baton Rouge：Louisiana State University Press，2014)；Megan Kate Nelson，*Ruin Nation：Destruction and the American Civil War* (Athens：University of Georgia Press，2012)．

[10] Louis C. Duncan，"The Medical Department of the United States Army in the Civil War—The Battle of Bull Run"，*The Military Surgeon* 30，no. 6(1912)，644—668，on 667．

[11] Duncan，"Medical Department of the United States Army"，644. 参阅 Jim Downs，*Sick from Freedom：African American Illness and Suffering during the Civil War and Reconstruction* (New York：Oxford University Press，2012)，28—31。

[12] Duncan，"Medical Department of the United States Army"，665—666．

[13] The Sanitary Commission of the United States Army：*A Succinct Narrative of Its Works and Purposes* (New York：United States Sanitary Commission，1864)，14．

[14] Charles J. Stillé，*History of the United States Sanitary Commission：Being the General Report of Its Work during the War of the Rebellion* (Philadelphia：J. B. Lippincott，1866)，27．

[15] Stillé，*History of the United States Sanitary Commission*，32．

[16] US Sanitary Commission，*Rules for Preserving the Health of the Soldier* (Washington，DC，1861)．关于清洁习惯的改变，参阅 Kathleen M. Brown，*Foul Bodies：Cleanliness in Early American Society* (New Ha-

帝国瘤疾：殖民主义、奴隶制和战争如何改变医学

ven，CT：Yale University Press，2009）。

［17］US Sanitary Commission，*Rules for Preserving the Health of the Soldier*，6—7.

［18］例如，关于医院，参阅 W. Gill Wylie，*Hospitals：Their History，Organization，and Construction*（New York：D. Appleton，1877）。

［19］US Sanitary Commission，*Rules for Preserving the Health of the Soldier*，8.

［20］Stillé，*History of the United States Sanitary Commission*，27—32.

［21］在19世纪40年代，乔赛亚·诺特提出蚊子和黄热病之间存在关系，但我在美国卫生委员会的记录中没有看到任何证据能证明北方的卫生改革者们熟悉这一理论。Josiah C. Nott，"Yellow Fever Contrasted with Bilious Fever—Reasons for Believing It a Disease Sui Generis—Its Mode of Propagation—Remote Cause：Probable Insect or Animalcular Origin，&c."，*New Orleans Medical and Surgical Journal* 4（1848）：563—601.

［22］盖尔·贝德曼（Gail Bederman）表明，在20世纪之交，许多精英男性反对女性为推行礼仪、礼节和其他家庭敏感度方面的努力。我想，在美国内战期间也发生过类似的现象，许多军官和部队无视卫生条例，特别是因为这些条例得到了妇女的支持。Gail Bederman，*Manliness and Civilization：A Cultural History of Gender and Race，1880—1917*（Chicago：University of Chicago Press，1995）.

［23］Shauna Devine，*Learning from the Wounded：The Civil War and the Rise of American Medical Science*（Chapel Hill：University of North Carolina Press，2014），1；Downs，*Sick from Freedom*，4；Downs，"♯BlackLivesMatter：Toward an Algorithm of Black Suffering during the Civil War and Reconstruction"，J19：*The Journal of Nineteenth-Century Americanists* 4，no. 1（2016）：198—206.

［24］斯蒂尔的《美国卫生委员会的历史》（*History of the United States Sanitary Commission*）全面概述了美国卫生委员会的工作、医生所扮演的具体角色，最重要的是，美国卫生委员会如何教育士兵和志愿者改善卫生环境的紧迫性。

［25］ *The Liberator*，May 30，1862.

［26］ 关于美国卫生委员会的印章，参阅 Giesberg，*Civil War Sisterhood*，vii—x。

［27］ Jennifer L. Morgan，*Laboring Women：Reproduction and Gender in New World Slavery*（Philadelphia：University of Pennsylvania Press，2004）；Rana A. Hogarth，*Medicalizing Blackness：Making Racial Difference in the Atlantic World*（Chapel Hill：University of North Carolina Press，2017）.

［28］ Downs，*Sick from Freedom*.

［29］ Susan P. Waide and Valerie Wingfield，"United States Sanitary Commission Records，1861—1878，MssCol 3101"，*New York Public Library，Manuscripts and Archives Division*，January 2006，10，https：//www.nypl.org/sites/default/files/archivalcollections/pdf/ussc.pdf.

［30］ Waide and Wingfield，"United States Sanitary Commission Records，... MssCol 3101"，10.

［31］ Margaret Humphreys，*Intensely Human：The Health of the Black Soldier in the American Civil War*（Baltimore：Johns Hopkins University Press，2008），8.

［32］ 尽管移民之间存在差异，尤其是爱尔兰移民，但这些观念并不像黑人那样跨越几代人。根据美国卫生委员会收集的数据，谷德发表了一项研究，概述了黑人士兵与其他服役士兵的不同之处。几十年后，弗雷德里克·霍夫曼（Frederick Hoffman）利用这项研究传播了种族优劣论，这些观点影响了 19 世纪后期关于优生学的论述。Benjamin Apthorp Gould，*Investigations in the Military and Anthropological Statistics of American Soldiers*（New York：US Sanitary Commission，1869），347—348，391，479；Frederick L. Hoffman，*Race Traits and Tendencies of the American Negro*（New York：Macmillan，for the American Economic Association，1896），70—71，150—151，162—168，183—185.

［33］ 问卷的副本可以在美国卫生委员会官员的通信中找到，参阅 Benjamin

　　　　　　帝国瘤疾：殖民主义、奴隶制和战争如何改变医学

Woodward to Elisha Harris, August 20, 1863, Memphis, TN, series 1: Medical Committee Archives, 1861—1866, United State Sanitary Commission Records, New York Public Library(hereafter, USSC Records). 致力于反种族主义的女性改革者将其作为更激进活动的一部分, 参阅 Nancy A. Hewitt, *Women's Activism and Social Change: Rochester, 1822—1872*(Ithaca, NY: Cornell University Press, 1984); Nancy A. Hewitt, *Radical Friend: Amy Kirby Post and Her Activist Worlds*(Chapel Hill: University of North Carolina Press, 2018)。

[34] 转引自 Humphreys, *Intensely Human*, 33。

[35] Josiah Nott, "The Mulatto a Hybrid: Probable Extermination of the Two Races If the Whites and Blacks Are Allowed to Intermarry", *Boston Medical and Surgical Journal* 29, no. 2 (August 16, 1843): 29—32.

[36] Ira Russell, "Hygienic and Medical Notes and Report on Hospital L'Ouverture", reel 3, frame 282, USSC Records.

[37] Nott, "The Mulatto a Hybrid", 30.

[38] Nott, "Yellow Fever Contrasted with Bilious Fever".

[39] Walter Johnson, *Soul by Soul: Inside the Antebellum Slave Market* (Cambridge: Harvard University Press, 1999), 155.

[40] 沃尔特·约翰逊还发现了这些行为在文学作品中普遍存在的证据, 参阅 Johnson, *Soul by Soul*, 154。

[41] 关于大西洋世界背景下美国的种族分类制度, 参阅 Jim Downs, "Her Life, My Past: Rosina Downs and the Proliferation of Racial Categories after the American Civil War", in *Storytelling, History, and the Postmodern South*, ed. Jason Philips (Baton Rouge: Louisiana State University Press, 2013)。

[42] 乔赛亚·诺特是这一理论的主要倡导者。J. C. Nott, "Hybridity of Animals, Viewed in Connection with the Natural History of Mankind", in J. C. Nott and G. R. Gliddon, *Types of Mankind: or, Ethnological Researches, Based upon the Ancient Monuments, Paintings,*

Sculptures, and Crania or Races and upon their Natural, Geographical, Philological, and Biblical History, 2nd ed. (Philadelphia: Lippincott, Grambo & Co., 1854), 397—399.

[43] Gould, *Investigations in the Military and Anthropological Statistics of American Soldiers*, 347—353, 471, 478. 在种族和肺活量这种交叉科学的讨论中, 谷德发挥了突出作用, 参见 Lundy Braun, *Breathing Race into the Machine: The Surprising Career of the Spirometer from Plantation to Genetics* (Minneapolis: University of Minnesota Press, 2014)。

[44] Melissa N. Stein, *Measuring Manhood: Race and the Science of Masculinity* (Minneapolis: University of Minnesota Press, 2015), 106—107.

[45] Humphreys, *Intensely Human*, 34.

[46] Humphreys, *Intensely Human*, 35.

[47] Russell, "Hygienic and Medical Notes and Report on Hospital L'Ouverture".

[48] George Andrew to Elisha Harris, July 17, 1865, LaPorte, Indiana, reel 1, frame 408, USSC Records.

[49] Benjamin Woodward, "Report on the Diseases of the Colored Troops", reel 2, frame 867, USSC Records. 联邦政府决定研究黑人的特定疾病也是自由民事务管理局的一部分, 该局治疗以前被奴役的人, 这些人不属于军队, 也不在美国卫生委员会的范围之内。比如, 罗伯特·雷伯恩 (Robert Reyburn) 挑战了美国卫生委员会关于黑人疾病原因的论点, 尽管如此, 他使用医学作为检查被释奴特有疾病的理由, 还是将种族分类具体化了。Reyburn, *Types of Disease among Freed People of the United States* (Washington, DC: Gibson Bros., 1891). 关于自由民事务管理局医疗处, 参阅 Downs, *Sick from Freedom*。

[50] Humphreys, *Intensely Human*, 34.

[51] 关于黑人和肺结核的历史, 参阅 Samuel Kelton Roberts, *Infectious Fear: Politics, Disease and the Health Effects of Segregation* (Chapel Hill: University of North Carolina Press, 2009); Braun, *Breathing Race into the Machine*。

[52] Woodward, "Report on the Diseases of the Colored Troops".

[53] 在医疗报告之外，美国北方废奴主义者（在战后作为仁慈改革者）的著作也提到了基督教，这也出现在教育记录中。参阅 Freedmen's Record 1，no. 10（October 1865），160；关于学校里的基督教，参阅 Hilary Green，*Educational Reconstruction：African American Schools in the Urban South，1865—1890*（New York：Fordham University Press，2016），22，95。

[54] 被奴役的人对健康和医学的看法借鉴了土著和欧洲人的传统，参阅 Sharla Fett，*Working Cures：Healing，Health and Power on Southern Slave Plantations*（Chapel Hill：University of North Carolina Press，2002）。

[55] Joseph R. Smith，"Sanitary Report of the Department of Arkansas for the year 1864"，MS C 126，Historical Collection，National Library of Medicine，Bethesda，MD，转引自 Humphreys，*Intensely Human*，15，165。

[56] 新奥尔良的医生将黄热病的传播归因于恶劣的卫生条件。例如，参阅 Erasmus D. Fenner，*History of the Epidemic Yellow Fever：At New Orleans，La.，in 1853*（New York：Hall，Clayton，1854）。

[57] 我的研究是基于玛格丽特·汉弗莱斯对艾拉·拉塞尔及其工作的研究，参阅 Humphreys，*Intensely Human*，xi。

[58] Humphreys，*Intensely Human*，46，51.

[59] Humphreys，*Intensely Human*，x—xiii.

[60] Humphreys，*Intensely Human*，9. 美国内战期间，很少有医生认识到解放黑奴引发了大规模的医疗危机，参阅 Downs，*Sick from Freedom*。

[61] Humphreys，*Intensely Human*，x，51，100—102.

[62] Samuel George Morton，*Crania Americana；or，A Comparative View of the Skulls of Various Aboriginal Nations of North and South America*（Philadelphia：J. Dobson，1839），7，87—88.

[63] "Morton's Later Career and Craniology"，Morton Collection，University of Pennsylvania Museum of Archeology and Anthropology，https：//www.penn.museum/sites/morton/life.php.

[64] 关于黑人知识分子对莫顿的反应，参阅 Britt Russert，*Fugitive Science：Empiricism and Freedom in Early African American Culture*（New York：NYU Press，2017）。

[65] 关于莫顿，参阅 Ann Fabian，*The Skull Collectors：Race，Science，and America's Unburied Dead*（Chicago：University of Chicago Press，2010），36—43。关于尸体解剖的数量，参阅 Humphreys，*Intensely Human*，100。

[66] Michal Sappol，*A Traffic of Dead Bodies：Anatomy and Embedded Social Identity in Nineteenth-Century America*（Princeton，NJ：Princeton University Press，2004）；Daina Ramey Berry，*The Price for Their Pound of Flesh：The Value of the Enslaved，from Womb to Grave，in the Building of a Nation*（Boston：Beacon，2018）。

[67] 菲尔茨夫妇发明了 "racecraft" 一词，用来解释当权者如何利用支持种族优劣论的思想或理论来宣传种族意识形态。如果人们没有积极地创造一种关于 "种族" 的意识形态，它就不会存在，就像巫术一样，种族的力量取决于人们对其力量的相信程度。Karen E. Fields and Barbara J. Fields，*Racecraft：The Soul of Inequality in America*（London：Verso，2016）。

[68] Hygienic and Medical Notes，Questions and Answers. Dr. Russell（no date），reel 5，frame 284，USSC Records.

[69] Ira Russell，January 31，1864，folder 2：papers：scan 21—22，Ira Russell Papers ♯4440，Southern Historical Collection，Wilson Library，University of North Carolina at Chapel Hill（hereafter，Russell Papers）.

[70] 我没有看到他在美国内战前的任何信件。他的存档信件大部分来自战时服役时期，部分信件由他的儿子保存。

[71] Russell Papers；Ira Russell Letters，1862—1863，Collection MC 581，Special Collections Department，University of Arkansas Libraries，Fayetteville，AR. 关于他后来的影响，参阅 Humphreys，*Intensely Human*，xiii。关于美国内战后种族主义思想家对它的引用，参阅

帝国瘤疾：殖民主义、奴隶制和战争如何改变医学

Hoffman, *Race Traits and Tendencies of the American Negro*, 159。

[72] "In Memory of Dr. Elisha Harris", Public Health Papers and Reports 10(1884):509—510. 关于美国内战时期的医生对美国医学的影响，参阅 Shauna Devine, *Learning from the Wounded：The Civil War and the Rise of American Medical Science*(Chapel Hill：University of North Carolina Press, 2014)。

[73] 根据历史学家伦迪·布朗(Lundy Braun)的说法，谷德的分析影响了达尔文"关于差异等级的科学论证"。Braun, *Breathing Race into the Machine*, 41.

[74] 关于黑人如何反抗视他们低人一等的法律，参阅 Martha S. Jones, *Birthright Citizens：A History of Race and Rights in Antebellum America* (Cambridge：Cambridge University Press, 2018)。

[75] 例如，参阅 Austin Flint, *Contributions Relating to the Causation and Prevention of Disease, and to Camp Diseases；Together with a Report of the Diseases, etc., among the Prisoners at Andersonville, Ga.* (New York：U.S. Sanitary Commission, 1867) 5, 170, 290, 319, 333, 664。

[76] Roberts, *Fatal Invention*.

[77] Mary A. Livermore, *My Story of the War：A Woman's Narrative of Four Years Personal Experience*(Hartford：A. D. Worthington, 1890)；Laura S. Haviland, *A Woman's Life-Work；Labors and Experiences* (Chicago：Waite, 1887)；Katherine Prescott Wormeley, *The Other Side of the War with the Army of the Potomac*(Boston：Ticknor and Fields, 1889).

第七章　"唱吧，无处安息的灵魂，唱吧"：奴隶制、联邦制和流行病学实践

也许，孩子在哭。他的母亲抓着他的手，因为工头想把他带走，把他从茅屋一样的家拖到一块远离棉花地的空地上，带到一棵树下，这棵树下站着两个白人——一个是主人，他可能不知道孩子的名字，但可以熟练地将其打量并估个价，另一位是医生，他也许有点坐立不安，因为他可能并不确定他将要做的手术是否有效。[1]

也可能根本没有怀疑和反抗。当时美国内战已经爆发，一个意想不到的敌人出现了：疾病。所以，孩子的母亲也许并没有尖叫，因为她认为这样可以保护他们免受无形的敌人的威胁。在这种情况下，她自信地——甚至可能是骄傲地——护送着她的孩子来到那两个男人面前，他们站在高大的山核桃树投下的阴影下，在那里，棉花远离生长之地，像雪花一样飞舞，粘在她的头发上、衣服上和她孩子的手上。工头跟在她后面，因为他告诉过她，这样可以救她的孩子，她的孩子被选中了，她很幸运。其他人比他们先去了，但不是每个人都有机会见到医生和主人。医生并不担心。他非常有信心，因为他读过一篇介绍如何防止天花传播的文章。因此，农场主没有感到不安，甚至没有担心，因为他知

道，他不仅在保护这个小男孩的价值，而且在保护他的种植园里所有奴隶的价值，以及他自己的家人和住在附近的人。

然后，医生将手伸进药袋，拿出了一个工具包，里面有一个锡盒，锡盒里装着从某人身上刮下来的结痂（此人以前接种过天花疫苗）。锡盒里还有一些淋巴，即接种疫苗后形成的水泡下渗出的无色液体，有些装在小管子里，有些夹在玻璃玻片之间晾干。[2]盒子里还有一把柳叶刀，即医生用来刺破水泡或刮掉痂皮的手术刀。

医生走近这个健康的孩子和他的母亲，手里拿着柳叶刀。母亲一开始可能会因为看到锋利的刀子接近她和她的孩子而退缩。孩子可能会哭，母亲可能会乞求医生不要做这个手术。但在奴隶制时期，被奴役者的哭诉被无视。医生抓住了这个孩子。工头和主人可能把孩子按在树上，把母亲推到地上。医生抓住孩子的手臂，把柳叶刀刺入肉里。医生用羽毛笔从药箱中取出淋巴，将其放入孩子流血的手臂中。

*　　*　　*

在美国内战期间，大量人口感染天花。早在战争开始之前，医生和市政官员通常会对感染天花的病人进行隔离，以防止病毒的进一步传播。[3]虽然这通常是一种有效的预防措施，但在战争期间，由于人口的大规模流动，这几乎是不可能的。军队的动员、被奴役者的解放以及平民的流离失所导致病毒传播，并使医疗官员无法制定有用的医疗方案。[4]到19世纪中期，医生们开始依靠接种疫苗来防止天花的传播，但战争的爆发导致疫苗短缺，也使疫苗物质难以长途运输。当无法从中央仓库获得疫苗时，医生会从最近接种过疫苗的人的脓疱上取下痂皮或淋巴，然后将其直接注射给另一个人，或将其储存在疫苗接种包中，以备后用。[5]

在18世纪末爱德华·詹纳(Edward Jenner)在英国开发出疫苗接种步骤之前，人们使用一种被称为"人痘接种"(variolation)或"接种"(inoculation)的步骤来赋予接种者对天花的免疫力。疫苗接种是用较温和的牛痘病毒进行治疗，而人痘接种则是用实际的天花脓疱接种——通常是通过划伤或割伤手臂。人痘接种在非洲、中国和印度已经使用了几个世纪，但这种做法在美国的起源可追溯到18世纪奴隶制时期的波士顿。[6]一个名叫阿尼西摩斯(Onesimus)的非裔奴隶向著名的清教徒牧师科顿·马瑟(Cotton Mather)介绍了人痘接种这一预防感染天花的方法。阿尼西摩斯向马瑟展示了他手臂上的伤疤，那是他在非洲接种时留下的，并解释说这在那里是一种常见的做法。1721年夏天，一场天花疫情在波士顿肆虐，在当地居民中引起了恐慌。马瑟作为该市的一名主要官员，被阿尼西摩斯的描述所折服，并相信这个新想法来自上帝。马瑟主张采用这种做法。许多医生对此犹豫不决，因为他们认为这种做法是非洲人的迷信，此外，他们还拒绝接受一个非洲奴隶的医学观点。然而，有一位医生对这种做法很好奇。扎布迪尔·博伊尔斯顿(Zabdiel Boylston)用他自己的儿子和两个奴隶(一个叫杰克的奴隶以及杰克2岁大的儿子)来做实验。[7]

据博伊尔斯顿说，两个孩子在第七天都出现了发烧症状。到第九天，两个人身上都出现了天花，几天后就康复了。然而，杰克只表现出轻微的反应。他没有发烧，只是手臂上出现了几个脓疱。博伊尔斯顿在一个名叫莫尔(Moll)的女奴身上做了这个试验，她的反应和杰克相似。

帝国瘟疾：殖民主义、奴隶制和战争如何改变医学

随后，医生又在两名白人男性身上做了试验，这两名白人男性的天花病情较为轻微。博伊尔斯顿推断，杰克和莫尔以前一定接触过天花，这就是他们的身体对接种反应不强烈的原因。后来，他又给其他几十人接种了疫苗，包括奴隶、白人和印第安人。[8]

在博伊尔斯顿出版的著作中，他提供了证据来证明接种的有效性。尽管博伊尔斯顿没有声明他的病人之间的种族差异，但种族主义在这一事件中并非完全不存在。奴隶制影响了博伊尔斯顿、马瑟等人对于接种作为一种预防措施的理解，因为非洲人和非洲人后裔可以让医生观察到接种是如何在他们身上发挥作用的。莫尔、杰克和杰克的儿子住在医生的家里，不得不接受他们的主人进行的医学实验，而他们的主人则不必担心法律上的追索或惩罚。[9]奴隶制度也使阿尼西摩斯处于从属地位，他只有通过他的主人才有机会展示他的医学知识。最后，国际奴隶贸易开辟了一条通道，使医疗知识可以通过非洲奴隶(如阿尼西穆斯)被禁锢的身躯传播到新大陆。[10]

博伊尔斯顿研究的奴隶有助于展示人体对这一过程的反应，他们使得接种过程可视化。博伊尔斯顿随后观察并记录了接种各个阶段的情况，并与马瑟一起获得殊荣。由于奴隶制的存在，接种在北美的英国殖民地成为一种新的医疗实践。

1796年，英国医生爱德华·詹纳观察到挤奶女工接触牛痘(一种影响牛的类似疾病)后对天花产生了免疫力，并据此开发出一种新的、更安全的技术。詹纳因此推出了使用牛痘病毒代替天花病毒的疫苗接种(vaccination，该词来自拉丁语中表示"牛"的"vacca")，改变了美国、欧洲和世界其他地区预防天花流行的方式。

在美国内战期间，接种天花疫苗的做法呈指数增长，因为战时需要采取预防措施，以阻止病毒在满是奴隶的种植园和满是士兵的军营中传播。许多南方医生在战前没有接种过疫苗，因为没有发生过重大的天花疫情。战争期间的疫情使他们中的许多人第一次接种天花疫苗或治疗这种疾病。

虽然有些程序的确切细节尚不清楚，部分原因是缺乏标准化的术语，但南部邦联决定为整个军队接种疫苗，这给医生们提供了一个前所未有的机会来观察在大量人口中接种疫苗所产生的效果。

在美国南部，并非所有医生都知道如何正确接种疫苗，或者当疫苗接种引发其他医疗问题时该怎么办，或者如何给有过接触、坏疽或营养不良等先存条件的人接种疫苗。因此，南部邦联的医生向南方以外的同行寻求帮助，并借鉴欧洲和整个大英帝国的医生发表的案例研究。这进一步表明在期刊、论著和小册子上传播的病例研究如何创造了一个全球性的医生网络，这些医生为流行病学的发展做出了贡献。

* * *

在山核桃树下，医生、主人和监工将淋巴注射到哭泣的奴隶儿童的手臂上，主要目的不是保护孩子免受天花的感染，而是为了利用孩子的身体收集淋巴，以便进行更多的疫苗接种。战争引发了对疫苗用分泌物的迫切需求。一些商贩从他们在纽约的药房出售疫苗用分泌物，但北方的封锁使得南方人无法获得稳定的进口。[11]

面对这种短缺，南方医生将儿童作为获得疫苗接种材料的最有效途径。尽管用人来获取疫苗用分泌物已被证明是危险的——这一过程可能导致感染——但邦联医生还是恢复了这种做法，把儿童当作目标。医生们曾考虑使用士兵，但曾在邦联军队服役的医生约瑟夫·琼斯反对这样做，因为士兵的身体经受了"疲劳的战役""艰苦的环境"和"不规律的生活习惯"。琼斯争辩说，"年轻健康的儿童"提供了最健康的身体，要从他们身上获取疫苗。[12]儿童，特别是那些孤儿、穷人或来自其他边缘人口的儿童，长期被用来生产人痘疫苗和接种疫苗所需的材料。[13]正如我在本章后面所讨论的，被奴役的儿童很可能是美国内战时期南方疫苗的主要来源。南部邦联的医生们可能已经开始依赖美化奴隶制的寓言，把奴役视为一种田园诗般的制度——能为孩子们提供健康的饮食、优越的生活条件和新鲜的空气。

有时候，医生甚至把婴儿作为淋巴的来源。[14]在奴隶母亲的怀抱中，一名酣睡的婴儿——她年龄太小，还不会说话或走路——完全没有意识到她的身体也要工作。锋利的手术刀刺穿了新生儿薄如纸的皮肤，痛醒后，婴儿暴发出尖锐的哭声。[15]两三天后，医生又来了，希望婴儿已经发烧，因为这就意味着她的身体正在对抗病毒，这个过程已经开始起作用。

几天后，当这位母亲亲吻孩子的额头来感受她的体温，或者把孩子放在粗麻袋做的襁褓里包裹时，她会看到新生儿身上开始冒出红色的小水疱。它们可能出现在任何地方——手臂、肚子、后背、腿、额头、脸、眼睑、后脖颈或屁股上。人类的发展已经为婴儿的成长设定了道路，但奴隶制和美国内战插手其中，它们让婴儿的身体按照新的时间表运转。到了第八天，水疱变得更大、更饱满，它们已成为充满液体的水疱。[16]随着婴儿的身体继续生产，水疱继续变大。淋巴从无色的液体变成了乳白色的物质，使水泡变成脓疱，边缘有红斑。然后医生会切开水疱，收集淋巴。残留在婴儿身上的东西会变硬，结痂，最终脱落，留下伴随终生的疤痕或坑痕，不可磨灭地标志着一种因战争和奴役而造成的蓄意感染。几乎没有人知道，这些疤痕和坑痕实际上揭示了婴儿被奴役的最早形式，这是一项没有记入账簿或种植园记录的任务。[17]后世好心的历史学家遵循与奴隶主一样的逻辑——债务与信贷、得与失、商业与经济，却没有看到奴隶制中最脆弱的群体是如何被雇用的。[18]

利用被奴役的婴儿和儿童并不是一种反常现象，而是一种利用弱势群体作为疫苗中介的更大模式的组成部分。例如，19世纪初，一位法国医生想将疫苗从中国运到越南，但将疫苗用分泌物放在玻璃瓶或布袋中携带可能使淋巴变质，所以他转而将儿童作为载体。他不是唯一这样做的人。一位在西班牙国王卡洛斯四世（King Carlos IV）手下工作的外科医生把22名男性孤儿放在一艘开往墨西哥的船上，给他们接种了疫苗，以便他们年轻的身体产生疫苗用分泌物。当这些男孩到达墨西哥后，他们被用来给另外26名墨西哥儿童接种疫苗，而这些儿童将从阿卡普尔科（Acapulco）被送往菲律宾。在意大利和整个欧洲也有其他案例。[19]

疫苗接种经常有失误，疫苗接种后也经常出现并发症。并不是所有医生都有接种经验，也不是所有医生都遵循相同的步骤。邦联军队的琼斯医生讲述了一位医生的经历，后者报告说，在一群"黑人妇女和儿童"中出现了丹毒。丹毒是一种细菌感染，会导致皮肤上冒出红斑和水疱，这些病人都接种了同一种疫苗用分泌物。这些妇女和儿童后来都死了。一个"强壮健康的白人"（可能是工头），"接种了同样的疫苗，而

　　帝国瘤疾：殖民主义、奴隶制和战争如何改变医学

且，为他接种的医生与为黑人接种的医生是同一位"，这个白人因为"这种有毒物质"而"病入膏肓"，"他丧失了手臂的大部分肌肉，勉强逃过一劫"。[20]

这个例子并不是唯一出现问题的疫苗接种案例，其他的例子层出不穷。邦联医生用"虚假的"这个形容词来指那些没有"接种"或导致被接种者患严重疾病或死亡的疫苗。他们针对这些失败，提出了几种可能的原因。有些疫苗在接种过程中可能操作不当，或者疫苗物质失去了活性。在其他情况下，疫苗接种不成功，可能是由于被接种者自身的先决条件不适合。医生们开始发现，坏疽甚至营养不良会损害士兵的健康，而且任何被柳叶刀划破的皮肤都可能引发感染。最后，也是最令人震惊的是，在一些案例中，接种者在接种数天后，开始出现另一种疾病的症状。

南部邦联的医生们开始注意到，疫苗用分泌物可能会传播其他传染病，特别是梅毒，这是一种通常通过性接触传播的细菌感染。梅毒最初的症状通常是硬下疳，看起来就像香烟在细菌进入的肉体上造成了烧伤。这很容易被忽视。它会持续几周，然后消失，但是病菌可以在体内休眠多年，然后第二阶段开始，导致患者全身出现皮疹。

19 世纪的许多医生看到人们在接种天花疫苗后患上梅毒，因此感到震惊和困惑。正如孟菲斯的一位医生在 1866 年写给琼斯的信中解释的那样："这个问题引发了我的很多思考，我也顺便做了一些研究。我一直在寻找任何与这个问题相关的东西，无论多么遥远。但我不能说我对所涉及的问题形成了任何明确的看法。"[21]

其他南方医生并不怀疑接种疫苗会导致梅毒。其中一位医生指出，在联邦军队的外科医生中，"有一种观点认为……在某些情况下，梅毒肯定是由注射疫苗引起的"。这位医生还引用了意大利医生们在1846年发表的类似言论，并补充说，1860年在巴黎医学院，一个由法国医生组成的委员会提出了疫苗可以传播梅毒的论点。法国医生证实："同一病人同时患有两种体质性疾病，梅毒的继发性症状具有传染性。"[22]这也是医生选择从婴儿和儿童的身体身上采集淋巴的另一个原因：人们一般会认为，婴儿和儿童不仅比士兵更健康，而且不可能具有可能导致他们感染梅毒的性史。正如1863年密苏里州发生的一件事所揭示的那样，即使是受雇于为废除奴隶制而斗争的美国联邦政府的联邦医生，也只把被奴役的儿童视为获取淋巴的理想人群。

1863年，在圣路易斯本顿军营，800多人的一个黑人军团面临天花疫情。军医开始用"从医疗供应商那里获得的病毒"为部队接种疫苗，但至少有100人因此出现溃疡。由于疫苗接种过程失败，天花迅速在整个军团里蔓延。与此同时，一群新招募的士兵组成了艾奥瓦第九骑兵团（the 9th Iowa Cavalry），抵达本顿。其中许多新兵没有接种过疫苗。营地的外科医生收到了来自纽约的淋巴，但在给士兵们注射后，他发现许多人的手臂出现炎症、丹毒或"腺体肿胀"。天花疫情愈演愈烈——一些士兵开始发烧并变得疲惫不堪。其他人注意到他们的胳膊、腿和胸部出现了红色丘疹。由于惊慌失措，士兵们竟然自己动手解决问题。他们从以前接种过疫苗的人的手臂上的疮中提取疫苗用分泌物，并为自己接种，结果他们出现了大面积溃疡。据军团里的外科医生说，"肮脏的接种直接导致"几人的死亡。唯一保持健康的人是那些以前接种疫苗后留下良好疤痕的人。[23]

由于联邦医生们担心疫苗用分泌物会引起其他传染病暴发并使部队

更容易感染天花，因此他们需要立即制定一个计划，以阻止疫情蔓延。当1863年底疫情首次暴发时，医生们面临着"通过医疗供应商和其他方式，难以从婴儿和健康人身上获取足够的新鲜疫苗用淋巴的困局"。[24]他们所获得的疫苗用分泌物显然受到了污染。美国卫生委员会的领导人之一伊莱沙·哈里斯在描述这一时期时写道："这些事件在医务官员心中造成了深深的忧虑。"医疗当局随后转向了黑人儿童。"从纽约和其他地方购买了新鲜的病毒，并在圣路易斯的健康黑人儿童的帮助下，建立了新的、真正的病毒库。"[25]

更有可能的是，这并不是当局第一次使用从供应商那里获得的"新鲜病毒"感染儿童以获取更多疫苗用分泌物。这些特殊的儿童很可能属于最近从南方逃离奴役的难民群体，他们来到密苏里州，这个位于北部联邦和南部邦联之间的边境州。对于从南方逃出来的被奴役者来说，在密苏里这样的边境州避难是危险的。一方面，它使被奴役者免受奴隶主和邦联军队的侵害，但另一方面，奴隶制作为一种制度在这里仍然是合法的。林肯在1863年发布的《解放黑人奴隶的宣言》只适用于南部邦联各州，边境各州的奴隶制未受触动。《解放黑人奴隶的宣言》的目的在于通过解放反抗南部邦联政府的被奴役者，吸引南部邦联的劳动力外流，从而削弱其经济。林肯在边境各州——密苏里州、特拉华州、肯塔基州、马里兰州和西弗吉尼亚州——保持奴隶制的合法性，目的是让这些州保留在联邦内。

1863年，当以前被奴役的人到达密苏里州时，联邦官员将他们视为"违禁品"（contraband），这个词使他们是自由人还是奴隶的问题悬而未决。[26]他们身上只有逃跑时穿的衣服。他们没有食物，甚至没有打猎的工具或钓鱼的鱼竿。他们没有地方睡觉——甚至没有毯子来保暖或铺盖潮湿的地面。本顿兵营的护士长指出："当那些黑人逃离他们的主人后，在寒冬时节只能躺在树林和田野里。"[27]密苏里州的军事官员建造本顿兵营实际上是为了给这些黑人提供宿营地和医院。[28]艾拉·拉塞尔在这里对黑人军队进行了实验性研究，这是美国卫生委员会发起的健康和医学研究的一部分（见第六章）。拉塞尔还记录了不成功的疫苗接种在"新兵、新团和老团、战场和军营、医院以及'违禁品'和难民中"造成"顽固性溃疡"的过程。[29]

　　与克里米亚战争期间建立的医院一样，美国内战时期的医院成为拉塞尔等医生观察大量人口在一个环境聚集的场所。在那里，他和联邦的其他医生可以很容易地观察大规模接种疫苗的效果，并记录疫苗接种导致溃疡的情况。对于士兵来说，让医生观察疫苗接种对他们身体的影响并不罕见，但对于跑到密苏里州本顿军营的前奴隶们（那里的奴隶制仍然是合法的）来说，这反映了权力的不平衡，而不是对被解放者的健康和福祉的人道主义关注。被解放的人住在军营周边的一溜儿帐篷里，这既是一个避风的地方，也是一个休息、获得营养和免受邦联军队攻击的地方。与此同时，正如拉塞尔所记录的那样，军营医院过于拥挤，通风不良，引发的疾病比治愈的更多——这也是南丁格尔早已发现的。[30]因此，几乎没有办法防止天花在军营内的黑人人口中及在整个圣路易斯进一步传播。

　　在这种情况下，黑人儿童几乎无法阻止联邦医生用他们的身体制造疫苗用淋巴。在一个奴隶制仍然合法的州，一个北方医生可以轻易地利用黑人儿童的身体，并以保护联邦士兵当作借口。艾拉·拉塞尔曾牵头在一个营地进行大规模调查，该项调查受到联邦政府的支持，旨在摸查黑人军队，在遵循既定军事协议的前提下，使黑人儿童的身体服务于医疗卫生。在一个黑人只能被迫睡在地上的地方，黑人儿童无处可去。在这场战争中，黑人儿童背井离乡，与母亲、姐妹、姑姨分离，他们的父亲、叔伯和兄长则被带到军营的另一个地方参军，这些孩子在医生拿着柳叶刀走近时几乎得不到任何保护。[31]

就像 19 世纪流行病学史上的其他事件一样，关于这一过程的叙述遮盖了被描述之人的作用和视角。例如，当特罗特在他的医学论文导言中提及他对坏血病的发现时，抹去了病人是运奴船上的非洲奴隶的身份认定，反而将他们称为"大量病例"。通过类似的方式，联邦医生遮盖了这些黑人儿童以前作为奴隶的身份，称他们为"健康的有色人种儿童"，这些儿童可能是圣路易斯的难民，除了提供"帮助"外别无选择，但他们很可能不是自愿的。

美国内战带来了难民营的建立，在那里，新解放的奴隶可轻易成为（主要是）白人的保护对象。利用黑人儿童的身体来获取淋巴，并不是因为孩子们对这种做法感兴趣或承诺对此做贡献——即使孩子们被哄骗说这将有利于他们的家庭和社区。这种做法与社会、经济和政治力量合谋将圣路易斯的儿童置于最易受伤害的处境密切相关。这种动态与在运奴船底部展现的动态完全相同，当时，特罗特借此了解了坏血病的起因和反应，詹姆斯·麦克威廉借此收集了关于佛得角暴发的神秘流行病的数据。

*　*　*

了解传染病的传播、制定预防措施并形成治疗方法，依赖于各种力量的不平衡，例如奴隶制、殖民主义和战争造成的不平衡。在 19 世纪，医学界认为这是事实。这种不平衡使得弗洛伦斯·南丁格尔从印度和克里米亚战争时期的医院收集统计数据成为可能，也使加文·米尔罗伊在牙买加的工作以及美国卫生委员会雇用的医生队伍的工作成为可能。它也对美国内战时期的邦联医生产生了深远影响。他们目睹了战争如何引发生物危机，生物危机如何导致传染病蔓延，以及如何损害士兵健康。像美国卫生委员会、英国卫生委员会和其他欧洲医疗机构一样，南部邦联认识到有必要调查和记录传染病的传播情况。邦联医生们研究了意外的或"虚假的"疫苗接种，并报告了这些失败程序的后果。

事实上，这些努力不仅使南部邦联的医生们详细描述了他们在战争期间的经历，而且提供了他们在战争爆发前的工作情况。与军事官僚机构不知不觉中暴露了从加勒比到印度再到西非的大英帝国境内被征服人民的关键细节相类似，美国南部邦联军事当局要求医生报告他们的工作，记录他们的观察结果，并解释他们的理由，这揭示了利用奴隶儿童获取疫苗用分泌物的普遍做法。在南部邦联官僚机构内，这种真实存在的报告揭示了这种在美国内战前就已被实践的做法，使其被记录下来。[32]

美国内战创造了类似于大英帝国所创造的庞大官僚机构，它们将这些后来被归档和保存的实践记录下来并系统化。南部邦联的官僚机构让人们看到了利用被奴役的婴幼儿来获取疫苗用分泌物的做法。1864 年 2 月，为了应对持续暴发的天花疫情，南部邦联卫生总署要求医院的医疗主管"立即在南部邦联的每个大城市指派一名助理外科医生，承担免费接种疫苗的临时和特殊职责。在这些城市和辖区内，所有健康儿童，无

　　帝国痼疾：殖民主义、奴隶制和战争如何改变医学

论是白人还是黑人，如果尚未进行适时接种，都可免费接种疫苗"。[33]

接到命令后，驻里士满的詹姆斯·博尔顿医生（Dr. James Bolton）"在弗吉尼亚州内陆穿行四周，为白人和黑人接种疫苗"。博尔顿后来"重走了一遍，目的是收集结痂"——结痂形成于接种部位，可用于为其他人接种疫苗。南部邦联的军医约瑟夫·琼斯的一份报告转载了博尔顿的一封信，在该信中，博尔顿写道："这次考察的收获是大约 800 个结痂，大部分来自健康的黑人儿童。"由于博尔顿在美国内战期间考察弗吉尼亚州时，邦联统治下的奴隶制仍然存在，被奴役的儿童及其家人几乎没有机会抵制这些程序。博尔顿报告说，只有一个病例出现了"异常现象"：一个"外表有瘤状突起（淋巴结核）"的"黑白混血"儿童，其面部和接种过疫苗的手臂"布满脓疱"。[34]作为一名南部邦联的医生，博尔顿不仅可以接触到被奴役儿童的尸体，他还可以依靠战时的官僚机构来记录一切异常情况，并与同事分享他的发现。

从流行病学的角度来看，奴隶制创造了一个前所未有的人造环境，将数以百计的黑人儿童限制在种植园里，这些儿童很容易被用来生产疫苗所需的材料，继而成为被研究的对象。博尔顿记录了 800 次被用来生产"结痂"的疫苗接种过程，这为证明儿童被用来生产疫苗用分泌物提供了确凿的证据。庞大的数量也使他能记录下唯一的异常案例。他将该儿童称为"黑白混血儿"，这其实也揭示了 19 世纪根据继承黑人血统的程度来给人分类的医学实践。美国内战期间，美国卫生委员会的医生也常常这样做。

博尔顿生产的疫苗用分泌物不足以满足军队的大量需求，但他的流行病学分析在美国内战后继续被研究。伊莱沙·哈里斯在美国内战期间帮助北方率先开展卫生运动，后来成为一名开创性的统计学家和公共卫生专家。他在自己发表的关于疫苗接种的研究中参考了博尔顿的报告。哈里斯解释说，邦联卫生总监"从欧洲进口了新鲜的疫苗用淋巴"，"同时委托博尔顿医生和其他人从种植园所能找到的健康婴儿身上进行最审慎的病毒繁殖"。哈里斯指出，博尔顿的活动大体上是成功的，哈里斯解释道："博尔顿医生获得了病毒，并在一段时间内产生了有望消灭天花和溃疡的成果。他确定，在最早接种该疫苗的 1 300 人（大多数是成年人）中，只有一人的疫苗未能正常运作和提供充分保护。"[35]

虽然美国内战已经结束，而且在哈里斯发表报告的时候，奴隶制已经被废除，但作为一名北方医生，哈里斯还是引用了奴隶制下的数据。他最关心的是失败的疫苗接种所引发的"恶性溃疡"，这往往是由不正确的接种程序或并发症引起的。哈里斯借鉴了一位南方医生的研究成果，从理论上说，这位医生是他的战时敌人，但战后对有效的天花疫苗接种方法的关注，促进了人们对流行病学的理解，并使北方和南方的医生团结起来。医生们认识到，战争为研究"虚假的疫苗接种"提供了一个独一无二的机会，而且，他们相互借鉴了各自的研究成果。[36] 这种合作意味着北方医生将南方的种族主义带入了他们的分析。这类似于美国国家卫生委员会医生艾拉·拉塞尔在描述南方黑人时借鉴了美国内战前奴隶主对种族分类的认识——尽管奴隶制已经结束，但这种认识在战后联邦政府的说法中还是可以接受的。哈里斯借鉴了奴隶制的证据，旨在促进医学界对疫苗接种的认识。由于哈里斯关注造成"虚假的疫苗接种"的因素，因此，他能够利用博尔顿关于婴儿疫苗接种的证据，将那些不受并发症影响的疫苗用分泌物的生产情况直观地呈现出来。然而，

　　　　　　帝国痼疾：殖民主义、奴隶制和战争如何改变医学

哈里斯忽略了这一事实，即博尔顿的证据是奴隶制直接造成的，哈里斯只是委婉地指出，博尔顿和其他人在种植园里"找到了"婴儿。博尔顿并没有找到这些婴儿，是奴隶制使得这些婴儿在出生时就被变成了财产。南部邦联的医疗机构强征他们的身体为"1 300人（大多数是成年人）"工作。

美国内战为南方医生提供了关于疫苗接种的重要证据。一位医生，托马斯·范宁·伍德（Thomas Fanning Wood）——他后来被称为"北卡罗来纳州公共卫生之父"——对这个问题很感兴趣。伍德在战争期间以北卡罗来纳步兵团外科医生的身份开始其职业生涯。战争结束后，他在北卡罗来纳州的威尔明顿（Wilmington）治疗了许多曾是奴隶的人。那里的天花疫情一直持续到1866年。从1865年10月至1866年7月，威尔明顿的天花医院共收治了761名病人。根据一份记述，"大多数患这种病的人是黑人"。伍德在威尔明顿为那些为寻求自由而离开种植园的人建立了一家医院。他在那里治疗了1 300多个病例。[37]他利用病人身上的脓包"给自己接种了多次"。[38]他将詹纳视为英雄，多次在个人信件和出版物中称赞后者，还讨论了接种天花疫苗的最佳方法。[39]在一篇文章中，伍德描述了通过给牛注射天花来获取疫苗用分泌物的失败尝试，还顺便提到，在战争期间，儿童也被用来采集疫苗用分泌物："我们一次又一次地通过在乡村儿童身上进行精心培育来恢复疫苗的效力，但没有获得足够的供应，于是就采用了牛痘。"[40]

伍德的叙述表明，利用儿童（其中大多数无疑是被奴役的）这一事实是如何开始从医学史上消失的。像伍德这样的医生并不是历史学家，而是早期的流行病学专家，用自己的出版物推动医学知识的发展，但在这个过程中，他们却留下了其他实践的线索。在讨论疫苗接种时，伍德提到了战争期间给婴幼儿接种疫苗的做法，这种做法可能在战前就存在，但没有被广泛记录和存档。这种战时行为的证据几乎是以一种事后回想的形式出现在他的文章中的。

然而，这场战争使伍德成为一名专家，并为他提供了一个平台来描述这种使用奴隶儿童的做法，即使只是顺便提一下。在一篇关于北卡罗来纳州健康委员会"形成期"的文章中（1944年），作者写道："是战争给了伍德从事医学实践的机会。"伍德的职业生涯始于药剂师，他先是在几位医生手下当学徒学医，继而参军，成为一名医院职员。他上课并参加医学考试，这使他有资格成为北卡罗来纳州某兵团的一名外科医生。战后，他被授予荣誉医学学位。[41]通过治疗曾经的奴隶，伍德成了天花病专家。作为一名南部邦联的医生，伍德可以利用战时官僚机构，这些机构提供了南部邦联其他外科医生如何利用婴幼儿来获取疫苗的信息，这使得伍德的专业知识具体化。

* * *

从奴隶儿童身上获取人类淋巴的这段历史在历史记录中几乎消失。虽然南部邦联的医生在战争期间报告了这种做法，但他们的记录被保存在里士满，那里是南部邦联的首府，并在战争末期遭到毁坏。约瑟夫·琼斯医生曾在邦联军队中服役，因此他开始了一个大规模项目，努力重建南部邦联的医疗机构所丢失的记录。琼斯从宾夕法尼亚大学获得医学学位，后来在佐治亚州行医，同时在佐治亚大学担任化学教授，在此期间，他认识到战争提供了一个研究传染病传播的机会。[42]在琼斯以骑兵队二等兵的身份入伍后，他对研究传染病传播产生了兴趣，特别是伤寒和破伤风。他估计，在六个月的时间里，他在"南部邦联最不健康的地区"治疗了 600 多位病人，他想在战后花时间分类整理这些信息。[43]

琼斯的一些记录保存了下来，为我们提供了关于他工作的线索。1863 年 2 月 9 日，当时在佐治亚州奥古斯塔（Augusta）的综合医院工作的琼斯写信给邦联卫生总监塞缪尔·摩尔（Samuel P. Moore），说自己已经对破伤风进行了广泛的研究，并开始"对营地的伤寒进行调查"。当这项研究完成后，他计划将注意力转向间歇热、弛张热和充血性发热。摩尔在回信中鼓励琼斯继续这项工作。摩尔写道，"现在有机会对某些发烧的性质、历史和病理进行自由而彻底的调查"，"不应该未经改善就错过这些机会"。摩尔命令琼斯"进行彻底的调查"，并补充说，他的研究不仅会促进科学，而且"对军队具有最大的实际意义"。[44]

这一做法——从意料之外和前所未有的传染病传播中获取证据——为英国医疗专家在加勒比和印度的工作提供了基础。英国当局派遣弗洛伦斯·南丁格尔去协助军队，南丁格尔那段时间从国外获得的科学知识使英国当局受益匪浅。同样，英国王室派遣加文·米尔罗伊前往牙买加，以保护他们在加勒比地区的经济投资，但也重视他在预防霍乱方面的科学见解。美国南部邦联的卫生总监承认，战争导致传染病的暴发，对这些疾病的研究可以促进科学的发展，同时有助于保护部队的福利。他与琼斯的通信表明，19 世纪中期的一些医生不仅仅是护理人员，战争使他们成为医学研究者，他们的工作为流行病学的发展做出了贡献。他们的观察结果也成为他们了解疾病的基础。

这种对医学调查的兴趣解释了琼斯发起一场重要运动的原因，即重新利用他的邦联同事的工作成果。琼斯知道，他们和他一样，受政府指派，将战争作为收集信息、处理信息并研究各种疾病表现的机会。对琼斯来说，最重要的调查对象是天花疫苗的接种。关于灾祸、意外、事故的报告对他来说特别有用，因为这些可以帮助他了解可能出错的地方以及如何改进程序。琼斯写道，在战争期间，"军队和公民中的若干死亡直接与疫苗接种的副作用有关"。他指出，几名医务官员就该问题撰写了报告。例如，里士满的温德医院(Winder Hospital)负责人杰克逊·钱布利斯(Jackson Chambliss)记录了"大量'虚假的疫苗接种'的病例，并用当地各种疾病和皮肤病的图例加以说明"。[45]

美国内战结束后，这些记录因为北方联邦对里士满的接管和随后的大火而被销毁。[46]据琼斯说，这些记录与"关系到人类福祉的最重要课题之一"有关。[47]琼斯决定写信给战后南方各地的前邦联医生，请他们把保存下来的报告副本寄给他。除了办了少数几家南方医学杂志外，医生的职业化仍处于早期阶段。美国医学协会在 20 年前的 1847 年才成立(直到 1883 年才有期刊)。正如战争促使美国卫生委员会成立从而让医生们的合作更直接一样，战争也使南方的医生团结在邦联的旗帜下。战争将来自南方各地的医生聚集在一起，战争结束后，他们收集、保存和整合他们的报告，并联合起来创建了一个有助于推进科学思想的专业网络。美国内战巩固了区域认同的概念，将原本孤立的医生联系在一起。[48]

琼斯为重建邦联医生所生产的医学知识而做的努力，使得联邦政府在美国内战后抹除邦联痕迹的尝试没有实现。琼斯在接触邦联医生时并

帝国瘤疾：殖民主义、奴隶制和战争如何改变医学

不遮遮掩掩。他公开给他们写信，其至引用北方医生关于疫苗接种的证据，而他们也引用了他的工作。[49]琼斯利用了整个美国内战时期邦联医生提供的证据，像伍德一样，他拥护疫苗接种背后的科学，坚决支持詹纳的技术，认为出现的问题是由"那些从事疫苗接种的人的无知和不注意"造成的。琼斯写道："我们并不同情现代反对疫苗接种的人，就像我们不同情那些英国医生一样，他们试图诋毁他们不朽的同胞的劳动并窃取其诚实贡献，他们堕落到如此的地步，竟然讽刺疫苗接种的过程。"他指出，1811年的俄国沙皇和1818年的符腾堡（今德国西南部）国王①都曾规定对其管辖范围内的所有人进行强制接种。[50]像19世纪的许多医生一样，琼斯引用了全球各地的例子来支持他的论点。然而，许多南方的白人以及联邦政府仍然不相信。对琼斯来说，这场战争提供了证据，证明了疫苗接种的有效性，并揭示了导致疫苗接种无效的因素。

与奴隶制、殖民主义和克里米亚战争一样，美国内战创造了一个被限制在特定地区的人群，可供研究。邦联军队当局发起了一次为全军接种疫苗的尝试，主要是为了保护部队免受生物敌人的伤害，但广泛的疫苗接种计划也使南方邦联的医生能够观察病人身体对这些接种的反应。他们能够验证一个假设，即营养不良或房间通风不良会导致身体不健康，疫苗接种效果不好。他们能够研究疫苗接种可能传播其他疾病的理论。他们能够观察到哪些身体产生了有效的疫苗用分泌物，哪些身体没有。美国内战在南方建立了一个医生网络，他们可以分享有关疫苗接种

---

① 即威廉一世（Wilhelm I）。——译者注

的信息，这些信息在教科书上有非常清晰的解释，但在实际中却产生了不为人知的效果。

南部邦联的医生不仅研究了接种疫苗对军队的影响，还研究了另一种被困人群：战俘。来自北部联邦的囚犯挤在肮脏的帐篷里，他们饥饿、口渴、瘦弱、患病和痛苦，他们为南部邦联的医生提供了一个观察疫苗接种所产生的严重问题的机会，其中许多问题与坏血病有关。南部邦联的士兵和囚犯都患有坏血病。琼斯指出，许多士兵"表现出轻微的坏血病症状"，但由于疾病较轻，因此在接种疫苗时很少被注意到。坏血病的症状在战俘营中更为普遍，在那里，被俘的北方士兵挤在一个密闭的环境中。这使得南部邦联的医生能够更仔细地检查情况，特别是佐治亚州西南部一个邦联营地安德森维尔（Andersonville）——在所有战俘营中，它以最不人道和最可怕而闻名。南部邦联当局决定为北部联邦的战俘接种疫苗，以抵御天花的流行。然而，在接种疫苗后，战俘们开始出现异常反应。琼斯解释说，患有坏血病的战俘在接种疫苗后，皮肤上出现恶性大水疱，但这些水疱中"腐烂的脓液和血液"还是被用来给其他人接种疫苗。"坏疽性溃疡"随后在植入淋巴的地方形成。这些溃疡造成了严重的组织破坏，"不止一个病例到了必须截肢的地步"。[51]

战争结束后，战俘获释，北部联邦指控南部邦联在安德森维尔故意给战俘注射疫苗，使他们中毒。根据这项指控，有 100 人被截肢，200人死亡。尽管接种疫苗是一个众所周知的科学信念，但许多人，包括医生和非医疗专业人员，并不了解错误接种疫苗的后果，也不知道患有另一种疾病的人接种疫苗的意外后果。联邦政府将接种疫苗后的截肢和死亡解释为南方邦联努力毒死北方战俘的证据。

　　　　　　　帝国痼疾：殖民主义、奴隶制和战争如何改变医学

除了那些接种过疫苗的人之外，联邦军队还在安德森维尔发现了其他幸存的战俘，他们赤身裸体、面容憔悴、病病歪歪、神志不清，或者缺失身体部位。一些人遭受酷刑，许多人（如果不是全部的话）被迫忍受着缺衣少食、无处安身的待遇。在进入监狱的 45 000 名囚犯中，大约有13 000 人死亡，主要是死于疾病。美国政府指控曾担任安德森维尔军事监狱指挥官的亨利·维尔茨（Henry Wirz）密谋"伤害美国士兵的健康并摧毁他们的生命"，并犯有"违反战争法和战时惯例的谋杀罪行"。[52]从 1865 年 8 月开始，一个特别军事委员会进行了为期两个月的审判。维尔茨被判有罪，并于 1865 年 11 月被处以绞刑。维尔茨的审判被认为是历史上最早的战争罪起诉之一，因而被铭记。虽然这不是美国内战后举行的唯一一次审判，但它为第二次世界大战后举行的纽伦堡审判开了先例。[53]

虽然维尔茨和安德森维尔的惨痛历史已被记录在案，但一项指控在很大程度上被忽视了，即维尔茨命令邦联医生故意给联邦军队战俘注射天花疫苗来毒害他们。[54]这些指控还包括一长串额外的虐待行为，包括大量骇人听闻的惩罚，从鞭打，让囚犯挨饿，强迫囚犯"躺着、坐着、站着好几个小时而不能改变姿势"，再到放出猎犬去寻找逃跑的囚犯，然后鼓励"猎犬抓住、咬扯、撕裂和残害逃亡战俘的身体和四肢"。[55]在这种背景下，故意用天花疫苗毒害囚犯的记述，似乎只是南部邦联当局不人道对待联邦士兵的又一个例子。

军事委员会还指控两名医生，即在岗的外科医生约瑟夫·怀特（Joseph White）和负责军事医院的史蒂文森（R. R. Stevenson），以及其他三名参与监狱管理的人是同谋。幸存的战俘弗兰克·马多克斯（Frank

Maddox)是美国有色人种部队的一员，他就被囚禁在安德森维尔，在那里，他是一名掘墓人。马多克斯作证说，医生们奉命给囚犯接种疫苗，在他们死后，医生们"把一些尸体剖开，并……锯开了一些人的头颅"，他记得在有些尸体上画着一条从手臂延伸到身体的绿线。马多克斯记得听到维尔茨跟一位医生说，要给所有人接种疫苗。他作证说："我有两三次看到维尔茨上尉和外科医生一起站在墓地里，有一天，他们在嘲笑疫苗接种的效果……他们笑着说它就这样杀死了那些人。"[56]

委员会将联邦囚犯中惊人数量的截肢和死亡解释为虐待的证据。维尔茨的辩护律师随后传唤了南部邦联的医生约翰·贝茨(John C. Bates)作为证人。从1864年9月22日到1865年3月26日，贝茨一直驻扎在安德森维尔。他试图阐明支持疫苗接种的科学原理，并解释了囚犯死亡率高的原因。他向委员会解释说，天花疫苗在他到达安德森维尔之前便已注射，"即使往好里说，也是一种毒药"，但这并不意味着永远不应该注射。贝茨描述了医院过度拥挤、肮脏不堪、虱蚤横行的条件，这些都损害了囚犯的健康。他形容这些人极度瘦弱，"疲惫不堪"，"面色苍白"，并解释说，因为他们患有坏血病，所以皮肤上最轻微的穿刺，比如柳叶刀造成的伤口，都可能导致坏疽。当被盘问他是否会在囚犯健康状况不佳的情况下接种疫苗时，贝茨解释说，虽然疫苗是一种毒药，但天花更糟糕："如果这些人在身体状况恶化的情况下得了天花，那么他们肯定会死。如果通过接种疫苗，我可以拯救 1/10 或 1/50 或 1/100 的人，那么接种疫苗就是我的职业责任。"[57]

约瑟夫·琼斯在战后开始大量收集来自前南部邦联医生的信息，他认为，南部邦联的外科医生阴谋毒害囚犯的说法太离谱，并解释说，高死亡率是由并发症造成的。正如他所解释的那样："故意用疫苗毒害联邦囚犯的指控，是一个以偏概全的指控，无论是否有意为之，都会影响驻扎在该地的每一位医务官员。并且似乎有人故意将其扩大，要影响邦联军队医疗部门每一个任职人员的声誉。"[58]琼斯在战争期间目睹了疫苗带来的死亡率和不同寻常的影响。当联邦战俘开始对疫苗产生危险的反应时，邦联当局命令琼斯对这一现象以及在监狱肆虐的其他疾病展开调查。他编写了一份广泛的研究报告，但无法在维尔茨的审判中分享报告全文。"由于与弗吉尼亚州里士满的所有铁路通信被毁"，这个报告未被送达，战后又被"美国政府特工"没收。琼斯向负责监督审判的军事法官诺顿·奇普曼（Norton Chipman）发出呼吁，并解释道，南部邦联政府并没有故意"伤害这些联邦囚犯的健康和剥夺他们的生命"。他说，最初的报告是要呈报邦联卫生部长的，"旨在促进人类事业，促进医疗行业的发展"。[59]

作为维尔茨审判的证人，琼斯交出了他收集的现存证据。[60]他声称，他本人只见过几例因接种疫苗而受到伤害的病例，但他检查过的一个被截肢的病人的情况让他"相信这是由于这个人的免疫系统问题造成的，而不是因为接种的疫苗导致的，因为在那种恶劣的环境中，一些小伤经常会伴随出现坏疽"。[61]他在向奇普曼的呼吁中宣称，南部邦联已经为联邦战俘制定了具体政策，保护他们的健康和福祉。琼斯描述了南部邦联在1861年5月21日，即战争开始后一个月的一项政策，该政策规定，在口粮配给的"数量和质量"上，战俘与邦联士兵要保持一致。虽然食物的数量可能是足够的，但仅包含"粗糙的玉米面和熏肉"

的饮食会导致坏血病，如果不加以治疗，可能会导致"继发性出血和医院坏疽"。琼斯认为，如果不是市民和慈善团体提供了额外的物资，那么坏血病、痢疾和腹泻在联邦军士兵中会更加普遍。[62]

随着战争的拖延，物资耗尽和无法获得口粮导致士兵遭受巨大痛苦。琼斯认为，并非只有战俘感到痛苦，这反映了南部邦联内部更大的短缺状况。琼斯说，南部邦联当局希望加快与联邦军交换战俘的速度，以减轻南方在战俘的衣食住行方面的开支。他认为，南部邦联无力管理联邦战囚可归咎于"南方各州的窘迫状况"，因为它们正遭受着财政危机、军队减员、铁路线被毁以及"饥肠辘辘的老弱妇孺从交战双方造成的战争废墟中逃离出来"的局面。[63]

为士兵接种疫苗的普遍做法使琼斯及其南部邦联医疗部门的同事能够研究失败的疫苗接种，这为琼斯提供了囚犯不是被毒死的证据。在战前，南方没有发生过大规模的天花疫情——在西部有几次，主要影响了美洲原住民，但没有一次能让南方医生有机会观察到一次典型疫情的影响。由于没有重大疫情威胁到南方人的生命，因此人群中没有开展过大规模的疫苗接种活动。18世纪末，美国暴发了几次天花疫情，医生和市政当局就强制接种疫苗的合法性、医疗效果和宗教意义进行了辩论。一些人反对这种做法，因为它侵犯了公民的权利，而另一些人则主张这样做。[64]这个困扰18世纪美国人的法律问题并不适用于战争期间的联邦军队。与联邦军队一样，邦联军队利用其权威进行强制接种。

南部邦联为士兵、战俘，以及（在某些情况下）公民和奴隶接种疫苗的努力，很可能是19世纪美国最大规模的疫苗接种活动。[65]这场大规模的运动使人们看到了接种疫苗导致的事故和意外后果，一位医生可以见证这一程序在大量患者中造成的后果。由于在战争结束时南部邦联的许多医疗记录被销毁，我们不清楚到底进行了多少次疫苗接种，但这场运动遍及从弗吉尼亚州到路易斯安那州的整个南部邦联。医生们尽可能地向琼斯提供了他们的回忆和幸存的报告的摘要，以全面呈现战争期间的疫苗接种实践，后来，琼斯把这些作为研究报告出版。

基于这些全面的信息，琼斯自信地认为，联邦军俘虏不是被毒死的，疫苗接种的剧烈反应是由坏血病的流行和医院的拥挤条件造成的。他解释道，由于"血液的坏血病症状"，囚犯们的皮肤受到任何"小伤"，都会出现坏疽，不管这种小伤是昆虫咬伤，还是刺伤。用来刺破皮肤以接种疫苗的柳叶刀也会使他们受伤。与健康人的痂皮不同，这些病人身上形成的痂皮在用于给其他囚犯接种疫苗时造成了伤害性影响。[66]虽然医生使用对疫苗接种有非典型反应的病人的结痂看起来很奇怪，但当时人们并不了解病菌是如何传播疾病的；事实上，琼斯的部分研究探讨了用于疫苗接种的淋巴和痂皮是否会传播梅毒或其他疾病。

为了支持他的论点，即导致疾病在囚犯中传播的原因是糟糕的营地条件而不是毒药，琼斯讨论了世界上其他地方的医生所发现的不良饮食和拥挤条件所造成的危险。琼斯提及特罗特关于拥挤的船舶上的坏血病研究，并将其作为证据，还提到了英国人吉尔伯特·布兰（Gilbert Blane）的工作。布兰是一名英国海军医生，在 18 世纪末担任过舰队的医生，主张改善卫生、加强通风、提供橘汁，以预防坏血病。[67]琼斯写道："根据布兰、特罗特和其他人的观察，学术界已经很好地证实：这一系列导致坏血病的条件，尤其是拥挤的营地、船舶、医院和被围攻的城市，特别容易导致溃疡和医院坏疽的产生和蔓延。"[68]琼斯所提到的营地、船舶、医院和城市，指代的是与国际奴隶贸易、18世纪晚期英国和欧洲监狱改革、巴黎医院的重新设计以及弗洛伦斯·南丁格尔在克里米亚战争中的工作息息相关的研究。这份19世纪最常见的拥挤空间清单是一个范例，世界各地的医生，如琼斯等，都用它来说明拥挤的空间如何导致传染病的传播。

为了进一步支持他的论点，即囚犯并非被蓄意毒死而是患有坏血病，琼斯引用了全球其他医生的研究。他先介绍了17世纪英国医生对坏血病引起的坏疽性溃疡的讨论，继而谈到了英国外科医生约翰·赫克萨姆（John Huxham）的研究成果，后者对发烧进行了研究，并撰写了关于水手坏血病的文章。接下来，琼斯将视野转向加勒比海，并讨论了英国陆军外科医生约翰·亨特（John Hunter）的工作。约翰·亨特写道，在牙买加的士兵中出现了溃疡和疼痛。随后，琼斯详细叙述了詹姆斯·林德、特罗特和布兰的发现，并引用了一位医生撰写的关于克里米亚战争的论文。这位医生记录了被送往君士坦丁堡某家医院的法国伤兵的情况，他们由于过于拥挤的船只和医院环境，生了坏疽。[69]

在提出这些证据后，琼斯认为，在安德森维尔发生的"恶性溃疡""医院坏疽"和疫苗接种的并发症"在医学史上并不是什么新鲜事"，在跨越时空的各种战争和围攻中都曾发生过。[70]特罗特和布兰都得益于在船上的经历，这种可控的环境使他们能够更好地观察坏血病是如何形成的。被奴役的非洲人和海员被迫在封闭的环境中生活，被配给的口粮不包括蔬菜和水果。在这两种情况下，人们都患上了坏血病。琼斯试图向委员会说明，安德森维尔类似于一艘船。琼斯写道："事实上，安德森维尔的这些人与海上船员的情况一样，船员们被关在一艘肮脏的船上，吃着咸肉和一成不变的食物，没有新鲜蔬菜。不仅如此，这些不幸的囚犯就像被强行囚禁并挤在船上的人一样，在狂风暴雨的大海上颠簸，没有舵，没有指南针，没有导航星，没有明显的边界或终点。"[71]琼斯认为，来自北部联邦的战俘不是被毒死的，他们在接种疫苗时出现了溃疡，而他们还患有坏疽或坏血病，这后来导致了截肢或死亡。

最后，琼斯提供了来自北方监狱的证据，表明在北部联邦营地中死亡的南方战俘比在安德森维尔死亡的北方士兵更多。琼斯引用了一位北方医疗检查员的一篇文章，这位检察员认为默弗里斯伯勒（Murfreesboro）集中营的过度拥挤加上坏血病导致了南部邦联战俘的高死亡率。琼斯认为，在北方监狱里的南部邦联士兵中，由于接种疫苗而死亡的人数与在安德森维尔死亡的士兵一样多。[72]

尽管琼斯做出了令人信服的努力，解释了疫苗接种失败的科学依据，但主持维尔茨军事审判的法官奇普曼坚决不同意他的说法，拒绝接受琼斯向卫生署署长提交的关于安德森维尔的报告的基本前提。奇普曼引用了1864年8月卫生署署长发给安德森维尔监狱医院主治医生怀特（I. H. White）的指示信，卫生总监在信中命令医院工作人员协助琼斯完成他计划进行的尸体解剖，以便"探索这一伟大的病理研究领域，造福于南部邦联军队的医疗部门"。奇普曼用这条指示来论证"安德森维尔监狱，在卫生总监看来，仅仅是一个解剖室，是一个即将成为南部邦联军队医疗部门分支的诊疗机构"。[73]奇普曼进一步指出，南部邦联的医生明知疫苗有毒，但还是进行了疫苗接种。为了证明这一点，他总结了九名证人的证词，其中包括弗兰克·马多克斯的证词。马多克斯作证说，他听到南部邦联的医生笑着说，他们通过给这些人接种疫苗，杀死了他们。琼斯试图证明历史上有很多疫苗接种失败的先例，奇普曼进一步批评了琼斯的这种做法。奇普曼声称："接种真正的病毒疫苗从未导致如此可怕的死亡率。任何国家、任何时代、任何地方的医学和病理学记录，都达不到或接近安德森维尔的水平。"随后，他指出军营中的天花病例相对较少，从而驳斥了南部邦联关于接种疫苗是必要的预防措施的论点。奇普曼坚称，医生们知道接种疫苗会导致囚犯死亡，因为囚犯的身体状况如此糟糕，并得出结论，在强迫囚犯接种疫苗时，医生们表现出了"冷酷无情""不可宽恕的残忍"和"邪恶的意图"。[74]

美国政府最终认定维尔茨犯有两项罪名，包括"恶意、故意和背叛性地"与几名邦联医生密谋"损害"被关押在南部邦联监狱的战俘的"健康和生命"，以削弱美国军队的力量。这一指控的具体内容包括致命的天花疫苗接种："维尔茨，仍在追求他邪恶的目的……他的确使用了不洁净的和有毒的疫苗，并使这些疫苗服务于其伪称的接种目的，当时当地，根据上述维尔茨的指示和命令，这些疫苗被恶意、残忍和邪恶地注射进上述囚犯的手臂中。由于这一原因，他们中的许多人，大约100人丧失了手臂功能，大约200人受到严重伤害，以至于不久后死亡。"[75]

* * *

回想一下，在整个19世纪，医学权威们——从奴隶船底舱的特罗特到奔波于斯库塔里拥挤的医院里的南丁格尔——根据自己的观察发展医学理论。然后，他们分享了自己收集到的信息。军事法官奇普曼坚称，医学界人士都知道，如果给患有坏血病的战俘接种疫苗，那么战俘可能会死亡。这是对这一时期美国南方乃至整个世界大部分地区医学知识运作方式的误解。医生对传染病传播的了解更多来自他们的观察和经验，而不是教科书或医学原理。在这一时期，人们对医学的理解正在发生迅速变化。医生们通常在自然和人造环境中检查疾病传播的原因。奇普曼是在合理但错误的理解下工作的，他认为医学知识存在于教科书中，而这些医生忽视了这些原则。相反，更广泛的全球背景（从特罗特到南丁格尔）表明医生们是在实地了解传染病知识的，在这方面，南部邦联的医生与世界其他地区的医生相似。

琼斯借鉴了医学专家在解释疾病如何传播时使用的术语：具体实例，而不是抽象的理论。回想一下，南丁格尔拒绝接受科赫的细菌理论，因为该理论与她认为导致疾病的物理世界相去甚远，即使她在显微镜下观察到细菌后也是如此。医学知识来源于医生的实地观察，这些观察被报告给官员，官员收集事实，加以分析，然后形成理论。

奇普曼的谴责只针对安德森维尔的联邦战俘，但还有一种更为恶劣的做法，甚至在他对南部邦联医疗部门进行细致调查时也忽略了。琼斯在报告中始终认为，最成功的接种疫苗方法是使用取自婴儿和儿童的疫苗用分泌物，而他们中的大多数人都是被奴役的，或者没有被明确提及，只是被用种族修饰词描述为"黑人"。虽然琼斯提到了詹纳的工作，并提到詹纳在英国研究时可能使用了白人儿童，在意大利也使用了儿童，但在美国南部邦联，"婴儿"（infant）一词很可能意味着黑人婴儿，即使没有标明种族。[76] 回想一下，正如我们在特罗特关于非洲奴隶坏血病的研究中所看到的，医生的初稿经常提及被征服的有色人种，但一旦他们的理论被编纂成文，种族标记就会从书页中消失。虽然贫穷的白人婴儿也可能被使用，但黑人婴儿和儿童被使用的证据是明确存在的。

军事法官奇普曼代表安德森维尔死去的囚犯发言，但没有人代表黑人婴儿和儿童发言，他们的身体被用来培育天花疫苗。没有一场专为他们而发起的审判。没有证人，也没有人来反驳或指控那些做出这一行为的人，甚至没有一项调查探讨这些手术对黑人婴儿和儿童身体的影响。他们是否患有坏疽？从他们的手臂到他们的胸膛是否画有一条绿线？考虑到这些奴隶缺衣少食，生存环境恶劣，这些婴儿和儿童是否也患有坏血病？

虽然这些问题的答案仍未可知，但美国内战期间对天花疫情的反应遵循了类似的全球模式，从而增进了人们对传染病的了解。与大英帝国一样，美国南部邦联建立了庞大的官僚机构，迫使医生观察、记录和交流他们对传染病的看法。正如19世纪的其他时期一样，南部邦联的医生依靠被征服的人们——奴隶和战俘——来发展自己的理论。

约瑟夫·琼斯在1867年出版的《关于"虚假的疫苗接种"的研究》（*Researches upon "Spurious Vaccination"*）或《在美国内战期间（1861—1865年）邦联军队接种疫苗后出现的异常现象》（*The Abnormal Phenomena Accompanying and Following Vaccination in the Confederate Army, during the Recent American Civil War, 1861—1865*）中讲述了他在维尔茨审判期间的证词，提供了欧美医生关于天花的理论概要，并转载了邦联军队医生关于疫苗接种并发症的信函和报告。[77]与19世纪全球各地的其他医生一样，琼斯也将实地观察作为研究的基础。他的研究证明，坏血病、营养不良和梅毒是阻碍疫苗有效接种的主要因素，并经常导致其他医疗问题甚至死亡。他还指出，未能正确接种疫苗会导致疫苗失效。由于大多数邦联军队医生在战前从未在他们的家乡见过天花疫

　　　　　　帝国瘤疾：殖民主义、奴隶制和战争如何改变医学

情，因此该出版物也被用作疫情出现时的医疗行业手册。在这方面，琼斯的论文与加文·米尔罗伊关于牙买加霍乱的研究相似。两人都受雇于政府，两者都是受托通过他们的观察并收集同事的证词来了解传染病的传播情况。

美国南部邦联的官僚机构，就像大英帝国的官僚机构一样，也展示了流行病学研究的一个主要功能：看到疾病在同一时间不同环境中的影响。正如军事指挥官能够根据实战人员的报告绘制广阔地域的战略性战役地图一样，南部邦联的医疗当局也有能力在广阔地域内观察疫苗接种失败的情况。美国内战结束后，1865 年暴发了一场全球性的霍乱大流行，这一功能成为人们关注的焦点。

注释

本章标题来自杰斯敏·沃德(Jesmyn Ward)的获奖小说《唱吧，无处安息的灵魂，唱吧》(*Sing*, *Unburied*, *Sing*, New York：Scribner，2017)。

[1] 关于奴隶主根据被奴役者的年龄和性别给他们定价的行为，参阅 Daina Ramey Berry, *The Price for Their Pound of Flesh*：*The Value of the Enslaved*, *from Womb to Grave*, *in the Building of a Nation*(Boston：Beacon Press，2017)。

[2] 我引用了罗伯特·希克斯(Robert Hicks)对战时疫苗接种程序的描述，以及他对美国内战时期医生的疫苗接种包的细致描述。Hicks, "Scabrous Matters：Spurious Vaccinations in the Confederacy", in *War Matters*：*Material Culture in the Civil War Era*, ed. Joan E. Cashin(Chapel Hill：University of North Carolina Press)，126.

[3] Suzanne Krebsbach，"The Great Charlestown Smallpox Epidemic of

1760", *South Carolina Historical Magazine* 97, no. 1(1996):30—37; Alan D. Watson. "Combating Contagion: Smallpox and the Protection of Public Health in North Carolina, 1750 to 1825", *North Carolina Historical Review* 90, no. 1 (2013): 26—48; Elizabeth Fenn, *Pox Americana: The Great Smallpox Epidemic of 1775—1782* (New York: Hill and Wang, 2001), 39—42.

[4] 关于美国内战期间天花流行的原因、应对措施和影响，参阅 Jim Downs, *Sick from Freedom: African American Illness and Suffering during the Civil War and Reconstruction* (New York: Oxford University Press, 2012)。关于战争在整个美国南方造成的士兵、曾被奴役的人和平民之间的突然混乱，参阅 Yael Sternhell, *Routes of War: The World of Movement in the Confederate South* (Cambridge, MA: Harvard University Press, 2012)。

[5] Hicks, "Scabrous Matters", 128—130.

[6] 历史学家一致认为，天花接种早在传到美洲之前的很长一段时间，就已经在亚洲和非洲发展起来了。确切的日期尚不清楚，一些人猜测它起源于公元前 1000 年。例如，参阅 Stefan Riedel, "Edward Jenner and the History of Smallpox and Vaccination", *Baylor University Medical Center Proceedings* 18, no. 1(2005):21—25。

[7] Margot Minardi, "The Boston Inoculation Controversy of 1721—1722: An Incident in the History of Race", *William and Mary Quarterly* 61, no. 1(2004):47—76; Harriet Washington, *Medical Apartheid: The Dark History of Medical Experimentation on Black Americans from Colonial Times to the Present* (New York: Anchor, 2008), 70—73; "How an African Slave Helped Boston Fight Smallpox", *Boston Globe*, October 17, 2014; Benjamin Waterhouse, *A Prospect of Exterminating the Smallpox: Being the History of the Variolæ Vaccinæ, or Kine-pox, Commonly Called the Cow-Pox; As It Has Appeared in England: With an Account of a Series of Inoculations Performed for the Kine-Pox, in Massachusetts*[(Cambridge, MA): Cambridge Press, 1800].

［8］Minardi，"Boston Inoculation Controversy"；参阅 Kelly Wisecup，"African Medical Knowledge，the Plain Style，and Satire in the 1721 Boston Inoculation Controversy"，*Early American Literature* 46，no. 1(2011)：25—50。

［9］Minardi，"Boston Inoculation Controversy"．

［10］关于从非洲到新大陆的信息流动，特别是奴隶制带来的医学知识的交叉传播，参阅 Pablo F. Gómez，*The Experiential Caribbean：Creating Knowledge and Healing in the Early Modern Atlantic*(Chapel Hill：University of North Carolina，2017)；Sharla M. Fett，*Working Cures：Healing，Health，and Power on Southern Slave Plantations*(Chapel Hill：University of North Carolina Press，2002)。

［11］Hicks，"Scabrous Matters"，131—132.

［12］Joseph Jones，*Researches upon "Spurious Vaccination"；The Abnormal Phenomena Accompanying and Following Vaccination in the Confederate Army，during the Recent American Civil War，1861—1865*(Nashville：University Medical Press，1867)，85.

［13］Lydia Murdoch，"Carrying the Pox：The Use of Children and Ideals of Childhood in Early British and Imperial Campaigns against Smallpox"，*Journal of Social History* 48，no. 3(2015)：511—535.

［14］关于从婴儿身上获得疫苗用分泌物的信息，参阅 Jones，*Researches upon "Spurious Vaccination"*，27，76，86。

［15］有关 19 世纪用于接种疫苗的柳叶刀的图像，参阅"Vaccination Instruments"，*History of Vaccines*，College of Physicians of Pennsylvania，https：//www.historyofvaccines.org/index.php/content/vaccination-instruments。

［16］我借鉴了提供接种过程细节的主要和次要证据，从而有了这些简略的描述。关于第八天的重要性，参阅 Jones，*Researches upon "Spurious Vaccination"*，50，55；Hicks，"Scabrous Matters"，128—130。

［17］想了解更多关于档案是如何与奴隶制和资本主义研究串通一气的，以及为什么历史学家需要做更多的工作来抵制奴隶主用来定义奴隶制的

分类，参阅 Jim Downs，"When the Present Is Past：Writing the History of Sexuality and Slavery"，in *Sexuality and Slavery：Reclaiming Intimate Histories in the Americas*，ed. Daina Ramey Berry and Leslie M. Harris(Athens：University of Georgia Press，2018)。

[18] 黛娜·雷米·贝瑞在《一磅肉的价格》(Daina Ramey Berry，*The Price for Their Pound of Flesh*)一书中，讲述了奴隶的价格如何因年龄和种族而异，这是为数不多的叙述之一。儿童通常不被算作劳动力，婴儿可能因为缺乏经济价值而被忽视。然而，面对广泛的流行病，婴儿变得极其宝贵。Wendy Warren，"'Thrown upon the World'：Valuing Infants in the Eighteenth-Century North American Slave Market"，*Slavery and Abolition* 39，no. 4(2018)：623—641.

[19] C. Michele Thompson，*Vietnamese Traditional Medicine：A Social History*(Singapore：NUS Press，2015)，28—43；Murdoch，"Carrying the Pox".

[20] Jones，*Researches upon "Spurious Vaccination"*，72—73.

[21] Frank Ramsey，in Jones，*Researches upon "Spurious Vaccination"*，94.

[22] Paul Eve，in Jones，*Researches upon "Spurious Vaccination"*，90.

[23] Elisha Harris，"Vaccination in the Army—Observations on the Normal and Morbid Results of Vaccination and Revaccination during the War，and on Spurious Vaccination"，in *Contributions Relating to the Causation and Prevention of Disease，and to Camp Diseases；Together with a Report of the Diseases，etc.，among the Prisoners at Andersonville，Ga*，ed. Austin Flint(New York：US Sanitary Commission，1867)，143—145.

[24] Harris，"Vaccination in the Army"，143.

[25] Harris，"Vaccination in the Army"，144.

[26] Barbara J. Fields，"Who Freed the Slaves?" in *The Civil War：An Illustrated History*，ed. Geoffrey C. Ward(New York：Knopf，1990).

[27] 转引自 Sharon Romeo，*Gender and the Jubilee：Black Freedom and the Reconstruction of Citizenship in Civil War Missouri*(Athens：University

of Georgia Press, 2016), 35。

[28] Downs, *Sick from Freedom*; Romeo, *Gender and the Jubilee*.

[29] Russell, 转引自 Harris, "Vaccination in the Army", 145, 148。

[30] Ira Russell, January 31, 1864, folder 2: papers: scan 23—27, Ira Russell Papers ♯4440, Southern Historical Collection, Wilson Library, University of North Carolina at Chapel Hill.

[31] 想了解更多关于美国内战和重建期间被释奴的弱势状况以及劳动力组织通过何种方式使儿童特别容易受到剥削和虐待，参阅 Downs, *Sick from Freedom*。

[32] 这一点在其他优秀的史学著作中并不明显，甚至没有提及。关于奴隶制和医学，参阅 Todd L. Savitt, *Medicine and Slavery: The Diseases and Health Care of Blacks in Antebellum Virginia* (Urbana: University of Illinois, 1978); Fett, *Working Cures*; Marie Jenkins Schwartz, *Birthing a Slave: Motherhood and Medicine in the Antebellum South* (Cambridge: Harvard University Press, 2010); Stephen C. Kenny, "'A Dictate of Both Interest and Mercy'? Slave Hospitals in the Antebellum South", *Journal of the History of Medicine and Allied Sciences* 65, no. 1 (2010): 1—47; Deirdre Cooper Owens, *Medical Bondage: Race, Gender, and the Origins of American Gynecology* (Athens: University of Georgia Press, 2017)。关于暴力的报告及暴力在奴隶制时期的历史，参阅 Walter Johnson, *Soul by Soul: Life inside the Antebellum Slave Market* (Cambridge: Harvard University Press, 1999); Edward E. Baptist, *The Half Has Never Been Told: Slavery and the Making of American Capitalism* (New York: Basic Books, 2014); and Marisa J. Fuentes, *Dispossessed Lives: Enslaved Women, Violence, and the Archive* (Philadelphia: University of Pennsylvania Press, 2016)。

[33] Circular No. 2, Surgeon General's Office, February 6, 1864, 转引自 Carol Cranmer Green, "Chimborazo Hospital: A Description and Evaluation of the Confederacy's Largest Hospital" (PhD dissertation,

Texas Tech University, 1999), 283。参阅 H. H. Cunningham, *Doctors in Gray：The Confederate Medical Service*(1958；Baton Rouge：Louisiana State University Press, 1986), 201；Hicks, "Scabrous Matters", 139。

[34] Joseph Jones, *Contagious and Infectious Diseases，Measures for Their Prevention and Arrest …，Circular no. 2，Board of Health of the State of Louisiana*(Baton Rouge：Leon Jastremski, 1884), 282. 关于博尔顿的其他参考资料，参阅 Charles Smart, *The Medical and Surgical History of the War of the Rebellion*, part 3, vol. 1：*Medical History*(Washington, DC：Government Printing Office, 1888), 645—646；Donald R. Hopkins, *The Greatest Killer：Smallpox in History*(Chicago：University of Chicago Press, 2002), 276；Hicks, "Scabrous Matters", 123。

[35] Harris, "Vaccination in the Army", 157.

[36] 虽然我关注的是医学作为合作的场所，但其他历史学家已经写过关于政治、文学和社会问题领域的合作。参阅 David Blight, *Race and Reunion：The Civil War in American Memory*(Cambridge：Harvard University Press, 2001)；Caroline E. Janney, *Remembering the Civil War：Reunion and the Limits of Reconciliation*(Chapel Hill：University of North Carolina Press, 2013)；Nina Silber, *The Romance of Reunion：Northerners and the South，1865—1900*(Chapel Hill：University of North Carolina Press, 1993)。

[37] Jane Zimmerman, "The Formative Years of the North Carolina Board of Health", *North Carolina Historical Review* 21, no. 1(1944), 3. 要了解更多有关解放奴隶如何导致大规模社会失衡，进而导致传染病（尤其是天花）传播的信息，参阅 Downs, *Sick from Freedom*。

[38] Howard A. Kelly and Walter A. Burrage, *American Medical Biographies*(Baltimore：Norman, Remington, 1920), 1259—1260.

[39] Thomas F. Wood, "Vaccination：A Consideration of Some Points as to the Identity of Variola and Vaccina", *Chicago Medical Journal and Examiner* 43] no. 4(1881)：347—356；John Joseph Buder, "Letters of Henry Austin Martin：The Vaccination Correspondence to Thomas

Fanning Wood, 1877—1883" (master's thesis, University of Texas at Austin, 1991).

[40] Wood, "Vaccination", 352.

[41] Zimmerman, "Formative Years".

[42] James O. Breeden, "Joseph Jones and Confederate Medical History", *Georgia Historical Quarterly* 54, no. 3(1970):357—380.

[43] Joseph Jones to S. P. Moore, June 28, 1863, in "Biographical Sketch of Joseph Jones", *Physicians and Surgeons of America*, ed. Irving Watson(Concord, NH: Republican Press Association, 1896), 593—597, available at https://collections.nlm .nih.gov/pdf/nlm: nlmuid-101488763-bk.

[44] Moore to Jones, February 17, 1863, in "Biographical Sketch of Joseph Jones".

[45] Jones, *Researches upon* "Spurious Vaccination", 3.

[46] "Richmond in Flames and Rubble", *American Battlefield Trust*, spring 2015, https://www. battlefields. org/learn/articles/richmond-flames-and-rubble. 参阅 Paul D. Casdorph, *Confederate General R . S . Ewell: Robert E . Lee's Hesitant Commander*(Lexington: University Press of Kentucky, 2015), 331。

[47] Jones, *Researches upon* "Spurious Vaccination", 4.

[48] 欲了解更多关于邦联民族主义的信息，包括妇女在美国内战期间和战后的角色，参阅 Drew Faust, *The Creation of Confederate Nationalism: Ideology and Identity in the Civil War South*(Baton Rouge: Louisiana State University Press, 1989); Karen L. Cox, *Dixie's Daughters: The United Daughters of the Confederacy and the Preservation of Confederate Culture*(Gainesville: University Press of Florida, 2003)。

[49] Jones, *Researches upon* "Spurious Vaccination", 26, 32, 90, 104; 伊莱沙·哈里斯是一位北方医学专家，他在报告中引用了琼斯的作品，其中有一节是关于南部邦联医学的，参阅 "Vaccination in the Army", 154—160。

［50］Jones, *Researches upon "Spurious Vaccination"*, 9, 12—13.

［51］Jones, *Researches upon "Spurious Vaccination"*, 12.

［52］"Trial of Henry Wirz. Letter of the Secretary of War Ad Interim, in Answer to a Resolution of the House of Representatives of April 16, 1866, Transmitting a Summary of the Trial of Henry Wirz", Executive Document no. 23, House of Representatives, 2nd Session, 40th Congress, 1868(Washington, DC: Government Printing Office, 1868), 3—8, available at https://www.loc.gov/rr/frd/Military_Law/pdf/Wirz-trial.pdf.

［53］约翰·法比安·威特(John Fabian Witt)认为："在冲突过程中, 近1 000人被指控违反了战争法。" Witt, *Lincoln's Code: The Laws of War in American History*(New York: Free Press, 2012), 267. 同时参阅 Nicholas R. Doman, review of *The Nuremberg Trials*, by August von Knieriem, *Columbia Law Review* 60, no. 3(1960), 419。

［54］参阅 James O. Breeden, "Andersonville—A Southern Surgeon's Story", *Bulletin of the History of Medicine* 47, no. 4(1973):317—343。

［55］"Trial of Henry Wirz", 4—5.

［56］"Trial of Henry Wirz", 178.

［57］"Trial of Henry Wirz", 663, 665, 667.

［58］Jones, *Researches upon "Spurious Vaccination"*, 14.

［59］Jones, *Researches upon "Spurious Vaccination"*, 15—16.

［60］"Trial of Henry Wirz", 618.

［61］"Trial of Henry Wirz", 642.

［62］Jones, *Researches upon "Spurious Vaccination"*, 16.

［63］Jones, *Researches upon "Spurious Vaccination"*, 17. 斯蒂芬妮·麦柯里(Stephanie McCurry)在她关于南部邦联崩溃的书中提出了这一观点。McCurry, *Confederate Reckoning: Power and Politics in the Civil War South*(Cambridge: Harvard University Press, 2010).

［64］Shawn Buhr, "To Inoculate or Not to Inoculate?: The Debate and the Smallpox Epidemic of 1721", *Constructing the Past* 1, no. 1(2000):

帝国瘤疾：殖民主义、奴隶制和战争如何改变医学

61—66. 同时参阅 Michael Willrich, *Pox: An American History* (New York: Penguin Press, 2011), 37—39; James Colgrove, "Between Persuasion and Compulsion: Smallpox Control in Brooklyn and New York, 1894—1902", *Bulletin of the History of Medicine* 78, no. 1 (2004):349—378。

[65] 这种流行病在美国南方比在北方传播得更厉害。虽然联邦军队确实给士兵接种了疫苗，但受感染的士兵经常被隔离。联邦医生进行疫苗接种的地方，往往是在南部或边境各州，与艾拉·拉塞尔的情况一样。Downs, *Sick from Freedom*, 98; Harris, "Vaccination in the Army".

[66] Jones, *Researches upon "Spurious Vaccination"*, 13.

[67] Jowan G. Penn-Barwell, "Sir Gilbert Blane FRS: The Man and His Legacy", *Journal of the Royal Naval Medicine Service* 102, no. 1 (2016):61—66.

[68] Jones, *Researches upon "Spurious Vaccination"*, 17.

[69] Jones, *Researches upon "Spurious Vaccination"*, 18—23.

[70] Jones, *Researches upon "Spurious Vaccination"*, 24.

[71] Jones, *Researches upon "Spurious Vaccination"*, 24.

[72] Jones, *Researches upon "Spurious Vaccination"*, 25—27.

[73] "Trial of Henry Wirz", 760—761.

[74] "Trial of Henry Wirz", 775—777.

[75] "Trial of Henry Wirz", 5.

[76] 在《关于"虚假的疫苗接种"的研究》(*Researches upon "Spurious Vaccination"*)一书中，琼斯(Jones)在第27页(战争期间采集的"健康婴儿的淋巴")、第76页[比奇洛(Bigelow)医生报告一名五个月大的"健康儿童"在取出疫苗用分泌物后死于红斑性痢疾，霍曼斯(Homans)医生报告一名三周大的婴儿接种疫苗并取出淋巴后患上红斑性痢疾]和第86页(在战争期间"从健康儿童和婴儿的手臂上"获取淋巴)都提到了从婴儿身上采集淋巴。

[77] Jones, *Researches upon "Spurious Vaccination"*.

第八章　黑人军队、穆斯林朝圣者和 1865— 1866 年的霍乱疫情

到 1855 年，美国内战结束已经将近二十年了。曾经爆炸性蔓延的流行病将邦联军队的军营变成了临时的疫苗接种中心，现在已经被遗忘，取而代之的是对战死沙场的崇高英雄的朴素怀念。当南部邦联士兵的妻子和遗孀计划在南方的公墓里竖起邦联的雕像来纪念死者时，北方的退伍军人及其家人则填写了烦琐的抚恤金申请。他们记录了战时的伤害、疾病或死亡，以获得联邦对他们(主要是在联邦军营)所遭受的痛苦和损失的赔偿。在这些军营里，美国卫生委员会在防止传染病传播方面基本失败。许多非裔退伍军人努力争取获得他们的抚恤金。[1]

到 1885 年，虽然战争中的大部分发病和死亡已经淡出公众视野，但在新霍乱疫情威胁到美国时，医生们从美国内战和重建时期中获得的知识对医学界仍很有用。之前的三次霍乱大流行席卷了美国——1832 年、1849 年和 1866 年。第三次霍乱是在战争结束后立即暴发的，这为军医们提供了充分的机会来调查疾病的原因和传播并探索预防措施。

当这个国家在 1885 年严阵以待，准备迎击另一场流行病时，纽约的病理学家埃德蒙・温特(Edmund C. Wendt)翻阅历史资料，编写了一

　　帝国瘟疫：殖民主义、奴隶制和战争如何改变医学

本关于霍乱的著作。他收集了1817年至1883年亚洲、欧洲、印度和美国霍乱案例的相关研究成果，并将他本人和其他医生关于霍乱的历史、病因学、症状学、病理学、诊断、治疗和预防等内容列为部分章节。该书的第一部分第二节"霍乱疫情史——对美国军队的影响"，是由美军的一位少校、外科医生埃利·麦克莱伦(Ely McClellan)撰写的。在该书的导言中，温特称赞了麦克莱伦的贡献："麦克莱伦博士关于这场影响美国军队的流行病的历史描述，是对一个极具启发性的话题的真实记录。在证明人类交往促进霍乱传播方面，肯定没有什么能比本书这一部分更有说服力了。"[2]麦克莱伦回顾了军队中的霍乱暴发史，并对导致霍乱在部队中发展和传播的原因进行了理论探讨。军事官僚机构的存在使得麦克莱伦能够将1832年至1900年军队中的霍乱疫情报告加以汇总。

在温特编写著作时，他希望"为医生提供我们所知的真实状况的可靠报告"。像他那一代研究流行病的许多人一样，温特依靠来自世界各地医生的信息，包括"美国、英国、法国、德国、意大利和西班牙的作者，他们在自己的国家被公认为这一领域的最高权威"。[3]

罗伯特·科赫在印度发现霍乱杆菌大约一年后，温特出版了他编著的书籍。科赫认为，霍乱杆菌是这种疾病的病原体，可以通过受污染的水传播。尽管科赫做出了决定性的工作，但19世纪的一些医学权威仍在继续争论霍乱的起因。温特在其作品的导言中说，他专门用了一章来介绍科赫的发现。温特指出："虽然科赫的学说还没有最终被确立为科学真理，但它是非常有说服力的。与此同时，本书还介绍了反对这位德国调查员观点的意见。"[4]

就像我们在本书中谈到的其他许多医生一样，埃利·麦克莱伦对疾病的了解大部分来自战争。他讨论了霍乱暴发的环境，记录了疾病和死亡，并对霍乱的原因、传播和预防提出了自己的理论。在之前的一篇关于1873年霍乱再次暴发的文章中，麦克莱伦提出了这种疾病具有传染性并可溯源到个体行动路径的观点，但他面临着"负面批评的风暴"。然而，在温特编著的书中由麦克莱伦撰写的章节导言里，麦克莱伦声称自己的理论已经"被科赫和其他观察者的实验研究惊人地证实了"。[5]

麦克莱伦的贡献不在于他的结论，而在于他的方法，这种方法让他能够将霍乱的传播可视化，并考虑什么样的社会和环境条件可以防止它的传播。麦克莱伦详细描述了1832—1835年的霍乱疫情，并以此为开端进行分析。他记录了船只的移动、驻军的情况、受感染的人数、霍乱出现的日期、两次暴发之间的时间以及病例的精确位置。[6]他的研究对象主要是参与1832年黑鹰战争（Black Hawk War）的军队。1830年，美国的帝国主义政策将萨克（Sac）和福克斯（Fox）的印第安人从他们位于伊利诺伊州北部的家园进一步向西驱赶到现在的艾奥瓦州，但印第安人在那里无法维持生计。随后，他们的首领黑鹰带领他们回到伊利诺伊州北部，这引发了他们与美国军队的战争。[7]

军事报告和帝国政策创造了一个医学舞台，这使麦克莱伦得出结论：疾病的传播是军队流动的结果。战争和无家可归的人群为麦克莱伦创造了条件，使他能够直观地看到霍乱的传播，并推断霍乱如何从一个地方传播到另一个地方。麦克莱伦依靠对美洲原住民和军队的观察来发现霍乱在美国中西部的传播情况。他报告说，霍乱已经传到了罗克岛（Rock Island）的印第安战俘那里，他们被释放并返回家园后就开始发病

　　帝国痼疾：殖民主义、奴隶制和战争如何改变医学

了。这种疾病在他们中间"继续流行",如下事实可以佐证:"1833 年和 1834 年,在密西西比河和密苏里河沿岸及它们之间的印第安人地区"担任夏季侦察兵的部队成员几乎无一例外地患有这种疾病。[8]安德鲁·杰克逊(Andrew Jackson)总统的帝国主义政策,使得军队被部署在该地区,而美洲原住民遭到暴力安置,这为麦克莱伦追踪该地区霍乱的存在确定了地理坐标。这些军队,尤其是美洲原住民,很可能不知道他们的感染后来会帮助麦克莱伦绘制流行病地图。

在 19 世纪中期,在图解地图成为流行病学调查的代名词之前,像麦克莱伦这样的医学权威依靠书面叙述来追踪疾病的传播。当时麦克莱伦看不到霍乱的传播路径,他推测细菌在"延滞"时期仍具有传染性,随后重新被激活。他通过案例研究来说明这一观点,其中包括对密苏里州杰斐逊军营黑人部队的调查,以及对阿肯色州吉布森堡(Fort Gibson)"印第安人和黑人"的讨论。

根据麦克莱伦的叙述,1867 年 1 月,美国有色人种第 38 步兵团在密苏里州的杰斐逊军营组织起来,它包括 1 200 多名新兵,"大部分是来自志愿军的退役士兵"。1866 年夏天,该地曾出现一次严重疫情,但第 38 步兵团在驻扎期间没有出现任何病例。这些部队被派往新墨西哥州执行任务,但随后被重新部署,以保护堪萨斯太平洋铁路沿线的工人免受印第安人的攻击。麦克莱伦称,正是这个来自密苏里州的步兵团的调动,"导致高而干燥的堪萨斯州西部平原上暴发了一场最具灾难性的霍乱"。[9]

6 月 28 日,堪萨斯哈克堡(Fort Harker)附近的第 38 步兵团 H 连营地的一名士兵感染霍乱,他被送到堡垒的医院,病死在那里。该堡垒附近的一名平民也死于霍乱。6 月 29 日和 30 日，又出现了两个来自 H 连的病例，他们也被送到哈克堡。在接下来的几周里，医务官员报告了 H 连的另外 16 个霍乱病例，其中 5 个病情严重，最终死去。哈克堡本身的第一个病例出现在 6 月 29 日。7 月 10 日，步兵团的一部分人开始从哈克堡向新墨西哥州的尤宁堡（Fort Union）行军，行军过程中暴发了几个新病例，当他们到达新墨西哥州时，在现役士兵中，已出现 46 个病例，其中有 17 人死亡。[10]

起初，麦克莱伦无法确定第 38 步兵团在堪萨斯新建的哈克堡是如何感染霍乱的。自上一年以来，杰斐逊军营就没有出现过病例报告。在仔细调查了各种因素后，麦克莱伦得出结论：给杰克逊军营部队提供的衣服可能沾染了"霍乱病菌"。在他们到达哈克堡后，由于营地的不卫生条件，病菌得以迅速传播。麦克莱伦提供了另一位军医乔治·斯滕伯格（George Sternberg）的证据，斯滕伯格报告说："当霍乱第一次出现时，（哈克堡）营地的巡查并不到位。某些连队的茅厕状况很糟糕，而且在营区周围有几个令人讨厌的洞，厨房里的泔水和垃圾都被扔在那里。"[11]

麦克莱伦目睹了霍乱如何在美国中部地区蔓延。在了解了前一年霍乱暴发的情况后，他能够将疫情的源头追溯到最后一个已知的疫点，即杰斐逊军营。他知道最近在该地区没有霍乱病例报告，便把注意力集中到步兵团所面临的物理因素——新的地点和新的衣服。由于军事官僚机构的存在，他可以获取某些记录，从而得知了两个前一年不存在的新变量。他由此推断这些因素导致了疫情的发生。他推测，感染了霍乱病菌的衣服导致疫情在一个脏乱差的营地里全面流行。如果没有这些变量，

　　　　　　　帝国痼疾：殖民主义、奴隶制和战争如何改变医学

他或19世纪的任何一位医生都很难追踪霍乱的传播路线。然而，作为一名军队外科医生，他可以获得军事官僚机构提供的数据，他能够观察事件中的各个环节，以便更全面地了解霍乱如何传播。

麦克莱伦的结论可能是错误的——我们现在知道，霍乱通常不会通过受感染的衣服传播——但他的贡献不在于他对医学的理解，而在于他为了解霍乱的传播方式而开创的方法。黑人部队中暴发的霍乱为他提供了一个案例研究，以及关于他们的健康和居住环境的关键信息。麦克莱伦提供了一份关于营地条件和部队行动的详细叙述，从而建立了一个调查框架，这使他能够仔细检查环境、编制感染人数表、特别注意人员的流动、精确记录日期和借鉴其他医疗专业人员的证据，并在此基础上追踪霍乱的传播。

麦克莱伦特别致力于搞清楚霍乱的周期：它如何出现？何时出现？它感染的人数有多少？它是如何消退又再次出现的？在同一份报告中，麦克莱伦还详细描述了霍乱在印第安人领地吉布森堡（Fort Gibson，位于现在的俄克拉何马州）的暴发，他指出，霍乱于1867年6月再次出现在"黑人和印第安人中"，然后传播到美国第10骑兵队D连。[12]麦克莱伦仔细绘制了疾病从吉布森堡到史密斯堡（Fort Smith），然后到俄克拉何马州的阿巴克尔堡（Fort Arbuckle）的传播过程。他记录了被感染的士兵人数，并注意到，美国第6步兵团的两个连在经过"那条马路"并"可能使用了D连使用过的营地"后，遭受了一场严重的流行病的侵袭。这个例子，就像他报告中的许多其他例子一样，都在关注霍乱如何毫无征兆地传播。

军事官僚机构为他提供了有关军队所在地区的社会地理知识。麦克莱伦注意到军营附近住着一群黑人和印第安人。这可能是美国内战时期常见的难民营之一，它是新解放的奴隶在逃离奴隶制后寻求联邦军队保护的避难所。或者，根据印第安人与黑人聚居在一起的事实，它可能是逃亡黑奴的一种社区，它在战前形成，逃亡奴隶在印第安人这里找到了避难所。[13]无论是哪种情况，这些人口都使他能够追踪霍乱的传播路径。

＊　＊　＊

从 1854 年到 1885 年的大约 30 年的时间里，虽然在疾病传播方面，既有清晰的认识，也有困惑与疑问，但这段时期有助于使流行病学领域的发展具体化。关于霍乱水传播的理论，无论是其支持者，还是怀疑者，均创造了试图将霍乱传播可视化的方法。他们寻找一种看不见的媒介的尝试，促进了在全球流行病追踪的定性观察方面的进步。驻扎在君士坦丁堡、巴黎、伦敦和华盛顿特区的医疗当局收集了关于霍乱传播的叙述，以便更好地监测疾病流行情况。由于霍乱传播迅速，他们开始越来越多地报告其他国家的霍乱，以便预测其发展轨迹。地图是现代流行病学的一项关键技术。在地图普及之前，医生依靠官方报告来追踪霍乱从一个地区到另一个地区的传播轨迹。

霍乱在亚洲部分地区已经存在了几个世纪，但 19 世纪的全球变动——日益增加的贸易和旅行加上人类迁徙——导致这种疾病从亚洲传播到欧洲、美洲和世界其他地区。[14]英国和欧洲大陆的许多医疗机构将霍乱的传播追溯到穆斯林一年一度的麦加朝圣。英国医疗当局声称，当穆斯林朝圣者离开中东并乘船返回家园时，他们将霍乱传播到了埃及和地中海；从那里，它继续传到欧洲大陆、英国，并越过大西洋到达美国和加勒比地区。影响美国的第三次霍乱大流行始于1866年，亦即美国内战结束一年后，这使得形势更加恶化。美国南方白人的流离失所、军人返回家园以及被释放奴隶的迁徙加剧了疫情的暴发，并导致卫生署署长办公室（Office of the Surgeon General）权力的扩大，该部门负责监控重建时期霍乱在美国南部和西部的蔓延。许多国家试图观察霍乱的传播，避免疫情暴发，而且它们都采取了类似的方式：当权者建立监测方法，观察霍乱在不同人群中的传播。[15]

19世纪中叶霍乱的暴发促使医生们更加全球化地思考问题。1851年伊始，来自欧洲各国的官员汇聚在当时外交关系的中心——巴黎，成立了国际卫生委员会（International Sanitary Commission, ISC）。国际卫生委员会包括来自法国、英国、俄国、奥地利、撒丁岛、托斯卡纳、教皇国、那不勒斯、土耳其、希腊、西班牙和葡萄牙的代表。曾记述过1850—1851年牙买加霍乱（见第四章）的英国重要流行病学家加文·米尔罗伊发表了一份关于这次会议的报告，并提到了美国的缺席："我认为，美国缺席这种调查，是非常令人遗憾的，因为在某些重要问题上，它本可以提供更有价值的信息。"[16]

国际卫生委员会的成员将其官僚和军事力量结合起来，以便跨越国界观察霍乱和其他流行病，并在全世界范围内，特别是在欧洲东部边境，集体监测这些疾病。他们最关心的问题是确定流行病的苗头，并制定必要的隔离措施，以防止其进入欧洲。根据米尔罗伊的说法，国际卫生委员会提出了三项隔离措施：（1）隔离观察，要求将船舶扣留一段特定时间，通常是几天，包括观察船舶的卫生状况，并检查其通风能力；

(2)严格隔离，这是一种时间更长的扣留，要求乘客和船员下船并留在隔离设施内，并卸载货物；(3)疑似病例隔离，米尔罗伊声称，国际卫生委员会提出的这项举措应该被停止。[17]各国最终同意，对于鼠疫、黄热病和霍乱这三种疾病，应采取这些隔离举措，但是针对霍乱的隔离措施是否有效，存在争议。按照米尔罗伊的说法，澳大利亚基于1831—1832年霍乱大流行期间制定的隔离政策效果，最为强烈地反对隔离。澳大利亚坚称，隔离是"无用的"，甚至是"灾难性的"。英国、法国和撒丁岛也持反对意见，而那不勒斯和教皇国则主张隔离是必要的。那不勒斯和教皇国的代表声称，埃尔巴和意大利的其他地方"通过采取严格的隔离措施和拒绝所有可疑人员入境，使其免受瘟疫的侵害"。葡萄牙和西班牙认为，在商船和港口的卫生措施得到保证之前，应继续采取严格的检疫措施。俄国在之前的霍乱疫情中采取隔离措施，取得了好坏参半的结果，所以希望等待进一步的调查结果。[18]

英国反对将隔离作为一项普遍原则，源于英国政府数十年来在非洲和加勒比地区收集的观察结果和报告。就在几年前，即1844年，英国人对隔离和传染问题展开了激烈的争论，当时，从佛得角驶来的感染黄热病的"埃克莱尔"号轮船令他们感到担忧。米尔罗伊本人曾在牙买加研究过霍乱，他坚决反对隔离，理由是霍乱不具有传染性。法国人和奥地利人也反对隔离，因为他们认为这是一种过时、无效的预防疾病传播的方法。他们认为，蒸汽船和铁路等技术的进步使得人们不可能限制人口的大规模流动。相反，重点是确保俄国和其他边境国家采取果断措施，防止霍乱进入欧洲。虽然大多数成员投票决定对来自发现霍乱地区的入境者实施为期五天的隔离，但会议最终没有达成任何决定性的成果。最后只有三个国家签署了公约，其中两个国家后来还退出了。[19]

尽管第一次国际卫生委员会会议没有达成一项决议，但这次会议，通过组织成员国梳理霍乱起源和运动轨迹的尝试，推动了流行病学的发展。他们聚在一起，作为一个团体，试图鸟瞰霍乱的传播轨迹。尽管如此，他们的偏见还是破坏了他们追踪霍乱的努力。他们推断霍乱起源于世界欠发达地区。虽然他们正确地认定印度是霍乱的源头，但这一结论是建立在一种偏见之上的，即印度不如欧洲，导致霍乱蔓延。[20]

第二次国际卫生委员会会议于 1859 年召开，但只有外交官出席。他们不想参与有关疾病传播的科学论证。这次会议从 4 月持续到 8 月，但仍然没有签署任何公约。在此期间，代表们追踪霍乱传播轨迹的努力变得越来越有偏见。尽管他们承认霍乱有可能通过军舰传播，但他们建议，根据指挥官的判断，这些船只不必出示健康证明书。[21]

到 1866 年在君士坦丁堡召开下一届国际卫生委员会会议时，一场新的霍乱疫情已蔓延到欧洲和世界许多地方，包括美国、加勒比海和南美洲部分地区。[22]1865 年，这场流行病在麦加造成 1 万多名朝圣者死亡，随后，幸存的朝圣者抵达苏伊士港，埃及也暴发了霍乱。参会者对人口流动做出了自相矛盾的假设。一方面，他们指责东方人定居不动，不像现代欧洲人那样广泛旅行；另一方面，当穆斯林跨越国界前往麦加朝圣时，法国人和其他国家的人就谴责他们。事实上，法国代表建议穆斯林朝圣者在离开麦加周边地区之前要被隔离。这项提案以微弱优势获得通过。[23]1866 年的会议导致东西方之间的分歧更加尖锐，促使俄国和奥斯曼帝国通过履行卫生条例和防止霍乱进入欧洲的承诺，努力证明自己是值得信赖的现代伙伴。[24]

然而，与以往的会议不同，科学家们参加了这次会议，他们获得了更多的权威。虽然有些人知道约翰·斯诺关于霍乱是通过受污染的水传播的理论，但对于霍乱的病因和传播方式，人们仍存在相当大的分歧。与会代表得出的结论是，霍乱可以通过空气或水传播，也可以通过衣服或床单传播，虽然其最终原因尚不清楚，但它起源于印度。[25]

在国际卫生委员会作为全球联盟监测霍乱动向的同时，包括法国和美国在内的多个国家也就各自国家和全球暴发的霍乱发布了自己的报告。在英国，伦敦流行病学协会秘书约翰·内藤·拉德克利夫（John Netten Radcliffe）受枢密院委托，从外交部搜集材料，对 1865—1866 年霍乱疫情进行了分析。[26]拉德克利夫认为，以前对霍乱疫情的研究是不完整和不准确的。他认为，流行病学仍处于专业发展的早期阶段，应效仿气象学的做法，因为气象学为如何开展调查提供了一套科学原则。拉德克利夫认为，这两个领域都"必须同样依赖于在广泛的观察区域内和或长或短的时间段内收集到的准确数据"。[27]拉德克利夫写道，英国在研究不同地区霍乱方面具有显著优势，因为"英国拥有比大多数其他国家更多的便利条件，可以通过广泛的关系和交往获得此类信息"。[28]

拉德克利夫声称英国当局拥有"更多的便利条件"，这指的是帝国主义和殖民主义的官僚机构可以从世界各地收集信息，拉德克利夫就要求英国各地领事向他提供霍乱暴发和进展的详细信息。但这种说法也指英国从其他国家获取信息的能力。拉德克利夫指出："关于这一流行病在欧洲大陆不同王国和国家以及南北美洲传播情况的官方可靠报告正在慢慢出现。"他写道，虽然这些报告的送达和处理需要时间，但如果没有"政府的干预"，那么是很难获得这些报告的。19 世纪霍乱的暴发促进了国际合作，并说明了各国是如何依靠彼此的报告来追踪霍乱、了解其病理和病因并加以治疗的。[29]

到 19 世纪中叶，世界各地的许多政府已经开始建立监测方法，通过密切关注公共卫生干扰事件的迹象来观察流行病的暴发。正如拉德克利夫所指出的，在 1865—1866 年霍乱疫情暴发前，没有一个国家报告有轻微健康问题的证据，正如前两次疫情前一样。在此次疫情前，少数几位医生提供了可能预示疫情即将来临的证据，拉德克利夫驳斥了他们的发现。他指出，英国医生和卫生学家约翰·萨瑟兰注意到，在疫情发生前的六个月里，马耳他的腹泻病例略有上升，但拉德克利夫指出，直布罗陀并没有出现这种上升迹象。拉德克利夫承认，在埃及，霍乱流行发生在"极度贫困"时期，但霍乱也侵袭了其他没有遭受贫困的社区。拉德克利夫总结道："事实是，霍乱疫情让欧洲措手不及。公众的健康状况普遍良好，以至于埃及出现霍乱的第一条消息没有引起任何关注，也几乎没有引起任何警觉。直到霍乱在欧洲一些地方流行起来，才充分引起了政府和公众的注意。"[30]

拉德克利夫将霍乱疫情的起因追溯到 1865 年 3 月从新加坡抵达吉达的两艘英国船只。这两艘船满载前往麦加朝圣的爪哇穆斯林。当这两艘船在阿拉伯半岛南部的一个港口马卡拉[Makalla，现在也门的穆卡拉（Al-Mukalla）]停靠后，船上出现了霍乱，包括乘客和船员在内的 145 人死亡。1865 年 3 月和 4 月从印度抵达吉达的其他船只也报告了霍乱死亡病例。来自新加坡的船长声称，他们的乘客在马卡拉感染了这种疾病。马卡拉的官员否认他们的港口受到感染，但拉德克利夫指出，马卡拉附近的一些地方报告了霍乱。他认为，霍乱很可能在朝圣者到来之前就在阿拉伯南部和西部以及非洲沿岸部分地区流行。[31]

作为霍乱在非洲存在的证据，拉德克利夫提到了英国皇家海军舰艇"企鹅"（*Penguin*）号在亚丁湾截获的两艘载有奴隶的船只。[32]许多奴隶死于霍乱，"企鹅"号上的两名船员也是如此。虽然他的描述没有提供任何有关被奴役者的细节，但1867年发表在《伦敦新闻画报》（*The Illustrated London News*）上的一篇文章提供了细节。据报道，船上大约有216名奴隶，"主要是男孩和女孩，挤靠在一起，全部被送往波斯湾的马斯喀特（Muscat）"。孩子们"乖巧懂事，彼此友善，分享一切所得"。一些最小的孩子"十分瘦弱"，但大多数人"健康状况良好"。这艘运奴船的"阿拉伯船长""刚上船时因发烧而奄奄一息"，但经过治疗后最终恢复了健康。[33]孩子们被运往亚丁，那里是在英国船只的巡逻下该地区进行非法贩奴活动的少数几个地方之一，他们可以安全卸下被抓获的非洲奴隶。在非洲西海岸的塞拉利昂或利比里亚，英国官员可以释放被俘获的非洲人，非洲人可以在那里自由地生活，而在亚丁，英国官员担心被释放的非洲人可能会被潜伏在印度洋的奴隶贩子重新抓获。[34]因此，英国警务船将俘虏送往亚丁或孟买，但许多人死在了那里。[35]被俘的非洲人和穆斯林朝圣者一样，使得拉德克利夫能够看见霍乱的情况。他们的悲惨遭遇成为报告的一部分，报告中包含了其健康状况的细节，而这些后来又为非洲霍乱提供了证据。就像在其他时期和其他地方一样，奴隶制催生了一种让传染病可见的话语。[36]

在了解到这一地区的历史后，拉德克利夫提到，孟买"刚刚从那场在印度半岛肆虐多年的最严重的霍乱疫情中恢复过来"。他认为，霍乱可能从孟买传播到马卡拉（"不一定是由朝圣者携带的"），并从那里传到"阿拉伯半岛沿岸的其他城镇以及非洲海岸"。英国驻孟买的卫生官员曾报告说，天花往往是由来自阿拉伯、波斯和非洲的人传入孟买的。拉德克利夫在引用这位卫生官员的话时总结道："这些海岸既贩运货物，也贩运疾病，这绝非虚构。"[37]

拉德克利夫认为，穆斯林朝圣是1865年霍乱疫情蔓延的起因，他声称朝圣者在返乡途中携带了霍乱菌。他报告说："从受感染的船只抵达时起，霍乱就在吉达肆虐。"甚至在朝圣结束之前，霍乱就"肆虐横行了"，"其肆虐程度令人震惊，以至于仪式一结束，人群就在恐慌中散开了，不同的商队匆忙踏上归途，疾病也紧随其后"。[38]拉德克利夫在描述霍乱疫情时使用了"恐惧"甚至"肆虐"这样的措辞，这对于研究霍乱的病理生理学并无多大帮助，却说明了霍乱疫情暴发的突然性和危险性。

在伦敦，拉德克利夫利用军事报告来查明各种船只的运动轨迹和发生的大规模死亡。在完成麦加朝圣仪式后，朝圣者经过大约50英里的陆路到达吉达，在那里，他们乘船前往埃及苏伊士。拉德克利夫精确详细地记录了船只的抵离日期，以便更好地了解流行病的运动。在第一艘驶离吉达的英国船上，1 500名朝圣者中有几人在途中死于"不明原因"，他们的"尸体被扔进了海里"。1865年5月19日，即该船抵达苏伊士几天后，船长和他的妻子"都得了霍乱"。虽然在航行中暴毙的穆斯林很可能死于霍乱，但拉德克利夫并没有确定一例死因。从某种程度上说，寄回英国首都的报告中没有精确描述死因并不奇怪。伴随着死亡的混乱、恐惧、绝望、痛苦和恶臭，可能没给医疗官员留下正确诊断甚至治疗这些人的任何机会。然而，船长和他的妻子在苏伊士被诊断患上霍乱。英国医疗当局很可能分秒必争地向这位船长及其妻子询问他们的症状，甚至触摸他们的身体，这使得他们能够获得正确诊断。但船上的穆斯林没有得到及时诊断。相反，他们死了，被扔到海里，他们的死被简单归类为"不明原因死亡"。

拉德克利夫进一步追踪了数千名在1865年5月19日至6月1日期间登陆苏伊士的穆斯林朝圣者的动向。一些人回到了埃及的家中。其他人在埃及政府的支持下，乘火车前往亚历山大，在城外扎营，等待船只将他们带到下一个目的地。6月2日，亚历山大出现了"第一例被确认的"霍乱病例，患者是一名与朝圣者有过接触的人。在接下来的几天里出现了更多的病例。据苏伊士运河公司的法国医生说，在6月12日之前，这些病例仅限于与朝圣者有直接接触的人，但到了7月底，疫情已蔓延到全国各地，在三个月内造成6万多人死亡。[39]

根据驻扎在地中海各地的英国官员的报告，拉德克利夫详细描述了霍乱疫情如何从北非传播到马耳他，马耳他是从亚历山大到其他地中海港口的船只的主要枢纽。1865年6月20日，马耳他出现了第一例霍乱病例，拉德克利夫尝试追查船只抵达马耳他的轨迹，以便绘制疫情的轨迹。5月31日，穆斯林朝圣者开始陆续抵达马耳他，此时，一艘从亚历山大港开往突尼斯的船只停靠马耳他。船上的200名朝圣者中，有61人留在了马耳他。根据马耳他检疫中心主任医师安东尼奥·吉奥（Antonio Ghio）的报告，在5月31日至6月14日期间，有14艘轮船从亚历山大港驶往马耳他，845名乘客中共有426名朝圣者。无一人被隔离。

然而，1865年6月14日，有消息传到马耳他，说亚历山大港暴发

　　　　帝国瘤疾：殖民主义、奴隶制和战争如何改变医学

了霍乱，马耳他当局立即对从亚历山大港来的所有船只实行7天的隔离。当天晚上，一艘载有11名朝圣者的船抵达马耳他；船长报告说，一名朝圣者在航行中死于肠道疾病。6月20日，另一艘从亚历山大港驶抵马耳他的船只报告说，在航行期间，一名船员和一名乘客死于霍乱。同日，马耳他当局在检疫站所在的小岛上确认了第一例霍乱病例。当时有288人被扣留，第一个报告的病例和检疫站之间的距离是662英尺。[40]

拉德克利夫依靠穆斯林朝圣者的流动轨迹来勾画霍乱在广阔地区内的传播。他报告说，1865年7月21日，一名马耳他的水手看望了他在邻近岛屿（戈佐岛）的姐妹，当晚就"得了"霍乱，但后来康复了。三天后，又出现四个病例——水手的两个姐妹、一个亲戚和一位村民。拉德克利夫的报告追溯了这场霍乱向希腊、土耳其和贝鲁特传播的过程：在7月的前两周，霍乱在贝鲁特"蠢蠢欲动"。随后，他记录了波斯朝圣者从贝鲁特经叙利亚阿勒颇返乡的路线，并说他们的卫生状况"令人震惊"："（商队）部分行李里还装着中途死亡的朝圣者的尸体。"首例霍乱病例于8月15日在阿勒颇出现。三个月内，约9万居民中有7000人死亡。拉德克利夫继续记录着朝圣者的返乡过程，他指出："霍乱一路与商队如影随形……直到幼发拉底河。"[41]

1865年7月，当疫情在中东肆虐时，一名从亚历山大港经马赛前往巴伦西亚（Valencia）的法国商人死了，他所居住的房子里的其他人也死了。拉德克利夫指出："这是西班牙疫情的起点。"同一天，意大利安科纳（Ancona）的居民中也出现了这种疾病。几天前，一位从亚历山大港来的妇女被安置在安科纳的检疫站，待了六天。第七天，她离开检疫站，前往皮斯托亚（Pistoia），不久后，她得了霍乱，死了。拉德克利夫根据其他证据碎片追踪霍乱在欧洲的传播，并拼凑出了疫情出现在直布罗陀和马赛的细节。7月23日，在马赛，第一个正式受害者出现，她是一名护士，当时正在照顾一名婴儿，婴儿的父亲是一艘蒸汽船上的船员。但拉德克利夫认为，这种疾病早已传到了马赛，从6月的第二个星期开始，从麦加返回的许多朝圣者在返乡途中经过这个城市。[42]随着疫情从中东蔓延到地中海及其他地区，拉德克利夫将目光投向了欧洲，然后越过大西洋投向了美国。据报道，英国第一例病例出现在英格兰的南安普敦，时间是1865年9月17日。

拉德克利夫的大部分分析，通过追踪特定的船只，清晰地描述了霍乱从一个地方到另一个地方的传播，而报告的下一部分虽然涵盖了最广泛的地理位置，但给出了最短的描述。他解释说："要跟随君士坦丁堡的受感染船只的踪迹，沿黑海和马莫拉海（Sea of Marmora）海岸追溯它的传播，追踪它向多瑙河上游以及从黑海地区各省向俄国的渗透，需要花费太多的时间。"他只是简略提到，这种流行病从乌克兰蔓延到德国，又从欧洲蔓延到纽约和瓜德罗普（Guadeloupe）。[43]

他未能描述这种流行病向西蔓延到整个欧洲并传到美国及加勒比地区的情况，这可能是军事官僚机构的局限性以及正在兴起的世界各国联盟在编写和分享报告方面存在差距造成的。大英帝国在全球各地部署了医务官员，他们向拉德克利夫发送报告，使他能够看到霍乱从中东向地中海扩散的过程。拉德克利夫认为疫情的早期阶段发生在叙利亚以东更远的地方。他说："我沿着疫情的踪迹向北、向西并从叙利亚东海岸追踪。现在我必须把它指向另一个方向。"他描述道，这种疾病沿幼发拉底河暴发，经过"库尔拉（Kourra）、苏克-埃尔-苏克（Suk-el-suk）、萨马瓦（Samava）、迪瓦米耶（Divamieh）、伊曼-阿里（Iman-Ali）和克尔贝拉（Kerbellah）"，最终于 9 月到达巴格达。他认为："沿着这条路线，这场疫情的发展与波斯和中亚朝圣者从麦加海路返回的通道一致，都是沿波斯湾和幼发拉底河而上。"[44]

将视线转到非洲后，拉德克利夫声称"塔克路里朝圣者"（Takruri pilgrims，即西非穆斯林）从麦加返乡的途中将霍乱传到了阿比西尼亚（Abyssinia）的马萨瓦（Massawa，即今厄立特里亚的米齐瓦）。[45]作为证据，拉德克利夫引用了"阿比西尼亚的官方信函"以及《俘虏的故事》（*The Story of the Captives*）——这是一个由孟买军队助理外科医生亨利·布朗（Henry Blanc）写作的通俗故事。当时，布朗离开印度，和一个英国代表团一起前往阿比西尼亚（今埃塞俄比亚和厄立特里亚），营救被阿比西尼亚皇帝扣为人质的英国传教士。布朗到达阿比西尼亚三个月后，被关进监狱。布朗的入狱加剧了阿比西尼亚和英格兰之间的国际危机，成为英国报纸的头条新闻。布朗最终被释放，并撰写了一本关于这次磨难的畅销书，书中细致描述了朝圣返乡的穆斯林将霍乱传到非洲的过程。拉德克利夫认为，布朗的读者很熟悉他讲述的故事。[46]

尽管这个故事以其受困非洲的悲惨细节令英国读者为之着迷，而且它由一名医生所撰写，但从表面上看，它作为史料来源是可疑的，至少是不准确的。不过，这本书的叙事模式与拉德克利夫从英国和欧洲医疗视察员和官僚那里收到的报告并无本质差别。许多调查霍乱传播路径的医生都以叙事的形式写作。就像他们的美国同行描述美国内战时期南部和西部的疾病暴发一样，他们经常描述霍乱暴发的环境、地区条件以及人的特征。为了了解霍乱传播的情况，他们巧妙运用了叙事，以解释疾病如何从一个地方传播到另一个地方。

19世纪60年代的流行病学并不普遍依赖统计数据来记录疾病的传播。它依赖于有案可查的叙述，这些叙述提供了一个用以解释传染病的起源、传播和预防的故事。拉德克利夫收集了这些叙述性报告，并将它们整合成一个更宏大的叙事，从而提供了最早的流行病叙述之一；以前关于中世纪流行病或其他疾病暴发的研究，很多都局限于特定的地区。[47]大英帝国创造的官僚主义使拉德克利夫能够看到更广阔的领域。根据拉德克利夫的说法，由于全球交通的增加，1865—1866年的流行病比19世纪之前的流行病传播得更快："在我看来，这种空前的传播速度不能用疾病的特殊毒性来解释，而只能用不同国家间日益增加的设施和愈发快捷的交通来解释。"[48]这些报告使拉德克利夫能够"看到"这种流行病的传播，并将其理论化。

* * *

1866年霍乱疫情袭击美国六个月后，美国卫生署署长办公室开始收集驻扎在美国南部和西部的军医的观察结果。早在内战时期，美国卫生委员会便已动员主要负责监督商船海员健康的美国卫生署署长办公室在监测全民健康方面发挥更积极的作用。[49]美国卫生署署长办公室的扩大也受益于自由民事务管理局医务处（Medical Division of the Freedmen's Bureau）。自由民事务管理局是陆军部设立的一个机构，旨在应对令人担忧的疾病暴发，因为这些疾病已经严重影响了南方重建时期的自由民。医务处在美国创建了第一个医疗保健体系。它建造了40家医院，雇用了120多名医生，并为大约100万曾经的被奴役者提供医

　　　　　帝国痼疾：殖民主义、奴隶制和战争如何改变医学

疗服务。由于自由民事务管理局依靠军医向联邦政府提供美国内战后南方的健康状况报告，因此使得联邦权力进一步扩大。医生们提交的报告记录了住院病人数，测算了死亡率，描述了该地区的卫生状况。1865年至1866年，天花疫情在黑人人口中肆虐，医生们和其他联邦官员以令人不安的细节描述了他们无法阻止疫情暴发的无奈。他们声称没有足够的医生来治疗病人，也没有资源来建造隔离设施。联邦官员声称黑人天生易患传染病，因为黑人的"不道德和懒惰"使他们特别容易感染天花。[50]

当1866年霍乱到达美国南方时，正值天花流行，联邦官员所说的黑人无法抵御天花的所有理由全被击碎。尽管他们声称天花主要感染黑人，但霍乱不仅威胁着黑人的生命，同样威胁着白人的生命。[51]以自由民事务管理局为标杆，美国卫生署署长办公室扩大了自己的权力和权威。它利用军医的报告来跟踪疫情在美国军队中的传播，并提供预防指导意见，其中主要包括卫生预防措施。

美国卫生署署长办公室发布了一份关于霍乱疫情的综合报告，"供医务人员参考和指导"。这份报告由美国陆军卫生总监约瑟夫·巴恩斯（Joseph K. Barnes）发布，约瑟夫·伍德沃德（Joseph J. Woodward）整理编纂而成，后者是助理外科医生，受雇于美国陆军卫生署署长办公室，同时是美国陆军医学博物馆医学部的负责人。伍德沃德从军医那里收集信息，并编纂了一份关于1866年军队霍乱疫情的报告。（第二年，他编纂了一份1867年的类似报告，其中涵盖黄热病。）伍德沃德在报告中指出，尽管军队中的霍乱病例"不是很多"，但与疾病传播有关的信息可以揭示有关"检疫问题"的关键见解，因此"任何人，若对公共卫生问题感兴趣，似乎很值得关注它"。[52]正如约瑟夫·琼斯收集邦联医生对天花疫苗效果的观察数据一样(参见第七章),美国卫生署署长办公室同样认识到医生们对霍乱行为的观察数据具有重要价值。

通过收集军队医生的报告,伍德沃德有能力绘制出霍乱从一地传到另一地的地图,并在美国开展当时最大规模的传染病传播研究。[53]在此之前,各市和州政府在监测辖区外的疫情传播方面手段有限。[54]例如,1832 年,纽约医学会的 15 名成员组成一个特别委员会,研究此前的一次霍乱疫情,但他们的报告仅限于纽约州。[55]事实上,1866 年霍乱的暴发与联邦政府的扩张同时发生,联邦政府在重建时期发展起来,并形成一个庞大的军事官僚机构,这使得联邦当局能够观察霍乱是如何在全国甚至加勒比海和中美洲蔓延的。

在美国卫生署署长办公室的报告中,伍德沃德指出,军队中的第一例霍乱病例是在纽约港总督岛上的一个堡垒中发现的。1866 年 7 月 3 日,一名来自明尼阿波利斯的新兵首次出现感染迹象。在他被送进医院几小时后,另一名新兵也出现霍乱症状。这种疾病随后蔓延到邻近的哈特岛。由于那里的疫情严重,部队被转移到另一个地方——戴维岛。7 月 19 日,一名当天早上从哈特岛抵达波士顿的士兵死于霍乱,但波士顿没有出现其他病例。[56]

这些官僚记述使美国卫生署署长办公室能够记录霍乱传播的方式和地点。一艘载有约 140 名船员和乘客的蒸汽船"圣萨尔瓦多"(San Salvador)号于 1866 年 7 月 14 日离开纽约。它曾停靠在总督岛,接运美国第 7 步兵团招募的 476 名新兵。在驶往佛罗里达的第二天,新兵中暴发了霍乱。当时,新兵们挤在甲板之间的一块空地上。四天后,当船抵达萨凡纳时,3 人死亡,25 人病倒。"圣萨尔瓦多"号被隔离。它停靠在邻近的泰比岛。军方在那里建立了一所临时医院。在接下来的三个星期里，剩下的新兵必须在岛上生存。在此期间，"霍乱继续在岛上流行"，116 人死于霍乱，202 人患病。一些士兵试图逃跑，其中 18 人后来被发现死亡。住在岛上的十名白人全部病倒，五人死亡，一人后来被发现死在"佐治亚州内陆某处"。在船上隔离的人和萨凡纳的部队中，没有霍乱病例的报告。[57]

就像拉德克利夫跟踪穆斯林朝圣者以观察霍乱的传播一样，美国卫生署署长办公室也关注着新兵的动向。伍德沃德利用从全国各地医疗官那里收集的报告，能够观察到军队在全国各地的调动是如何导致霍乱传播的。他将新奥尔良部队中的疫情追溯到从纽约乘坐"赫尔曼·利文斯顿"（*Herman Livingston*）号蒸汽船前往路易斯安那州的新兵身上。两名士兵在途中死于霍乱，1866 年 7 月 16 日船只抵达后，又有一些患者从船上被转移。几天后，大部分部队前往得克萨斯州的加尔维斯顿。

1866 年 7 月 22 日，驻扎在新奥尔良的美军第 6 骑兵团 G 连的一名士兵感染霍乱。目前尚不清楚他是否与纽约的新兵有过接触。此后，在驻扎于路易斯安那州的一个纽约新兵连中出现了一个霍乱病例，接着，骑兵连中又出现一些新的病例。7 月 25 日，"驻扎在路易斯安那州轧棉厂的第 81 有色步兵团"的一名士兵感染霍乱，并于次日死亡。第二天，在"大堤附近的'牛头'马厩（Bull Head's Stable）"执勤的另一个黑人士兵被带到营地，当时他病得很重，第二天就死了。随后，这种疾病"迅速在团里传播开来"。病例在新奥尔良的平民中早已出现，在第一批被感染的士兵中，有一些"来自城市的棚屋，他们的病情急转直下"。[58]直到霍乱感染人数激增后，新奥尔良市的官员才颁布了一项卫生条例，因此，市政当局不可能像军队那样查明早期霍乱病例。[59]

从新奥尔良开始，霍乱随着军队到达得克萨斯州，然后在弗吉尼亚州、佐治亚州和肯塔基州"露脸"。军事机构绘制的地图与其说与霍乱的实际传播关系有关，不如说与官僚机构让他们看到的霍乱传播有关。军队中可能还有其他病例没有上报。有些情况下，军事官僚机构掌握了平民人口的详细情况，他们在路易斯安那州平民中收集到的疫情信息就是证据。美国卫生署署长办公室只能根据收到的报告来跟踪疾病的发展。正如伍德沃德解释的那样，疫情从新奥尔良沿密西西比河而上，"虽然整个证据链不完整，但是有足够数量的已知病例确凿无疑地证明，在这一地区，疫情已经从一个地方转移到另一个地方"。[60]

为了清晰呈现霍乱的传播，军医依靠一些术语和表达来描述疾病的存在和传播。在提交霍乱报告时，无论是军方官员还是文职官员，都经常使用"出现"（appear）一词来描述霍乱的存在。"出现"一词也成为标记某一特定地区存在霍乱病例的方式。例如，伍德沃德写道，霍乱"出现"在里士满市的市民中。[61]虽然"出现"一词可以用来解释霍乱为何经常存在于军队监视范围外，但许多军官不断提到，某些人"携带"了这种传染病。例如，伍德沃德指出，霍乱"经由取道印第安诺拉的新兵传染给奥斯汀部队"，又经由蒸汽船"传染"到小石城。[62]官员们还用熟语来描述霍乱的出现。例如，伍德沃德在描述路易斯安那州什里夫波特（Shreveport）的美军第 80"有色人种部队"的霍乱时，说道："据传，在下面的种植园①里出现了霍乱病例。"[63]

---

① "下面的种植园"指代有色人种。——译者注

　　　　　帝国痼疾：殖民主义、奴隶制和战争如何改变医学

＊　＊　＊

军事官员们还记录了一场政治起义如何影响霍乱在密西西比州和路易斯安那州军队中的传播。1866 年，共和党人是解放奴隶运动的捍卫者，而南方的民主党白人则是他们的对手。早在两年前，共和党人就开始了扩大黑人权利的进程，但民主党人对此忿恨不平，并通过立法阻止黑人在路易斯安那州获得投票权。共和党人则呼吁召开路易斯安那州制宪会议，以扩大黑人的选举权，并阻止民主党人通过法律限制黑人新近获得的自由。同时，在大会召开前两天，黑人退伍军人于 1866 年 7 月 27 日在新奥尔良组织了一次会议，支持共和党的努力。他们听取了著名的废奴主义者的演讲，并且因为他们服过兵役，所以他们更加大胆地争取选举权。7 月 30 日，当大会召开时，他们在乐队的伴奏下前往机械学院。许多曾在邦联军队中服役的白人民主党变得怒不可遏，他们被激怒的原因不仅在于抗议，还因为他们强烈反对给予黑人选举权。他们和警察一起残忍地攻击黑人退伍军人。对于这场造成近 50 人死亡的大屠杀，有一段描述是这样的：警察用棍棒击打已经被踢倒在地的黑人的头部，白人性工作者呼吁杀死黑人退伍军人，黑人的尸体被扔在大街上。后来囚犯们被支使过来收尸，他们将这些尸体堆放到手推车上，运往一处墓地，但后来发现其中一些人还活着。[64]

军方从周边地区调集黑人部队来平息动乱。当部队最终回到新奥尔良南部密西西比河沿岸的堡垒时，他们开始出现霍乱的症状。军医认为士兵们在执行镇压任务时感染了霍乱。[65]暴力充当着暴力传播形象化的一种系数。霍乱是一种危险的威胁性力量，在 19 世纪威胁着全世界人民的生命，但它最明显的表现往往出现在被征服的人群中，并通过暴力的语言来叙述。

对于华盛顿特区的政府和军事机构来说，把有色人种称为"携带者"——类似于朝觐归来的穆斯林——有助于他们观察疫情的蔓延。例如，在伍德沃德的报告中，他在详细描述了霍乱在维克斯堡的传播后指出，白人军队中的第一例病例发生在 1866 年 8 月 22 日，但是，"黑人理发师已在前一天死于该病"，这可能暗示理发师是白人军团霍乱疫情的源头。[66]此外，伍德沃德的报告将圣安东尼奥附近美国第 17 步兵团暴发的霍乱归咎于"两名来自圣安东尼奥的墨西哥裔卡车司机，他们当晚在营地附近过夜并死于霍乱"。[67]与 19 世纪上半叶马耳他洗衣女工和印度医院护工的案例类似，权威机构利用被征服人口来观察和跟踪传染病的传播。

伍德沃德的报告记录了这种疾病在白人和黑人军队中的传播。在梳理了霍乱从纽约到路易斯安那州的传播路径后，伍德沃德描述了它向美国其他地区的传播。他指出，霍乱也出现在肯塔基州、弗吉尼亚州、阿肯色州、新墨西哥州和堪萨斯州。他试图将其中一些疫情与路易斯安那州联系起来，但他也承认，他无法确定链条上的每一个环节。尽管如此，他在报告结语中还是提到了尼加拉瓜圣胡安河的某艘船上暴发的霍乱，当时一群新兵正乘坐这艘船从纽约前往旧金山。[68]

军医报告的积累，不仅有助于巩固霍乱病理学知识，还有助于探索疫情的起因。[69]例如，佐治亚州泰比岛检疫站的一名军医报告说，那些"突然出现"严重症状的人总是很快死亡。一个常见的症状是"米泔水样呕吐"。[70]其他军医称之为"米泔水样大便"——大量的水样腹

　　　　　帝国瘤疾：殖民主义、奴隶制和战争如何改变医学

泻，由于疾病侵袭小肠，导致患者腹泻时带有黏液斑块。[71]一位造访过哈特岛医院的军医得出结论——"这种病无疑是亚洲霍乱"，然后列出了近 24 种典型的"恶性"症状，包括"呕吐和米泔水样大便"。[72]

在细菌导致疾病的理论出现之前，医生们往往需要亲自观察疾病在当地发展的过程，然后采纳一种理论来解释疾病暴发的原因。例如，驻扎在阿肯色州小石城的军医约翰·范森特（John Vansant）并不清楚武器库暴发霍乱的原因，也不知道研究霍乱暴发地的环境是否有用。他不确定霍乱是否"像其他传染病一样有潜伏期"。如果霍乱有潜伏期，那么，调查霍乱暴发地可能会误入歧途，因为疾病可能是在另一个地区感染的。范森特考虑了大气条件的作用，指出当时"空气中的氧气"具有"独特的活性"，尽管湿度没有增加，但促进了锈蚀现象的发生。但这似乎依然无果，他总结道："我对这场疫情的观察表明，我能想到的所有因素都不是当地疫情暴发的原因。"[73]

然而，有几位医生确实提到水质是一个因素，伍德沃德在他的报告中指出，"霍乱流行期间饮用水的水质引起了欧洲人的注意"，英国登记局局长发现："伦敦几个地区的霍乱流行程度与水中有机杂质的含量成正比。"[74]当霍乱第一次在纽约港的部队中出现时，饮用水的样本被送到美国卫生署署长办公室，由史密森学会（Smithsonian Institution）化学实验室主任本杰明·克雷格（Benjamin F. Craig）进行分析。虽然克雷格受训为医生，但他在伦敦和巴黎学过化学和物理学，并在乔治敦医学院（Georgetown Medical College）担任了三年化学教授，之后在 1858 年成为史密森学会化学实验室的负责人。[75]克雷格在伦敦接受培训后，很可能通过私人通信或查阅医学期刊，保持着与国际学术圈的联系，这可能使他注意到约翰·斯诺的"霍乱通过水传播"的理论。

克雷格在水样中观察到"相当数量的有机杂质",特别是在两个地点的水样中。他建议在饮用之前先用高锰酸钾将水净化,并提供了详细的步骤说明。[76]根据伍德沃德的说法,"就目前所知,这一建议并没有被采纳",除了在新奥尔良,甚至没有多少人尝试去寻找纯净的水源。[77]

军事机构为何在1866年没有采纳克雷格的净水建议?虽然确切原因不得而知,但有一些可能的解释。美国卫生署署长办公室可能没有将这一信息适时地传达给所有医生。美国内战结束后不久,政府刚开始在全国范围内扩大官僚机构,并下达消息和通告。鉴于信息传递的难度,高锰酸钾的输送可能更加困难。许多医生哀叹,连帐篷、毯子和食物等基本用品都供应不上。[78]即使他们能够获得这种化学物质,它也不是预防霍乱的灵丹妙药,而只是防止疾病传播的诸多消毒剂之一。驻扎在佐治亚州萨凡纳附近泰比岛检疫站的一名医生指出,高锰酸钾是他获得的供应品之一,但似乎一直被用作一般的消毒剂,而不是用来净化水。他将那里暴发的严重疫情归咎于以绿色蔬菜为主的膳食结构、临时帐篷医院缺乏通风、医生和物资短缺,以及"没有配备警察"——这意味着当地缺乏卫生执法力量。[79]正如医生的证词所揭示的那样,医生往往更注重作为一种预防措施的清洁工作,而不是致力于查明水污染源。他们也更专注于治疗病人,而不是预防疾病。[80]

尽管在霍乱暴发期间,许多医生没能净化水,但美国卫生署署长办公室的报告记录了医生们采取的所有预防措施——改变饮食、增加通风、将营地迁于异地、给厕所消毒、实行隔离、焚烧衣服等。通过记录这些活动，美国卫生署署长办公室将公共卫生作为应对霍乱暴发的关键措施加以推广。虽然现在回想起来，该报告最重要的贡献是推广使用高锰酸钾作为净水措施，但它对卫生的关注对1866年意义深远。就在短短几年前，当美国内战刚开始时，美国卫生署署长办公室未能对战争造成的医疗灾难作出反应，这促成民间组织成立了美国卫生委员会，专门负责解决卫生问题。1866年美国卫生署署长办公室的报告通过记录医生们为促进环境卫生所做的努力，延续了美国卫生委员会的工作。

在美国的地方、州或联邦公共卫生机构成立之前，军方监测广大地区军队的健康状况并借此获得广泛的知识，从而推动了流行病学的发展。依靠军事官僚机构，联邦政府对霍乱在美国军队中的传播有了全局了解。在地图广泛使用之前，美国卫生署署长办公室依靠详细的叙述报告来绘制疫情在全国的传播情况。军事当局收到了驻扎在全国各地的医生的报告，这些报告使联邦政府能够以地方和州政府无法实现的方式观察霍乱。

伍德沃德关于1866年军队霍乱大流行的全面报告，标志着美国流行病学史上的一个转折点；联邦政府整理了一套来自全国各地的做法和观点，旨在防止未来的流行病蔓延。1867年，当一场霍乱疫情威胁到军队时，伍德沃德把1866年的报告副本（也被称为"第5号通告"）寄给了全军的"医务官员"。军队官僚机构加速了疫情知识的传播，使医生和官员对疫情威胁保持警觉，并使他们能够在疫情像滚雪球一样扩大之前，对第一个报告的病例迅速作出反应。例如，1867年有几位医生报告说，他们使用高锰酸钾为部队净水，这可能减轻了霍乱的传播。[81]伍德沃德认为，1867年霍乱死亡率低的原因是医生们读了通告，而通告上说军队的调动，特别是新兵的调动，是 1866 年霍乱大范围暴发的原因。伍德沃德指出，1866 年的感染率和死亡率（2 724 名病例，1 217 例死亡）都高于 1867 年，1867 年只有 230 个霍乱死亡病例。[82] 正如伍德沃德所解释的那样，美国卫生署署长办公室的通告建议使用检疫措施："这样采取的（检疫）措施，加上同一通告中指示的卫生预防措施，无疑挽救了军队中许多人的生命，因为在 1867 年死于霍乱的总人数仅为 230 人。我们不能说 1867 年这种疾病本身的毒性降低了，因为这一年死亡病例与患者总数的比例是 1∶2.19，而 1866 年，这一比例是 1∶2.22。"[83]

* * *

美国内战后，美国变成了由军队和医生组成的辖区，这些军队和医生可以提供信息，让伍德沃德能够对 1866 年和 1867 年之间的情况进行比较。关于霍乱的起因、传播和预防的观点就是伴随着军队的部署、美洲原住民的流离失所和奴隶的解放而产生的。关于霍乱的知识——它是如何被当地的军事官员写下来，送到华盛顿特区当局，然后作为重要报告发表——遵循的模式与大英帝国和美国南部邦联形成传染病认识的模式相似。像奴隶制和殖民主义一样，战争造成的社会分工使医疗机构能够调查传染病的起因、传播和预防。

美国卫生署署长办公室、麦克莱伦、拉德克利夫和国际卫生委员会强调撰写报告的必要性，这些报告直观地反映了霍乱的传播，从而推动了流行病学领域的发展。后几代流行病学家则依靠实际的地图来追踪流行病的进程，而最初那一代人，除了少数例外，都是通过以官僚手段传播的文字和报告来了解 1865—1866 年间霍乱在世界各地的传播情况的。[84]在大众中间，甚至在学术圈中，约翰·斯诺绘制的著名的伦敦街区霍乱传播图，已经成为流行病学发展的标志性插图。[85]关于1865—1866 年霍乱大流行的军事和医学叙述提供了全景俯瞰图，推动了流行病学的发展。这次霍乱大流行不仅促进了叙事报告的产生，使世界各地的医生能够通过这些报告观察疫情的暴发，而且使得国际卫生委员会和美国卫生署署长办公室在制定防止疫情蔓延的措施时更有底气。

注释

[1] 关于南部邦联士兵的妻子和遗孀问题，参阅 Caroline E. Janey, *Remembering the Civil War：Reunion and the Limits of Reconciliation* (Chapel Hill：University of North Carolina Press, 2016), 92。关于抚恤金申请，参阅 Theda Skocpol, *Protecting Soldiers and Mothers：The Political Origins of Social Policy in the United States*, rev ed.(Cambridge：Harvard University Press, 1995), 108—116。关于黑人退伍老兵，参阅 Jim Downs, *Sick from Freedom：African American Illness and Suffering during the Civil War and Reconstruction*(New York：Oxford University Press, 2012), 155。

[2] Edmund Charles Wendt, ed., *A Treatise on Asiatic Cholera* (New York：William Wood, 1885), iv.

[3] Wendt, *Treatise on Asiatic Cholera*, iii, v.

[4] Wendt, *Treatise on Asiatic Cholera*, iv—v.

[5] Ely McClellan, "A History of Epidemic Cholera, as It Affected the Army of the United States", part 1, section 2 in Wendt, *Treatise on Asiatic Cholera*, 71.

[6] McClellan, "History of Epidemic Cholera", 71—78.

［7］John W. Hall，*Uncommon Defense：Indian Allies in the Black Hawk War*（Cambridge，MA：Harvard University Press，2009）.

［8］McClellan，"History of Epidemic Cholera"，78. 其他描述证实了霍乱在印第安地区的存在，并证明军队传播了这种疾病。参阅 John C. Peters，"Conveyance of Cholera from Ireland to Canada and the United States Indian Territory，in 1832"，*Leavenworth Medical Herald*，October 1867，3. 关于杰克逊在该地区霍乱问题上的政策，参阅 Ann Durkin Keating and Kathleen A. Brosnan，"Cholera and the Evolution of Early Chicago"，in *City of Lake and Prairie：Chicago's Environmental History*，ed. Kathleen A. Brosnan，William C. Barnett and Ann Durkin Keating（Pittsburgh：University of Pittsburgh Press，2020），26—29。

［9］McClellan，"History of Epidemic Cholera"，101.

［10］McClellan，"History of Epidemic Cholera"，101—108.

［11］McClellan，"History of Epidemic Cholera"，104.

［12］McClellan，"History of Epidemic Cholera"，101，107.

［13］关于新解放的被释奴难民营，参阅 Downs，*Sick from Freedom. On formerly enslaved people within Native American communities*；Barbara Krauthamer，*Black Slaves，Indian Masters：Slavery，Emancipation，and Citizenship in the Native American South*（Chapel Hill：University of North Carolina Press，2015）；Tiya Miles and Sharon P. Holland，eds.，*Crossing Waters，Crossing Worlds：The African Diaspora in Indian Country*（Durham，NC：Duke University Press，2006）。

［14］有关19世纪如何导致海上交通和贸易发生巨大变化的更多信息，参阅 Jürgen Osterhammel，*The Transformation of the World：A Global History of the Nineteenth Century*（Princeton，NJ：Princeton University Press，2014）。

［15］大多数历史学家将医疗监控描述为20世纪随细菌学兴起而出现的一种现象。一些学者认为，20世纪初暴发的肺结核标志着政府系统性监控工作的开始。例如，参阅 Amy L. Fairchild，Ronald Bayer and James

Colgrove, *Searching Eyes: Privacy, the State, and Disease Surveillance in America* (Berkeley: University of California Press, 2007), 33。1866 年暴发的霍乱证明了这一点。

[16] Gavin Milroy, "The International Quarantine Conference of Paris in 1851—1852, with Remarks", *Transactions of the National Association for the Promotion of Social Science*, ed. George W. Hastings (London: John W. Parker and Son, 1860), 606.

[17] Milroy, "International Quarantine Conference of Paris", 606.

[18] Milroy, "International Quarantine Conference of Paris", 608.

[19] Milroy, "International Quarantine Conference of Paris"; Valeska Huber, "The Unification of the Globe by Disease? The International Sanitary Conferences on Cholera, 1851—1894", *The Historical Journal* 49, no. 2(2006), 460.

[20] David Arnold, *Colonizing the Body: State Medicine and Epidemic Disease in Nineteenth-Century India* (Berkeley: University of California Press, 1993), 169—170; Gyan Prakash, *Another Reason: Science and the Imagination of Modern India* (Princeton, NJ: Princeton University Press, 1999), 137—138; Edward Said, *Orientalism* (New York: Vintage, 1979).

[21] Huber, "Unification of the Globe by Disease?" 461.

[22] Deborah Jenson, Victoria Szabo and the Duke FHI Haiti Humanities Laboratory Student Research Team, "Cholera in Haiti and Other Caribbean Regions, 19th Century", *Emerging Infectious Diseases* 17, no. 11(2011): 2130—2135; "Cholera in South America", JAMA 8, no. 6(February 5, 1887): 155—156; Charles Rosenberg, *The Cholera Years: The United States in 1832, 1849, and 1866* (Chicago: University of Chicago Press, 1962).

[23] Huber, "Unification of the Globe by Disease?" 462.

[24] Huber, "Unification of the Globe by Disease?" 463. 从欧洲的角度来看，俄罗斯正在成为霍乱的监督者，但通过承担这一角色，俄罗斯也

扩大了其帝国版图。参阅 Eileen Kane，*Russian Hajj：Empire and the Pilgrimage to Mecca*（Ithaca，NY：Cornell University Press，2015），45—46。

[25] Norman Howard-Jones，*The Scientific Background of the International Sanitary Conference*，1851—1938（Geneva：WHO，1975），31—33.

[26] J. Netten Radcliffe，"Report on the Recent Epidemic of Cholera（1865—1866）"，read April 6，1868，*Transactions of the Epidemiological Society of London* vol. 3：Sessions 1866 to 1876（London：Hardwicke and Bogue，1876），236—237.

[27] Radcliffe，"Report on the Recent Epidemic of Cholera"，232.

[28] Radcliffe，"Report on the Recent Epidemic of Cholera"，232,引自拉德克利夫和加文·米尔罗伊于 1865 年提交给外交部的一份备忘录。

[29] Radcliffe，"Report on the Recent Epidemic of Cholera"，234—235.

[30] Radcliffe，"Report on the Recent Epidemic of Cholera"，237—238.

[31] Radcliffe，"Report on the Recent Epidemic of Cholera"，238.

[32] Radcliffe，"Report on the Recent Epidemic of Cholera"，239.

[33] "H. M. S. Penguin in the Gulf of Aden"，Illustrated London News 50，no. 1433（June 29，1867）：648—649.

[34] Matthew S. Hopper，*Slaves of One Master：Globalization and Slavery in Arabia in the Age of Empire*（New Haven，CT：Yale University Press，2015），169.

[35] Hopper，*Slaves of One Master*；*Radcliffe*，"Report on the Recent Epidemic of Cholera"，238—239.

[36] 我在这里借鉴了"界定疾病"这一概念，参阅 Charles Rosenberg and Janet Golden，eds.，*Framing Disease：Studies in Cultural History*（New Brunswick，NJ：Rutgers University Press，1992）。

[37] Radcliffe，"Report on the Recent Epidemic of Cholera"，239.

[38] Radcliffe，"Report on the Recent Epidemic of Cholera"，239.

[39] Radcliffe，"Report on the Recent Epidemic of Cholera"，240.

[40] Radcliffe，"Report on the Recent Epidemic of Cholera"，240—241.

帝国痼疾：殖民主义、奴隶制和战争如何改变医学

[41] Radcliffe，"Report on the Recent Epidemic of Cholera"，241—243.

[42] Radcliffe，"Report on the Recent Epidemic of Cholera"，243.

[43] Radcliffe，"Report on the Recent Epidemic of Cholera"，244.

[44] Radcliffe，"Report on the Recent Epidemic of Cholera"，244.

[45] "塔克路里"的定义，参阅 'Umar Al-Naqar，"Takrūr：The History of a Name"，*Journal of African History* 10，no. 3(1969)：365—374.

[46] Radcliffe，"Report on the Recent Epidemic of Cholera"，244；Henry Blanc，*The Story of the Captives：A Narrative of the Events of Mr. Rassam's Mission* (London：Longmans，Green，Reader，and Dyer，1868). 关于布朗，参阅 E. R. Turton，review of A Narrative of Captivity in Abyssinia by Henry Blanc，*Transafrican Journal of History* 2，no. 1(1972)，135—136。

[47] 系统发育学的最新研究进展表明，黑死病和其他鼠疫疫情的范围和持续时间比人们想象的要广泛得多。这说明了当代学者已经将过去的大流行病拼凑在一起，而拉德克利夫则不同，他是根据大英帝国的报告自行拼凑的。参阅 Monica H. Green，"The Four Black Deaths"，*American Historical Review* 125，no. 5(2020)：1601—1631；William McNeill，*Plagues and Peoples*(New York：Anchor，1976)。

[48] Radcliffe，"Report on the Recent Epidemic of Cholera"，245.

[49] Judith Salerno and Paul Theerman，"Looking Out for the Health of the Nation：The History of the U.S. Surgeon General"，Books，Health，and History，New York Academy of Medicine，October 23，2018，https://nyamcenterforhistory.org/2018/10/23/surgeon-general. 虽然有些人指责美国卫生署署长未能有效应对战争期间最初的健康危机，但联邦政府干预普通公民日常生活的权力和力量有限，甚至无法建立一个由军事官僚机构提供支持的医疗监控系统。关于对美国卫生署署长的批评，参阅 Louis C. Duncan，"The Medical Department of the United States Army in the Civil War—The Battle of Bull Run"，*The Military Surgeon* 30，no. 6(1912)：644—668。亦可参阅本书第六章对美国卫生委员会的论述。

[50] 有关自由民事务管理局医务处及其应对天花疫情的更多信息，参阅 Downs, *Sick from Freedom*。

[51] Downs, *Sick from Freedom*, 95—119.

[52] J. J. Woodward, *Report on Epidemic Cholera in the Army of the United States, during the Year 1866* (Washington, DC: Government Printing Office, 1867), iii, v (hereafter, Woodward, Report on Cholera 1866).

[53] 伊丽莎白·芬恩(Elizabeth Fenn)记录了美国独立战争期间天花的传播情况，但军方并没有开发医疗监控技术，即高度先进的官僚机构，来追踪天花在这个新国家和北美其他地区的传播情况。更重要的是，芬恩的研究考察的是 1775 年至 1782 年间的情况，而国会直到 1798 年才成立了美国卫生总署办公室。参阅 Elizabeth Fenn, *Pox Americana: The Great Smallpox Epidemic, 1775—1782* (New York: Hill and Wang, 2002)。

[54] 1793 年暴发的黄热病揭示了城市政府在其管辖范围内应对流行病和制定有效规程方面的局限性，更不用说在其边界之外了。参阅 J. M. Powell, *Bring Out Your Dead: The Great Plague of Yellow Fever in Philadelphia in 1793* (1949; repr., Philadelphia: University of Pennsylvania Press, 1993), 55—63, 173—194。亦可参阅 Rosenberg, *Cholera Years*, 82, 90。

[55] Rosenberg, *Cholera Years*, 22.

[56] Woodward, *Report on Cholera 1866*, v—vi.

[57] Woodward, *Report on Cholera 1866*, vi, 29—35.

[58] Woodward, *Report on Cholera 1866*, vii.

[59] Woodward, *Report on Cholera 1866*, viii.

[60] Woodward, *Report on Cholera 1866*, xvi.

[61] Woodward, *Report on Cholera 1866*, ix.

[62] Woodward, *Report on Cholera 1866*, ix, xii.

[63] Woodward, *Report on Cholera 1866*, viii.

[64] James G. Hollandsworth Jr., *An Absolute Massacre: The New Orleans*

帝国瘟疾：殖民主义、奴隶制和战争如何改变医学

Race Riot of July 30, 1866 (Baton Rouge: Louisiana State University Press, 2001), 123, 129.

[65] Woodward, Report on Cholera 1866, vii—viii.

[66] Woodward, *Report on Cholera 1866*, xi, 49.

[67] Woodward, *Report on Cholera 1866*, ix.

[68] Woodward, *Report on Cholera 1866*, xi—xiii, 59—60.

[69] 参阅 Woodward, *Report on Cholera 1866*, 32, 33。

[70] Woodward, *Report on Cholera 1866*, 30.

[71] 关于米泔水样呕吐或腹泻是霍乱的一个显著特征的参考文献, 参阅 Woodward, *Report on Cholera 1866*, 21, 23, 26, 53。

[72] Woodward, *Report on Cholera 1866*, 25.

[73] Woodward, *Report on Cholera 1866*, 57.

[74] Woodward, *Report on Cholera 1866*, 39—40(新奥尔良的水), 59(尼加拉瓜的水), xvii(对伍德沃德的引用)。

[75] "Dr. Benjamin Faneuil Craig", *Boston Medical and Surgical Journal* 96(May 17, 1877):590—592.

[76] Woodward, *Report on Cholera 1866*, xvii, 62.

[77] Woodward, *Report on Cholera 1866*, xvii.

[78] 关于美国内战后南方各地的物资分配问题, 参阅 Downs, *Sick from Freedom*, 65—94。

[79] Woodward, *Report on Cholera 1866*, 30.

[80] Woodward, *Report on Cholera 1866*, 35.

[81] J. J. Woodward, *Report on Epidemic Cholera and Yellow Fever in the Army of the United States, during the Year 1867* (Washington, DC, Government Printing Office, 1868), 23, 38, 50.

[82] Woodward, *Report on Cholera 1866*, xiii; *Woodward, Report on Epidemic Cholera and Yellow Fever … during the Year 1867*, vi.

[83] Woodward, *Report on Epidemic Cholera and Yellow Fever … during the Year 1867*, vi.

[84] 威廉·弗莱彻(William B. Fletcher)博士是个例外, 他在 1866 年出版

了一份关于 19 世纪霍乱流行病的研究报告，其中包括一张地图插页，追踪了四次从东方到西方的流行病过程，但他指出：“这幅地图并不代表遭受霍乱之害的每个城市或国家的每个小分区……其目的只是让人们大致了解流行病的主要流向。”William B. Fletcher, *Cholera：Its Characteristics，History，Treatment，Geographical Distribution of Different Epidemics，Suitable Sanitary Preventions，etc.*（Cincinnati：Robt. Clarke & Co，1866）.

[85] Steven Johnson, *The Ghost Map：The Story of London's Most Terrifying Epidemic—and How It Changed Science，Cities，and the Modern World*（New York：Riverhead，2006）.关于斯诺地图的有效性，还存在一些争议，参阅 Tom Koch and Ken Denike, "Essential，Illustrative，or... Just Propaganda? Rethinking John Snow's Broad Street Map", *Cartographica* 45，no. 1(2010)：19—31。

结论　流行病学之源

　　在 1756 年到 1866 年间，医学界依靠世界各地不同的人群来推动流行病学的发展。医学权威依靠奴隶、殖民地居民、士兵和穆斯林朝圣者来检验理论，并提供证据来支持论点。在这一时期，医生依靠案例研究的情况并不罕见，但直到现在，还没有人系统描述过医学界依赖匿名人士(其中许多是奴隶或殖民地居民)来了解传染病的程度。本书中所列举的证据，仅是更大的实践与模式的冰山一角。

　　本书通过剖析若干具体案例，证明军事与殖民官僚机构推动了对被奴役人口中流行病暴发的医学调查。尽管已有其他学者就其他时期和地域背景下，医学、政府和宗教机构对都市流民所做的研究进行了论述，但本书进一步揭示了这种现象的普遍性，并追溯了它对流行病学发展的贡献。[1]医生们的通信和报告往往明确阐述某一理论或见解的雏形，而这些理论或见解后来演变成科学原理。本书深入探讨了医务人员因在运奴船、殖民机构和战场等环境下工作而逐渐成为专家的过程。这些特定的人物、地点和环境，尽管在历史记载中往往被忽视，却对医务人员的观点形成产生了深远影响。本书阐释了殖民主义、奴隶制和战争等因素所塑造的人造环境如何使得某些特定群体成为医学研究的对象，并为这些新理论的形成提供了土壤。以运奴船为例，这些船只不仅见证了通风系统的重要性和新鲜空气对健康的益处，更揭示了科学如何利用奴隶所经历的残酷条件，将"氧气是生命必需"这样的常识转化为可视化的证据。

本书深入阐释了传染病研究与更宏大的社会变革之间的紧密联系。近期，学者们在探索奴隶制如何促进现代资本主义的形成方面花了大量笔墨。[2]斯文·贝克特（Sven Beckert）和塞思·罗克曼（Seth Rockman）的观点颇具代表性，他们认为："美国奴隶制必然烙印在美国资本主义的 DNA 上。"[3]本书延续了这一主张的精神，展示了奴隶制如何烙印在流行病学的 DNA 上。虽然奴隶制最初被设计为经济制度，但它对医学理念和公共卫生实践的推动作用不容忽视。医疗权威机构利用种植园和运奴船来观察传染病的传播并收集疫苗用分泌物。他们借助疾病肆虐的军营（士兵与战俘在其中饱受摧残）为城市卫生改革提供了比较和参照。他们还走遍世界各地，从中东到美国西部，广泛观察和研究隔离措施的实施效果。

虽然学者们经常将殖民主义、奴隶制和战争作为独立的实体进行研究，但本书展示了医学专业人员如何利用这些历史变革来收集与医学健康相关的证据，进而使这些证据相互印证。例如，在特罗特研究奴隶船上新鲜空气的流通情况之前，英国战俘在印度拥挤的牢房中因窒息而死的悲剧就已经发生。这两个案例均向医生们提供了有力的证据：拥挤的环境对人类健康是有害的，因为它减少了新鲜空气的供应量。在运奴船里、战场上和整个大英帝国，医生们也在从事类似的传染病调查工作。

正如本书所示，现代流行病学实践的诸多方面，部分可追溯至对殖民主义、奴隶制和战争所造成的被俘人口中疾病的观察、治疗与预防。尽管研究流行病的医务人员在某些理论上的观点已不再被普遍接受，但他们的贡献更多地体现在他们所开发的方法上，而不是理论的实际内容上。他们致力于探究流行病的成因，追踪其传播路径，记录相关症状，并从一个宏观的角度审视地区的医疗状况，还向政府当局提出预防措施，为当代流行病学和公共卫生领域的基本思想奠定了基石。以加文·米尔罗伊为例，他积极倡导政府当局采取相应措施，以遏制霍乱在牙买加黑人群体中的传播，这无疑是公共卫生领域的一次创新实践，其源头可追溯到奴隶制和帝国主义统治下的地方。

相应地，军事和殖民记录提供了令人信服和惊讶的新证据。在流行病肆虐期间，负责调查传染病传播情况的官员们发表了大量报告。在每种情况下，军事与殖民官员均遭遇了流行病的暴发，这使他们转变为调查者。他们收集信息，记录详尽的笔记，研究地形地貌，采访病患或见证流行病的人。这一过程生成了大量的医疗记录，推动了流行病学领域的发展。

本书通过对奴隶制、帝国主义及战争的综合研究，表明当时大多数医生主要是从社会及环境因素而非种族差异的角度来考虑传染病的。诚然，有不少医疗专家秉持种族优劣论，但他们的出发点并不仅限于解释不同种族间传染病发病率的差异。关于种族优劣的医学观点，实际上是在特定的时间、特定的地点，出于特定的目的而形成的。[4]相当令我诧异的是，医生，特别是大英帝国的医生，在探究传染病传播原因时，更注重的是环境和社会因素，而非种族因素。尽管弗洛伦斯·南丁格尔和米尔罗伊对非白人种族有所贬损，但他们的主要关注点在于卫生条件。

他们搜集了大量信息，记录了详尽的观察结果，并对社会背景进行了分析，以支持他们的观点，即不良的卫生状况是疾病暴发的主要原因。本书着重探讨了奴隶制与殖民主义背后的权力结构，这使得医学专家得以一开始就研究这些群体，并揭示了殖民主义、奴隶制及战争如何塑造了导致传染病传播的环境，同时为医生提供了探究这些流行病成因的机会。

尽管在这一时期有医生提出了支持种族优劣论的观点，但本书却聚焦于一群具有独特视角的医生。他们超越了种族观念的限制，致力于调查疾病在人群中的传播，并为研究方法的形成做出了贡献。[5] 本书的核心内容是围绕着一组医生展开的，他们通过大群体研究，努力将传染病的传播过程可视化。本书所强调的这些医生之所以能够实现从个体到群体的知识转变，很大程度上源于国际奴隶贸易、殖民主义扩张、战争以及由此引发的人口迁移。这些更大的社会变革激发了他们调查患者生活环境的动力。

在美国内战时期，科学种族主义成为研究传染病的标准。至克里米亚战争结束之际，南丁格尔对统计数据的重视推动这一研究向定量方法的转变。然而，当美国医生在内战期间开始追随她的脚步时，他们坚持将种族身份作为一个重要的分析维度。尽管美国卫生委员会的宗旨是通过鼓励遵守卫生原则来维护公众健康，但联邦医生在探索、测量和分析黑人士兵的过程中，将种族意识形态融入了公共卫生研究之中。战争结束后，他们利用南方邦联医生的医疗报告来支持他们的主张。美国医生认为种族是一个生物学范畴。时至今日，种族身份仍然是公共卫生机构和流行病学家理解传染病传播机制的一个关键指标。尽管是奴隶主而非科学家发明了这一理念，其制度根源在于美国卫生委员会，但公共卫生和流行病学领域仍然坚守这一观念。[6]

美国北方医生宣扬种族身份的重要性，并偏离了英国医学界研究疾病的标准方法。相比之下，南方医生的研究框架与大西洋彼岸的同行更加一致。以一份关于天花疫苗接种失败的报告为例，南方邦联的医生约瑟夫·琼斯在报告末尾引用了大量欧洲和英国的研究成果，包括特罗特对一艘运奴船的研究，以支持自身的观点。琼斯具备全球视野，对传染病有深入了解。本书表明，医生们使用了同样的样本，来构建他们关于传染病在大群体内传播的论点，而这些样本都是由殖民主义、奴隶制和战争所带来的。

虽然这些案例研究在医生的著作中呈现为毫无新意、看似客观的事实，但我们必须认识到，医生们是在可怕的流行病背景下提出这些案例的。在医学界对传染病的新认识形成过程中，虽然具有一定程度的偶然性，但殖民主义、奴隶制和战争所创造的官僚主义也有助于医生们精心编写叙述，而这些叙述会超然于疫情暴发的乱局，使他们能够高屋建瓴地全面审视传染病的传播方式，进而构建了看似合理的传染病传播理论。

这一官僚程序为当代数据搜集与医疗监控实践奠定了基础。伦敦流行病学协会的许多成员研发出了追踪传染病扩散的方法，这些方法克服了流行病本身所带来的痛苦与死亡。詹姆斯·麦克威廉在佛得角博阿维斯塔对大部分殖民地居民进行了详尽的访谈，证明了第一人称证词在了解流行病起因、传播与预防方面的价值，同时揭示了有关疾病潜伏期及实际症状的具体细节。早在麦克威廉携带笔记本前来搜集信息之前，当地居民就已经自行追踪到了流行病在全岛的传播情况，这表明普通民众往往是最早的接触者追踪员①。1865—1866 年间，霍乱大流行席卷全球。从中东至美国，各地医疗当局对穆斯林朝圣者、黑人与白人军队、印第安人及其他人群的活动进行了严密监控。军事官僚机构为相关官员提供了详尽的信息，以绘制流行病从某一人群和某一地向另一人群和另一地传播的地图。

这里强调的数据收集和医疗监测是在殖民主义、奴隶制和战争所创造的条件下实现的，因此，本书表明暴力促进了流行病学的建立。麦克威廉采访的对象在多数情况下并无选择是否合作的自由。被军医监视的士兵和美洲原住民必须忍受军官的严密监控，包括对他们的行动和健康状况的监控，这是为了判断他们是否有霍乱的症状。传染病的研究不能仅限于生物学、病理生理学或城市人口等层面，而必须全面考虑军事占领、权力失衡和暴力等因素在其中的作用。[7]

鉴于上述原因，本书的目标在于将医学史上的探讨焦点从医学权威转移至那些使其理论得以显现的普通人身上。在军事营地中染病的人、挤在运奴船底层的人，或设法逃避感染的人等，均成为医生观察疾病传播的证据。尽管本书提及的许多人仅以片段形式出现，因为他们的身份细节在历史记录中的呈现方式不尽相同，但在前几章所讨论的医生中，确有一部分记录了他们所研究对象的姓名。然而，自克里米亚战争与美国内战时期起，医疗当局对于记录姓名的兴趣开始发生转变。南丁格尔对统计的重视使得受伤士兵被转化为数字。关注定量数据的流行病学的

---

① 一种公共卫生工作人员，负责追踪和识别与传染病患者接触过的人，以便及时隔离和治疗，从而阻止疾病的传播。——译者注

兴起，只是进一步忽视了案例研究的人类形态，转而利用可量化、可图表化及可总结的信息。美国内战进一步推动了这种趋势，医生开始将种族身份具体化，从而否定了人类的个性。在南部邦联，医生并不记录被奴役的婴儿和儿童的姓名与身份，而是将他们视为财产，用于疫苗物质的收集。[8]国际卫生委员会的崛起以及内战后美国为阻止1866年霍乱大流行所做的努力，促使医生们积极转向分析要素，从叙事地图转向统计分析，这种转变进一步模糊了那些通过身体来帮助医生确定霍乱存在的人。

本书表明，数字的使用如何一步步成为公共卫生领域的核心力量，尽管数字本身是一种客观的、非政治性的工具。医务人员为了构建关于流行病的详尽叙述，统计了在拥挤房间里的士兵数量、死亡的非洲奴隶的数量、医院工作人员的染病情况、黄热病致死病例数、受感染的士兵人数、接种疫苗的奴隶儿童数量、战俘的死亡人数以及被隔离的穆斯林移民人数等，否则就会造成混乱和困惑。这些数字记录了事实，医生们认为它们可用来解释流行病的起因和传播机制。本书展示了统计、数据收集、访谈和医疗监测等方法如何在帝国主义、奴隶制和战争的推动下得到应用，而帝国主义、奴隶制和战争都基于暴力。[9]对某些民族和地方的大规模侵略推动了流行病学的诞生，而这些侵略已从历史中抹去。

最后，早在2019年新冠疫情出现之前，我便开始了本书的撰写工作。我希望它能帮助读者理解当今我们依赖的流行病学工具，其根源可追溯至运奴船上被奴役的非洲人、加勒比海地区和印度的殖民地人口、战时伤亡人员、战俘、穆斯林朝圣者和其他普通人群。这些人群是最初的案例研究对象，为医学界对疾病成因、传播方式及预防措施的理论化提供了宝贵素材。但随着时间的推移，他们逐渐成为消失在档案中的无名幽灵，被理论与统计数据所替代。本书致力于拨云见日，让那些推动了流行病学发展的人重现于世。而流行病学，将继续引导我们度过现在这场疫情。

注释

[1] 参阅 Warwick Anderson, *Colonial Pathologies: American Tropical Medicine, Race, and Hygiene in the Philippines* (Durham, NC: Duke University Press, 2006); Jennifer L. Morgan, *Laboring Women: Reproduction and Gender in New World Slavery* (Philadelphia: University of Pennsylvania Press, 2004); Rana A. Hogarth, *Medicalizing Blackness: Making Racial Difference in the Atlantic World* (Chapel Hill: University of North Carolina Press, 2017)。

[2] 参阅 Sven Beckert and Seth Rockman, *Slavery's Capitalism: A New History of American Economic Development* (Philadelphia: University of Pennsylvania Press, 2016); Edward E. Baptist, *The Half Has Never Been Told: Slavery and the Making of American Capitalism* (New York: Basic Books, 2014); Daina Ramey Berry, *The Price for Their Pound of Flesh: The Value of the Enslaved, from Womb to Grave, in the Building of a Nation* (Boston: Beacon Press, 2017); Eric Williams, *Capitalism and Slavery* (Chapel Hill: University of North Carolina Press, 1994)。

[3] Beckert and Rockman, *Slavery's Capitalism*, 3.

[4] Craig Steven Wilder, *Ebony and Ivy: Race, Slavery, and the Troubled History of America's Universities* (New York: Bloomsbury Press, 2014); Nancy Stepan, *The Hour of Eugenics: Race, Gender, and Na-*

　　帝国痼疾：殖民主义、奴隶制和战争如何改变医学

tion in Latin America (Ithaca, NY: Cornell University Press, 1996).

［5］Deirdre Cooper Owens, *Medical Bondage: Race, Gender, and the Origins of American Gynecology* (Athens: University of Georgia Press, 2017); Harriet Washington, *Medical Apartheid: The Dark History of Medical Experimentation on Black Americans from Colonial Times to the Present* (New York: Anchor, 2008); Ann Fabian, *The Skull Collectors: Race, Science, and America's Unburied Dead* (Chicago: University of Chicago Press, 2010); Hogarth, *Medicalizing Blackness*.

［6］Dorothy Roberts, *Fatal Invention: How Science, Politics, and Big Business Re-create Race in the Twenty-first Century* (New York: New Press, 2011).

［7］John Duffy, *The Sanitarians: A History of American Public Health* (Urbana: University of Illinois Press, 1990); George Rosen, *A History of Public Health*, rev. expanded ed.(Baltimore: Johns Hopkins University Press, 2015).

［8］关于使用种族意识形态作为解释的著作，参阅 Karen E. Fields and Barbara Jeanne Fields, *Racecraft: The Soul of Inequality in American Life* (New York: Verso, 2012)。

［9］这些做法源于军事强权和加亚特里·斯皮瓦克(Gayatri Spivak)所说的"认知暴力"所实施的暴力，所谓"认知暴力"是指知识生产过程中的侵害行为，"在不稳定的主体性中对他者痕迹的不对称抹杀"。Gayatri Chakravorty Spivak, "Can the Subaltern Speak?" in *Marxism and the Interpretation of Culture*, ed. Cary Nelson and Lawrence Grossberg(Urbana: University of Illinois Press, 1988), 271—313.

图书在版编目(CIP)数据

帝国痼疾 : 殖民主义、奴隶制和战争如何改变医学 /
(美)吉姆·唐斯著 ; 孙艳萍译. -- 上海 : 格致出版社 :
上海人民出版社, 2025. -- ISBN 978-7-5432-3641-7

Ⅰ. R-091

中国国家版本馆 CIP 数据核字第 202596K83Z 号

责任编辑　　刘　　茹
封面装帧　　未　济

帝国痼疾:殖民主义、奴隶制和战争如何改变医学
[美]吉姆·唐斯 著
孙艳萍 译

出　　版　格致出版社
　　　　　上海人民出版社
　　　　　(201101　上海市闵行区号景路 159 弄 C 座)
发　　行　上海人民出版社发行中心
印　　刷　商务印书馆上海印刷有限公司
开　　本　890×1240　1/32
印　　张　9.5
插　　页　2
字　　数　212,000
版　　次　2025 年 3 月第 1 版
印　　次　2025 年 3 月第 1 次印刷
ISBN 978 - 7 - 5432 - 3641 - 7/K·241
定　　价　72.00 元

上海市版权局著作权合同登记号：图字 09-2023-0234